文魁

名老中医学术经验集

王洪艳 主编

中医古籍出版社
Publishing House of Ancient Chinese Medical Books

图书在版编目（CIP）数据

贾文魁名老中医学术经验集 / 王洪艳主编. -- 北京 ：中医古籍出版社, 2024. 10. -- ISBN 978-7-5152-2874-7

Ⅰ. R249.7

中国国家版本馆CIP数据核字第2024760YW1号

贾文魁名老中医学术经验集

王洪艳　主编

策划编辑　郑　蓉
责任编辑　李　炎
封面设计　王　磊
出版发行　中医古籍出版社
社　　址　北京市东城区东直门内南小街16号（100700）
电　　话　010-64089446（总编室）　010-64002949（发行部）
网　　址　www.zhongyiguji.com.cn
印　　刷　廊坊市靓彩印刷有限公司
开　　本　710mm × 1000mm　1/16
印　　张　15.75
字　　数　238千字
版　　次　2024年10月第1版　2024年10月第1次印刷
书　　号　ISBN 978-7-5152-2874-7
定　　价　48.00元

编委会

前 言
Foreword

贾文魁教授祖籍山西省洪洞县，1986年毕业于山西医学院中医大学班，现任山西省中西医结合医院（山西中医药大学附属中西医结合医院）副院长、肿瘤血液科名誉主任，主任中医师，医院重点学科肿瘤学学科及学术带头人、脑病学学术带头人；山西中医药大学硕士研究生导师、国医传承教育师资库导师、“益肾通络”学术流派创始人；山西省重点专科肿瘤科学科带头人，国家中医药管理局重点专科治未病科学科带头人；第七批全国老中医药专家学术经验继承工作指导老师，第二批山西省名中医，首批山西省老中医药专家学术经验继承工作指导老师。

纵观贾文魁教授治学行医之路，从懵懂少年偶遇医药到矢志学医如愿以偿，从业医之初的小试牛刀到遍访名医增长学识，从钻研中风初见成效到声名远播后躬耕中医肿瘤学精益求精，无不体现其严谨、谦逊的学术作风。当然，这不仅仅与贾文魁教授父辈的传承、自小沐浴在家乡的药香中有关，亦与其后来博采众家的学习和思考方法密切相关。更令后辈仰望的是贾文魁教授将所学理论与后期临证、科研等融会贯通，“旧学商量加邃密，新知培养转深沉”，总结出治疗多种内科杂病的独有思路。特别是在诊治肿瘤方面，熔中医辨证与西医辨病于一炉，强调抗癌治疗与姑息治疗紧密结合的中医抗癌康复理念，重点致力于“益肾通络”法在肿瘤晚期治疗中应用的研究，并兼顾“治未病”思想下肿瘤全过程的医养结合及人文关怀。

贾文魁教授主持或参与完成科研项目10余项，发表学术论文及科普文章70余篇，出版专业著作10余部。先后兼任世界中医药学会联合会名医传承工作委员会常务理事，中华中医药学会治未病分会、养生康复分会、民间特色诊疗技术研究分会、补肾活血法分会常务委员，中国老年医学学会北方慢性病防治分会常务委员，中国中医药研究促进会肿瘤专业委员会常务委员，山西省中医药学会肿瘤专业委员会副主任委员、内科专业委员会常务委员，山西省中西医结合学会肿瘤专业委员会副主任委员、老年医学专业委员会常务委员，山西省抗癌协会第五届理事会理事，山西民间医药特色技术和方药筛选评价中心副主任兼办公室主任等。2019年获中国中医药研究促进会“建国70周年暨中西医结合肿瘤学科建设优秀个人奖”。

本书较为系统地总结了贾文魁教授在肿瘤等内科疑难杂病方面的学术思想及临床经验，如其提出的“风、湿、热（火）、燥、寒诸毒杂至，合而为癌”的外邪致癌观点，“以人为本、一扶三保；姑息权衡、兼顾本标；人病同治、五脏同调；补攻结合、减毒增效”的中医抗癌康复理念，“异病同治”以“益肾通络”法治疗中晚期肿瘤、糖尿病并发症及在肿瘤放化疗过程中并发的虚劳（癌因性疲乏）、不寐（慢性失眠）等症的心得，强调宏观调控机体阴阳气血以提升人体对外界环境的适应力及对损伤组织修复力的思路，中医“治未病”思想在肿瘤防治过程中应用的感悟，以及三味药组在临证处方配伍中的应用体会等。

中医药治疗癌症的优势是可以提高放化疗的敏感性，减少化疗药物对人体的毒性作用，改善患者生活质量，延长生存期。对于无法进行手术及放化疗的晚期肿瘤患者，最佳支持治疗成为该类患者的首选治疗方案。中医在治病的同时可以改善患者症状和体质。贾文魁教授认为，对于中晚期癌症来说治疗的宗旨是“留人治癌”，施治的目的是要缓解或消除症状，减轻或消除痛苦，改善患者生存质量，改观患者的存在感、体面感、形象感、角色感，提高患者重返家庭及重返社会的能力，在此基础上，如果能祛除肿瘤、恢复健康，当然是上之上者；否则，退而求其次，人瘤共存、带瘤延年亦不失为满意结局。在此认识基础上他提出“以人为本”是抗癌前提，“扶保结合”是基本保障，“五脏同治”是整体观念，“本标兼顾”要中西结合，“姑息治疗”乃权宜之策，“带瘤延年”是最终希冀。我们希望借此书整理总结贾文魁教授诊治肿瘤的经验体会，为更多癌症患者的康复尽一些绵薄之力。

本书在编写过程中得到了山西中医药大学、山西省中西医结合医院有关部门及领导的热情关怀和指导，得到了肿瘤血液病科同事及同门的大力支持和帮助，贾文魁教授在百忙之中审阅了本书的样稿并对初稿做了修订和补充，在此一并致谢！“心曲葵葵，毫端草草”，由于笔者水平有限，书中纰漏欠缺、错讹不当或词不达意之处在所难免，尚望医界同仁不吝指教、批评指正！

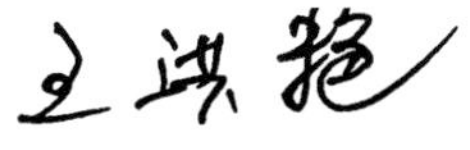

2023年8月30日

目　录
Contents

第一章

潜学悟道

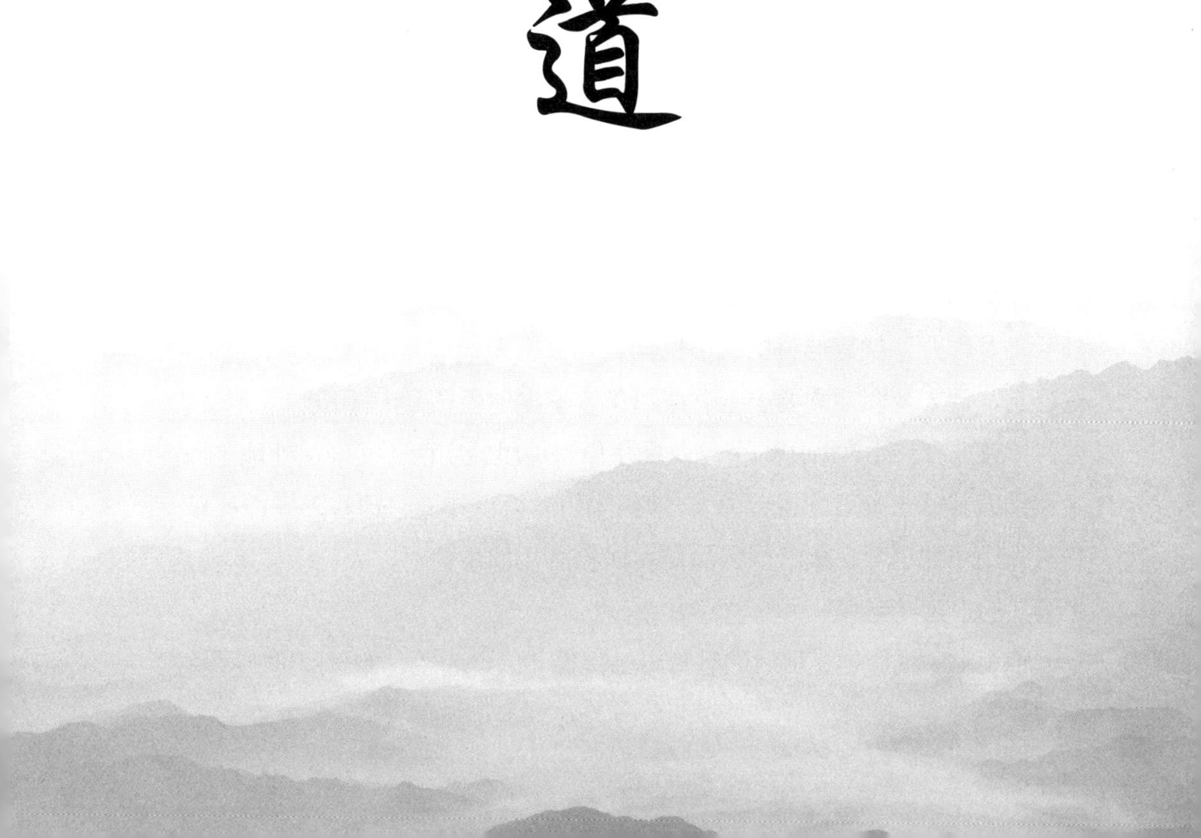

一、懵懂少年偶遇医药

贾文魁医师，祖籍山西省洪洞县，出生于太行山南麓霍山脚下洪洞县苑川公社（现兴唐寺乡）宋家堰大队（村）第二生产小队（自然村），全村当时只有几十户人家（从2019年始，宋家堰这个最基层的行政村亦不复存在，合并到邻近的苑川村了）。在他小的时候，各地兴办农村合作医疗，村里设有保健站（卫生室），保健站里有一位人称“周先生”的外村老中医在坐诊。他的一位堂兄是周先生的学徒兼司药及卫生员。保健站与他家也就百八十步的距离，他小时候经常去那里玩耍。每天来看病的人其实并不多，保健站里的师徒二人更多的时间是在加工、炮制及整理药材，还有就是周先生给徒弟讲解一些中医药知识。那里也没什么可玩的东西，贾文魁就看着他们干活，从他们的言语对答当中，耳濡目染，无意中认识了一些中药，如陈皮、苍术、鸡内金、当归、猪苓、龙骨、蒲公英、车前草等。

年龄稍大些之后，他除了上学之外每天的主要任务（那时也没什么课外活动及作业）就是与村里的小伙伴一起去田间地头为家里的猪羊割草和挖野菜，周末及假期则要上山砍柴以供家里烧水做饭及冬季取暖之用，农忙时节还要参加生产队里的劳动及操持自家地里的庄稼（父亲在外地工作，他和母亲就成了家里的主劳力）。他长大后才得以知道，这些田间的花草、野菜及山中的树叶、藤条很多都是可以治病用的中药材，太行山原本就是个天然的中药材宝库。

他上初中的时候，那时的教育方针提倡“以学为主，兼学别样”，学校开展学工、学农、学军等活动。受当时赤脚医生“一根针，一把草”为群众治病的影响，他们学校也开展了学生学医治病的活动，主要是学习针灸，跟着老师认识了几个常用穴位如合谷、内关、曲池、关元、足三里、三阴交等，并在自己身上进行实际操作的练习，但学的时间不长，只有一两个月。其间他还照着《生理卫生常识》课本上的内容学会了眼睛的保健操，这倒使他受益不浅，几十年来一直坚持，得以保持了良好的视力，到现在依然能穿针引线，连药品说明书上的小字也能看得很清晰。

他的父亲也是一名医生，20 世纪 50 年代自太原卫校毕业后分配至安泽县人民医院，先后在安泽、古县及洪洞行医近 50 年，曾担任乡镇卫生院院长、县医院内科住院医师、主治医师、医务处主任等职，并在当地卫校及职业中学代课。20 世纪 50 年代，毛泽东主席就“西学中”工作做出一系列指示，如“派好的西医学习中医，共同参加研究工作”（1954 年毛泽东为筹备成立中医研究院的指示）；“针灸不是土东西，针灸是科学的，将来世界各国都要用它”（1955 年毛泽东与著名针灸专家朱琏谈话）；“中国医药学是一个伟大的宝库，应当努力发掘，加以提高”（1958 年毛泽东对原卫生部党组《关于西医学中医离职学习班的总结报告》的批示）；“关键的问题在于西医学习中医”（1959 年毛泽东与山东著名老中医刘惠民的谈话）等。其父在工作岗位上积极参加“西学中”活动，学到了常用的中医药及针灸知识，几十年来一直使用中西两法为患者治病，颇得当地民众的信任和肯定。

那时交通不便，父亲一年难得一两次回家探亲。他记得父亲但凡回到家中，一早院子里就有四邻八村的人们前来看病，公社（乡）卫生院的医生也常登门请教，有时还有父亲工作所在地的一些干部模样的人从一二百里之外找上门来看病，空闲时间父亲就在家里给其在保健站工作的侄子讲解医学知识，贾文魁和家中及邻里的其他孩子也百无聊赖地坐在一旁煞有介事、装模作样、权当听故事一样地听着。

二、矢志学医如愿以偿

上高中的时候，贾文魁祖母给他讲了一件亲身经历的事情：民国二十三年（1934 年）甲戌年，当地遭遇多年未见之酷暑，田间禾苗干枯，村民焦渴难耐。她这年六甲在身，五月盛夏正值产褥。为暑热所侵，母子身卧床榻，汗出如雨。母躁烦欲脱，儿昏睡无知，命悬一线，危在顷刻。限于当时卫生条件，医者束手，苦无对策。家人无奈，抱着死马权当活马医的心理，按其婆母的吩咐急取井中冷水浸过的西瓜，瓜瓤与母食，瓜皮附儿身。数日之后，竟然暑热得解，母子得救。据说甲戌年当地有孕之妇多人，产妇新儿多为酷暑所杀，其母子为唯一之幸存者。孰料当年立秋之后，祖母腹大如鼓，骨瘦如柴，大便稀溏，将就木状。多方求治不见微效，远近名医难奏寸功。后有一游方郎中路过此地，家人求其一诊。郎中察色按脉后并不开方，只说请将油菜根蒸熟，每日代食服之，即可疗此疾。家人如法炮制，果然来年春天腹水尽消，诸症悉除。

受家庭及环境的影响，贾文魁那时心中便对医生产生了一种憧憬和向往，是以在后来参加高考填报志愿的时候，他的所有志愿是清一色的医学院校。1981 年，他终于如愿以偿，顺利地考入了山西医学院（现山西中医药大学的前身）中医大学班，进入中医药高等教育的学术殿堂，正式成为了一名医学生。

五年当中，贾文魁系统学习了《中医学基础》《中药学》《方剂学》《针灸学》《人体解剖组织胚胎学》《生理学》《病理学》等中西医基本理论课程，

《黄帝内经》《伤寒论》《金匮要略》《温病条辨》等经典著作，以及内、外、妇、儿、五官等中西医临床课程，初步掌握了诊治疾病的基本技能，为今后从事医疗工作打下了基础。

为了加深对所学知识的记忆，他除了认真听课并做好课堂笔记、课后抄写默记《黄帝内经》《伤寒论》《金匮要略》等经典著作中的重要条文外，还利用假期手抄了《温热经纬》一书的全部内容及《汤头歌诀》《伤寒来苏集》等书的主要部分。

在校期间，他与《伤寒论》的代课老师赵明锐先生交往颇多，情谊甚笃。“赵明锐先生，出身贫寒，童年备尝艰辛。然而，对学习非常勤奋，对祖国医学的学用，尤求其精。其造诣之深邃，医术之高明，在吕梁、晋中久负盛名”“对古代医学大师张仲景方剂的发掘颇具独到之处”（《经方发挥》序）。贾文魁课后常去赵老师在学校的住处，有时当面请教学习中一些不解的问题，有时旁观老师如何为找上门来的患者诊病处方，有时观赏老师聚精会神地挥毫泼墨，有时也帮老师做一些简单的家务活计。赵老师的《经方发挥》出版发行后，贾文魁利用课余时间认真阅读学习，赵老师则就书中的有关内容对他进行了多次辅导，如桃核承气汤用于治疗肩痛、顽癣，黄土汤用于治疗吐血、崩漏，小柴胡汤用于治疗头晕、胁痛，小建中汤用于治疗腹痛、胃痛，桂枝甘草龙骨牡蛎汤用于治疗惊悸、失眠等。特别是其中的小柴胡汤，赵老师认为该方组方严谨，是“八法”中“和法”的代表方剂，仲景此方为和解少阳之邪而设，少阳经涉及面广，故小柴胡汤的应用范围也广，小柴胡汤在伤寒热病中是清热剂，在六经中为和解

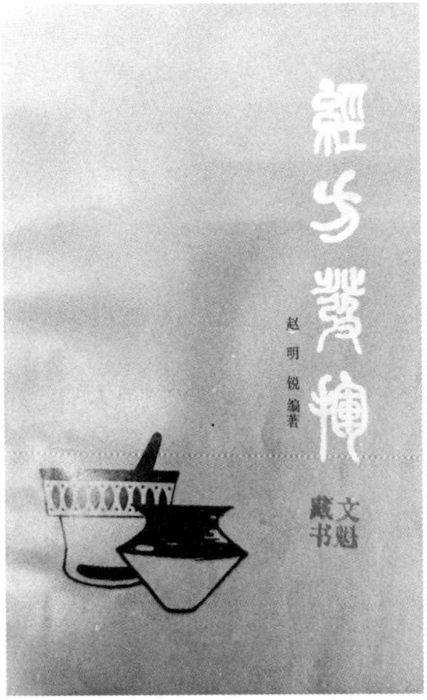

赵明锐著作《经方发挥》

剂，在治疗各科杂病中又是理气解郁剂。其间赵老师还介绍了他临床使用桂枝、柴胡等药的体会和治疗脊髓侧索硬化等疑难杂症的经验。相处数年，贾文魁在赵老师那里学了许多课堂上学不到的东西，倍感受益良多！

贾文魁上学期间还跟赵卫星（刘绍武先生的弟子）等几个同学每周利用一个下午的时间去名老中医刘绍武先生家中听他讲解《伤寒论》，对老先生创立的“三部六病”学说有了初步的了解，知道了“三部六病”学说是“依据《伤寒论》六经辨证为基础，参阅《内经》和有关经典著述，把人体划分为表部、里部、半表半里部，称之三部。每部以实热或虚寒的不同病性，划分为六大证候群，谓之六病”；刘老创立的与“三部六病”学说相适应的理、法、方、药体系，“丰富和发展了辨证施治的具体内容”；对其在临床上采取的定证、定方、定疗程的“三定”原则，施治时“多证首定主证，多方首用主方，多药先选主药”的执简驭繁方法（《三部六病》刘绍武讲述，宿明良整理，郭维峰序），颇感新颖。初步了解了刘老的“协调疗法”及小柴胡汤的协调作用，大致掌握了刘老常用的自制名方如调神汤、调心汤、调肺汤、调肝汤等的药物组成和适应证。同时，在太原市中医研究所见习期间还得以亲见刘老先生临证诊治疾病的大家风采！

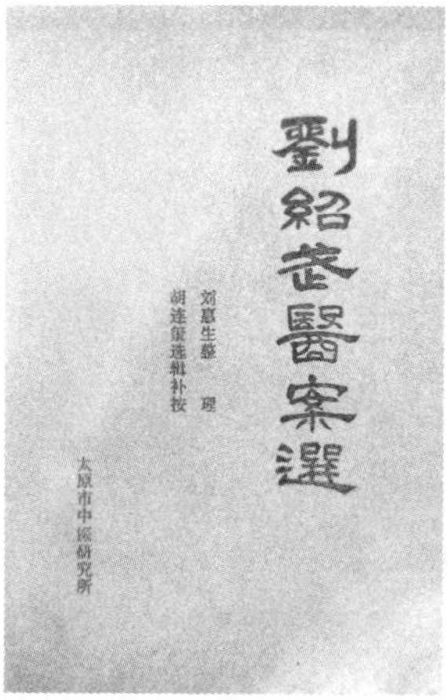

刘惠生整理《刘绍武医案选》

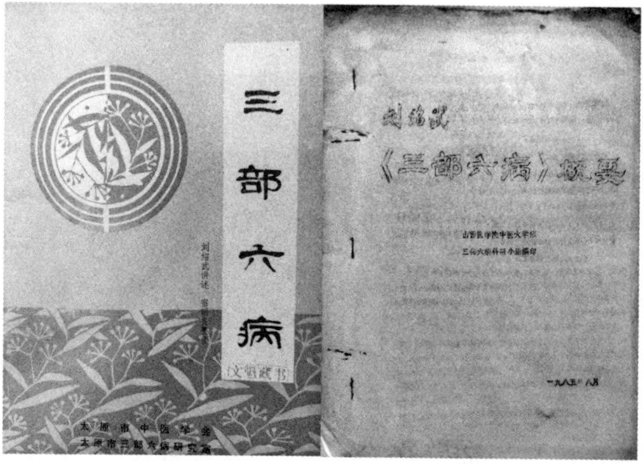

刘绍武讲述，宿明良整理《三部六病》

1986年初，由黄文东先生担任主审，方药中、邓铁涛、李克光、陈可冀、金寿山、黄星垣、董建华教授主编的《实用中医内科学》由上海科学技术出版社出版发行，太原市人民医院中医科给科内人员每人买了一册，是时贾文魁在这里实习，因其表现良好，中医科李俊英主任破例给他发了一本以为嘉奖。拿到书后他欣喜异常，每天如饥似渴地阅读，学到了许多学校教材中没有的内容，为他参加工作后书写病历、撰写论文及从事临床科研等，进一步打好了基础。

上学期间，贾文魁还聆听了著名医家姜春华、李茂如、陈泽霖等老师的学术讲座。在《山西中医》《技术研究》及学校刊物上发表了《关于十枣汤主药问题的看法》《〈伤寒论〉类症概要》《验方一隅》《学习针灸三字谣》《六味地黄丸加减治疗茎中痛》等文章。

三、步入临床进修深造

贾文魁毕业后分配到古县人民医院工作，古县地处山区，这里的人们很是相信中医药，特别是平素身体状况不好的人，每年冬天都要找中医大夫配一料丸药吃。医院的张存贵、牛宝莲、卢学礼等都是当地有名的中医，他在这里跟科内的高年资医生学习不同体质人群的丸药配方，同时跟中药房的老药工学会了丸药的制作工序。其间有慢性胃病、慢性咳喘病的患者，予口服丸药调养后都收到了一定的效果。比较明显的是一患有支气管哮喘的患者，从立夏开始服用丸药，当年冬天哮喘即明显减轻，连续服用的第二年哮喘就没再发，后来一直坚持服用了三四年，如今卅余载身体依然康健，多年的痼疾彻底消除。

三年之后，他调回老家洪洞县中医院工作。该院成立于1984年，是响应“衡阳会议”精神在城关镇卫生院新院址的基础上成立的（1982年4月16日至22日，国家卫生部在衡阳市召开新中国成立后首次全国中医医院和高等中医药院校建设工作会议，明确提出“突出中医特色，发挥中医药优势，发展中医药事业”的指导方针，即“衡阳会议”）。医院汇集了当地许多有名的医生如孔祝三、王梅村、李振兴、常作莲、杨高明、杨树青、焦文生、常玉华、王振林、李振林、高生贤等，还有许多中青年骨干如马继红、乔铁兰、何长峰、郭岱玉、蔺寿民、樊莹丽、范江平、杨可心、董永记、李家元、李中南、杨建红、蔡晓刚、范永媛、李根奎、李新莲、温明星、高清保、霍雪花、韩建峰、晋春花、焦新莲、张爱珍、吕秀平等，一

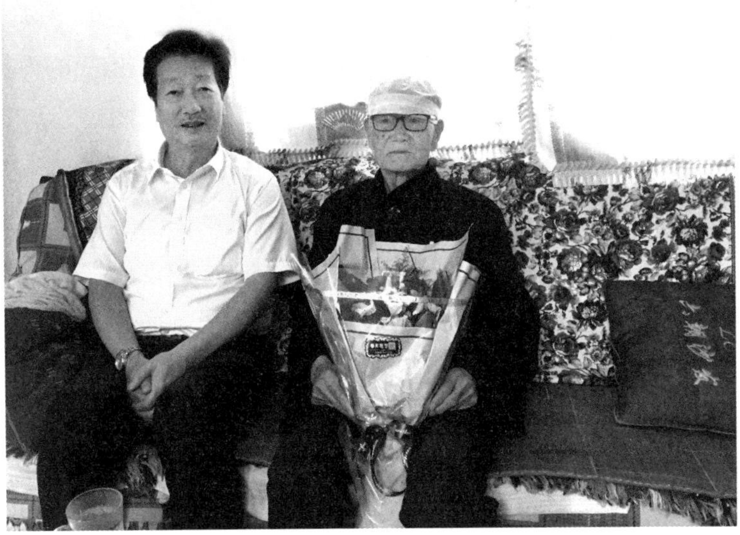

贾文魁教授看望孔祝三名老中医

时人才济济。他们在赵玉俊院长的带领下，很快取得了斐然的成绩，医院荣获“全国卫生先进集体”“文明中医院”等荣誉称号。

该院的孔祝三名老中医是洪洞中医的代表（贾文魁，杨可心．名老中医孔祝三小传．山西中医，2007年第2期），洪洞县中医院建院20周年之际贾文魁曾作诗赞曰：“饱学内难医道精，理法方药中肯綮。悬壶济世七十载，槐乡无人能并行。”孔老出生于当地一书香世家，少年时入临汾宏一堂拜师学医，业余自修《本草备要》《脉诀》《汤头歌诀》等。1937年进入天津郝希允先生创办的函授学校（高级职业传习所）国医系学习结业。1942年回乡行医，白天开业应诊，夜间自学唐宗海《中西汇通医术五种》、张锡纯《医学衷中参西录》及吴鞠通《温病条辨》等。抗战胜利后，孔老游学南通，结识当地中医朱良春，应朱公之邀在南通中医学校教书育人。1947年又赴南京参加全国特种考试，中医师考试及格，获得中医师证书。同年悬壶于南通，两年后辗转至苏州，1949年重返故里，在城内创办诊所。1951年参加山西第3期中医进修班学习，次年响应国家号召，联合县城名医筹建健康联合诊所并任所长。1953年卫生部授予其中医师职称，1956年调入县人民医院，先后任中医科副主任、主任。1984 年孔老以近 70 岁高龄，参加县中医院的筹建工作，为当地中医事业的发展做出了不可磨灭的贡献。

贾文魁耳闻目睹孔老之风采其实是在他复习备考的时候，那时其父与孔老在洪洞县人民医院家属院比邻而居，他每天上下学时经常看到慕名去孔老宿舍求诊的人群，也常看到孔老诊余在门前树下手不释卷的身影（贾文魁．无冕中医孔祝三．中国中医药报，2017 年 11 月 27 日第 6 版）。他调入洪洞县中医院工作后，孔老又成了他朝夕相处的前辈，在一起工作了近 20 个年头，从医术、医德等多方面都受到孔老潜移默化的影响。

1989 年 10 月至 1991 年 2 月，他利用一年多的时间赴上级综合医院进修学习，进一步充实了自己的西医知识及诊疗手段，同时初步掌握了临床科研的方法。他利用业余时间通读了《实用内科学》（第 8 版，上下册），还在进修医院的阅览室借阅了大量的中西医杂志及书籍。进修期间他撰写的《妊娠后期上消化道出血 1 例》在《山西医药杂志》1991 年第 3 期发表，《多巴酚丁胺与强心苷联用治疗充血性心力衰竭 21 例疗效观察》在第一届全国心力衰竭学术交流会上交流。同时他还主动承担起进修医院内科病区住院患者的中医治疗工作，配合西医给予患者更为全面的治疗，得到所在科室医护人员及患者的广泛好评。

四、学做科研初试牛刀

贾文魁调入洪洞县中医院后于1991年始在李振兴主任带领下与蔺寿民、范江平、樊莹丽、李中南等一起在内科住院部工作，约半年后担任内科副主任，不久李主任退休他即开始主持内科工作。1992年，他光荣地加入中国共产党。1993年担任洪洞县中医院副院长兼内科主任，同年晋升主治中医师。他与全科同志一道，互相学习，互相帮助，齐心协力开展业务，先后主持开展了“不同剂量的复方丹参注射液静点治疗中风急症”“复方丹参注射液穴位注射治疗中风偏瘫后遗症”“中药口服配合TC-IIIA瘫痪治疗机治疗中风后遗症”“中风急性期保持患肢功能位在康复中的意义”等以中风为主的临床科研工作。

有关复方丹参注射液的静脉点滴用量，《新编药物学》规定为8～16mL/次（陈新谦，等.新编药物学.13版，北京：人民卫生出版社），生产厂家的药品使用说明书规定剂量为10～20mL/次，国家中医药管理局中医急症中风病协作组制定的《中医中风病急症诊疗规范》推荐剂量为20～40mL/次。为了观察不同剂量的复方丹参注射液治疗中风急症的疗效，贾文魁他们将95例患者随机分为A、B两组，其中A组42例，B组53例。95例中，男51例，女44例；年龄最小者38岁，最大者72岁；病程最短者2小时，最长者11天；诊断为脑梗死者75例（A组32例，B组43例），脑出血20例（A组10例，B组10例）。根据《中医中风病急症诊疗规范》，辨证属于肝阳暴亢，风火上扰者17例（A组6例，B组11例）；风痰瘀血，痹阻脉络者19例（A组10例，B组9例）；痰热腑实，风痰上扰者7例（A组2例，B组5例）；气虚血瘀者16例（A组4例，B组12例）；阴虚风动者16例（A组10例，B组6例）；风火上扰清窍者10例（A组4例，B组6例）；痰湿蒙闭心神者10例（A组6例，B组4例）。病情分级属中经络者71例（A组32例，B组39例），中脏腑者24例（A组10例，B组14例）。A组用复方丹参注射液（上海第一制药厂生产）36～40mL加入10%葡萄糖溶液250～500mL中静脉滴注，每日1次，12～15天为1个疗程，休息3～5天行下一疗程；B组复方丹参注射液用量为16～20mL，用法及疗程同前。两组同时运用辨证论治之中药煎汤口服、鼻饲或保留灌肠，颅内压增高明显者配合西药脱水、降颅压等对症治疗。治疗结果：A组总有效率95.2%，B组总有效率79.2%，两组疗效相比较，以A组为高，其基本痊愈率明显高于B组（$P < 0.01$）。说明运用较大剂量（36～40mL/次）的复方丹参注射液静点治疗中风急症（包括出血及梗死），确实疗效显著（尤其对于缺血性中风），对偏瘫、意识、言语功能的恢复均有促进作用，且能缩短疗程，改善预后，提高临床治愈率及显效率。

其间贾文魁撰写的学术论文分别在《新中医》《山西中医》等杂志刊登及在中华全国中医学会山西分会学术年会、中华全国中医学会内科分会第三届疑难病学术研讨会、中国中西医结合学会第四届全国消化系统疾病学术会、山西中医药学会学术年会、山西省第二届外治学术交流会等学术会议交流。其中《〈伤寒论〉辨小便的临床意义》《祛湿通络治缺乳》《调胃承气汤及小承气汤功效刍议》等文章先后被临汾地区科学技术协会和山西省科学技术协会评为优秀学术论文，2篇收入《中国中药文摘》，部分自拟方剂收入《中华效方汇海》。

五、家严亲授强化基础

贾文魁父亲曾经工作过的安泽县是一个山区县，地广人稀，当地生活及卫生条件十分恶劣。为了从根本上改变全国农村“缺医少药”的卫生状况，1965 年 6 月，毛泽东主席提出“要把医疗卫生工作的重点放到农村去”的号召，确定了我国的医疗卫生工作坚持为大多数人服务的方向。贾父积极响应国家号召，上山下乡，走村串户，送医送药到农村，数十年间足迹踏遍了安泽全县大大小小的山庄窝铺，把党和政府的温暖送到山区村民的家中及田间地头，至今当地一些年长的老人，说起来都还记得这位经常来村里巡回医疗热心为村民治病的贾大夫。贾父下乡巡诊的同时，还注意学习汲取民间使用偏方验方治病的经验，应用于临床明显提高了疗效。如其采用红信石与蓖麻仁研末加香油调敷治疗皮肤结核，用金针（黄花菜）根与盘龙草及路边一种不知名的野草煎服治疗肾炎高度水肿及尿少等，均取得了立竿见影的效果。其自制的治疗坐骨神经痛的外用方剂“通痹散”也是在民间治疗腰腿痛验方的基础上研制成功的。

1994 年 5 月，贾文魁父亲退休后创办了“逢吉诊所”，继续发挥余热，从事临床诊疗工作。鉴于贾父在当地的影响，前来就诊的患者很多，每天诊所门庭若市，就诊患者络绎不绝，贾父逐一精心诊治，有些路途较远的患者当天无法往返，就留他们在诊所食宿。贾文魁业余时间来诊所随父侍诊。父亲在诊治心脑血管疾病方面积累了很多独到的经验，侍诊期间随时给他讲解许多疾病的临证心得及治疗药方，夜间则辅导他阅读黄宛主编的

《临床心电图学》及《临床心电图图谱》，《心血管疾病诊疗指南》《心血管疾病内科治疗学》《临床动态心电图图谱》《内科疾病鉴别诊断学》《症状鉴别诊断学》《实用中西医脑血管病学》《实用中西医结合偏瘫康复学》，王清任《医林改错》及张锡纯《医学衷中参西录》，高辉远等整理的《蒲辅周医案》，《实用内科杂志》及《中级医刊》等许多医学书籍和刊物，如此近10年，使他学到了不少东西，增长了不少见识。

他们父子在学习有关中风的中西医知识及收治大量中风后遗症患者的过程中认识到，肾主骨、生髓，主生长、发育，为先天之本，生命之源；脾主运化，主肌肉及四肢，主统血，为气血生化之源，后天之本。久病及肾，脾肾相关，久病入络。在此基础上拟定了健脾补肾、益气活血、祛风化痰、通经活络的中风后遗症的治疗原则，配制了以鹿角胶、龟甲胶、淫羊藿、鸡血藤及黄芪、当归、白术、天麻、地龙等药物为主组成的“十味复瘫散”，运用于临床，明显提高了治疗效果。如杨某，男，55岁，主因脑出血1年半后遗左侧肢体不遂就诊。手指不屈伸，有时手足麻木，偶尔头晕，舌质红，舌下络脉色暗，苔白，脉沉细无力。处方：黄芪120克，淫羊藿15克，桃仁3克，红花3克，赤芍4克，川芎3克，地龙4克，柴胡9克，黄芩9克，紫苏子18克，川椒9克，党参24克，桂枝9克，当归12克，鸡血藤30克，炙甘草6克，大枣4枚。二诊：上方服一个月，自觉精神较前好转，肢体较前有力，近日夜间左下肢抽搐疼痛，舌淡红，苔薄，裂纹，脉左细弱，右弦略细。上方加炒白芍18克，炙甘草6克，怀牛膝30克，炒杜仲15克。一周后下肢挛痛消失，自觉左手感觉恢复，2周后自觉下肢行走较前灵活有力，舌淡苔薄，轻微裂纹，脉左弱右细略弦。上方去白芍，加熟地黄24克，山茱萸12克，山药12克。服用一个月，下肢肌力明显改善，每天可以拄杖行走6公里，上肢也较前有力，但肩、肘、腕关节特别是手指关节仍僵硬不适，活动受限，舌脉同前。处方：黄芪120克，淫羊藿30克，熟地黄24克，山茱萸12克，山药12克，怀牛膝24克，桑寄生24克，炒杜仲15克，伸筋草12克，鸡血藤30克，豨莶草30克，乌梢蛇10克，土鳖虫6克，桂枝9克，当归12克，川芎10克，蜈蚣1条，威灵仙9克，炙甘草6克。患者因经济困难而未使用鹿角胶、龟甲胶等贵重药物，前后治疗半年余，生活基本可以自理。

六、私淑名医增长学识

1993年，贾文魁在副院长任上负责洪洞县中医院纪念建院10周年筹备活动，活动的一项主要内容是编印《洪洞县中医院建院十周年论文汇编》（简称《论文汇编》），他和王景、杨可心等同志历时数月，搜集整理了医院名医及各科业务骨干的学术论文160余篇。《论文汇编》编印期间受到医院及上级有关部门的一致关心与肯定，县卫生局领导多次过问编写情况并提出许多建议；山西省卫生厅中医处的齐炳义处长于视察工作期间对此举给予了充分肯定，并亲自为《论文汇编》作序；省卫生厅分管中医工作的朱耀文副厅长也对此举赞誉有加。

1991—1992年间，贾文魁曾私执弟子礼在孔老案旁跟诊数月，在编印《论文汇编》期间，又多次登门向孔老请教，认真学习了孔老撰写的《对祖国医学治疗法则的体会》《辨证论治与辨病论治》《漫谈六经辨证》及《浅谈瘀血》等文章。贾文魁曾在《无冕中医孔祝三》一文中写道："孔老数十年如一日，致力于中医临床及教学工作，究岐黄之理，法仲师之术，兼各家之长，怀济世之心，熔中西两医于一炉，八十余载，誉满槐乡。他认为中医多侧重治'人'（宏观调控），西医则侧重治'病'（微观分析），治疗上应根据疾病的不同阶段及邪正的偏虚偏实，或先治病、或先治人，提出治病分灭邪、祛邪两途，治人有强壮、通利、平衡、对症四法。邪盛正未衰时，应以治病（祛邪）为主，邪去正则安；正虚虽见邪盛，仍应以治人（扶正）为主，正足邪自去。孔老在临床尤其重视'病'与'证'的辩证关系，认为辨病与辨证二者不可偏废，当证在起主要作用的时候，以辨证论治为主；当病在起主要作用的时候，即以辨病施治为先。孔老师古而不泥古，德高而不自居，饱学而不自满，识广而不保守。临床诊病，无论病之轻重，皆详询细问，反复检查，必得其肯綮而后已。处方用药，味简力专，配伍合理，用量讲究，如老吏之审案，大将之用兵，既疏而不漏，又密不透风，颇具大家气度。”由此可见其学习孔老的心得于一斑。孔老的许多经验及见解，均给贾文魁医师以感悟和启迪。孙老传授的治疗感冒以鼻塞、流涕、头痛、发热、恶风为主症的“辛凉解表清热方”；治疗时行感冒以发热、恶寒、骨节酸楚、食欲不振为主症的“表里清解方”；宣肺平喘、化痰止咳，治疗呼吸困难、痰黏不利，甚则口唇紫绀、不能平卧的“咳嗽合剂”；清热解毒、化滞消瘀，治疗细菌性痢疾以发热腹痛、里急后重、大便次数频繁、脓血便为主症的“加减芍药汤”；疏肝解郁、养血和营、清热利湿，治疗黄疸型传染性肝炎的“八味愈肝汤”；健脾理气、活血止痛，治疗慢性胃炎及消化性溃疡以上腹疼痛为主要表现的“胃痛合剂”等，都是用之有效的经验方剂。

冠心病是冠状动脉发生粥样硬化引起管腔狭窄或闭塞，导致心肌缺血缺氧或坏死而引起的心脏病。根据冠心病的临床表现，可归属于中医“胸痹”“胸痹心痛”“真心痛”等范畴。中国科学院陈可冀院士是我国著名的中医及中西医结合专家，长期从事中医、中西医结合心血管病及老年医学的研究，在使用活血化瘀及芳香温通方药治疗冠心病的理论及疗效研究等方面有着丰硕的成果。早在上大学时贾文魁即在《中医杂志》上拜读过陈可冀院士发表的《郭士魁运用散剂治疗心绞痛的经验》《冠心病证治》等大作。特别是陈老主编的《心血管病与活血化瘀》一书，对于临床治疗心血管病有着很大的指导意义。他“在前人基础上，倡导并践行病证结合方法治疗疾病，不仅为进一步优化疾病辨识方法奠定了基础，也为中西两种医学的互补融合提供了一个切入点”（《中国中医药报》所刊《陈可冀病证结合辨识疾病的思路与方法》）。这些观念和经验对贾文魁在诊治胸痹心痛的处方用药方面颇多启发。2010 年 10 月 13 日山西省中西医结合医院举行建院 70 周年庆典大会，有幸邀请到陈可冀院士出席，陈老与贾文魁教授进行了深层次的交流。

贾文魁在中医基础理论指导下，结合多年临床实践和经验，认为冠心病的主要病机为气虚血瘀，病位在心。心主血脉，心气虚不能推动血脉，则血行瘀滞；血行瘀滞，瘀血不去，新血不生，留瘀日久，心气痹阻，心阳不振；胸阳不振，阴寒之邪上乘，阻滞气机，病延日久，又可耗气伤阳。冠心病的介入治疗，对心脉瘀阻证有较好的改善作用，但对气虚证无益，反在一定程度上加重了气虚证，由此他在活血化瘀药的基础上，加用温心阳、益心气之药，增加原动力，疗效甚佳。他拟定的益气养心活血汤由桂枝、炙甘草、人参、黄芪、丹参、降香、郁金、黄精、赤芍、三七、九香虫组成，该方是以医圣张仲景的桂枝甘草汤为基础方，即桂枝配甘草，辛甘化阳，具有温通心阳功效，为温补心阳之基础方。桂枝性温可稍稍补火以助其阳；味辛合甘草之甘而辛甘化阳。桂枝配伍炙甘草，辛甘温相合补心阳之力尤著。气为血之帅，气行则血行，气滞则血瘀，方中人参、黄芪大补元气，通利经脉，补益心气，增加原动力，使气血调和；丹参、赤芍、郁金、三七、降香通行血脉、祛瘀止痛，当归甘温质润，辛行

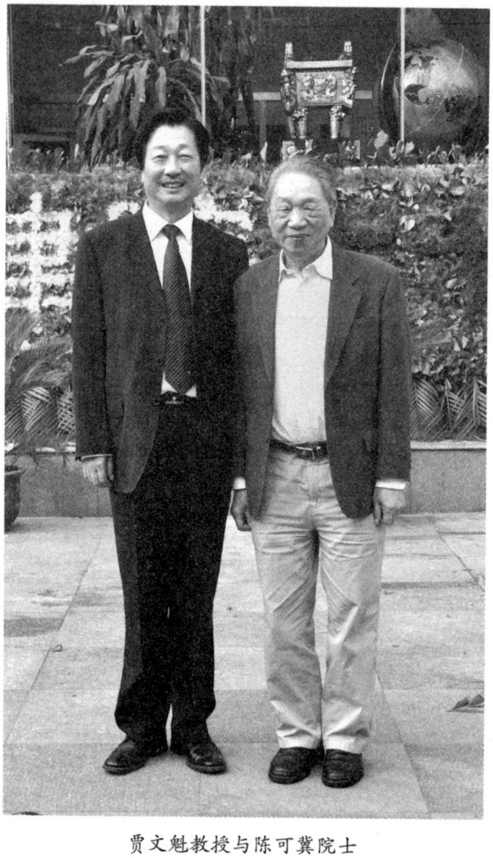

贾文魁教授与陈可冀院士

温通，能补血活血、行瘀止痛，共起到祛瘀生新、化瘀而不伤正之功；黄精补气养阴、健脾，九香虫理中焦之气，防止腻滞不化；诸药相配共奏通心气、温心阳、行血脉之功。

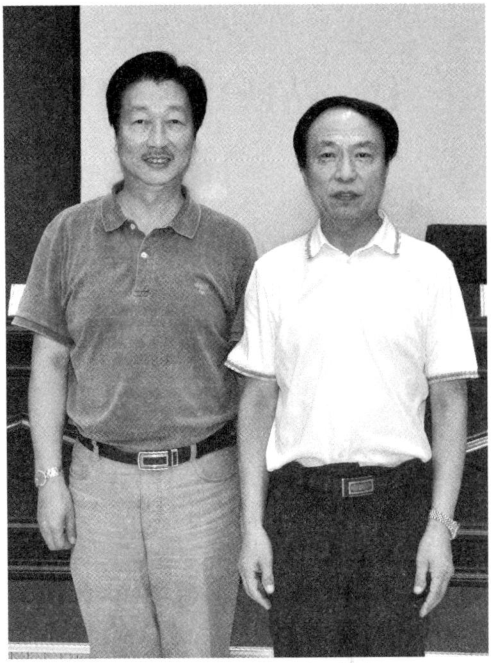

贾文魁教授与吴以岭院士

2004—2005年间，贾文魁获得以岭药业赠送的由吴以岭教授主编的《络病学》一书。该书囊括了络病学的研究范围、研究性质、学术地位，《黄帝内经》奠定的络病学说的理论基础、《伤寒杂病论》奠定的络病证治基础、清代叶天士发展的络病学说，以及当代在络病理论研究、临床研究、实验研究等方面的继承与发展，还有中医络病学说研究的“三维立体网络系统”、络病病因病机、络病辨证、络病治疗及常用络病治疗药物、络病理论临床应用、络病理论代表方通心络防治血管病变研究等内容。贾文魁阅读了其中的大部分章节，对络病理论有了一个大致的认识，对叶天士提出的“久病入络”“久痛入络”学说及其把通络药物广泛应用于疼痛、中风、痹证等内伤杂病有了更深的体会。2012年8月5日，中国工程院吴以岭院士来山西省中西医结合医院做了题为“络病证治与脉络学说研究”的学术讲座。吴教授介绍了自己在脉络学说构建及运用通络药物干预治疗心脑血管病、糖尿病、肿瘤及呼吸系统疾病方面的研究成果。借此机会，贾文魁教授与吴以岭院士交流了学术经验。

七、钻研中风初见成效

脑血管疾病是危害中老年人身体健康和生命的主要疾病之一，给患者、家庭和社会带来沉重的负担和痛苦。脑卒中居目前人类致死病因的第二位，与心脏病、恶性肿瘤构成人类三大致死病因。脑卒中也是成人首要的致残疾病，约 2/3 脑卒中幸存者遗留有不同程度的残疾。世界卫生组织数据显示，全世界每 6 个人就有 1 个人患有脑卒中，每 6 秒钟就有 1 个人死于脑卒中，每 6 分钟就有 1 个人因脑卒中而永久致残。脑血管疾病的发病率、患病率和死亡率随着年龄的增长而增高。随着我国人口老龄化的加剧，脑血管疾病造成的危害日趋严重。与西方发达国家不同，我国脑卒中的发病率和死亡率明显高于心脏病。近年来脑卒中在我国死因排名中的顺位明显前移。2008 年卫生部公布的第三次全国死因调查显示，脑卒中（136.64/10 万人·年）已超过恶性肿瘤（135.88/10 万人·年）成为我国第一致死病因。2017 年发表的一项中国脑卒中流行病学调查研究显示，我国脑卒中发病率为 345.1/10 万人·年，死亡率为 159.2/10 万人·年，患病率为 1596.0/10 万人·年，每年新发病例约 240 万人，每年死亡病例约 110 万人。《史记·扁鹊仓公列传》云："人之所病，病疾多；而医之所病，病道少。"贾文魁于临床实践中体会到，有效防治中风之"道"尤感其少。虽然随着临床治疗水平的提高，病死率有所下降，但中风致残人数却明显增加，不但使患者身心遭受极大的痛苦，也给家庭和社会带来负担。为寻求防治中风的有效方法，他从 1986 年开始，于临证之余阅读了不少有关方面的书刊，发现有疗效较好的方剂，辄笔录之，十余年间，竟得五百余方。为便于同道查询，他将其中内容完整的300方汇集成册，编写成《中医防治中风300方》，于1998年5月由人民军医出版社出版发行。全书分中风的预防、中风的治疗、针灸治疗中风及手法康复治疗中风4章。第一章收集了治疗中风的常见危险因素如高血压、高脂血症、糖尿病、心脏病、脑动脉硬化及中风先兆等的方剂145首，后3章收集了治疗出血性中风、缺血性中风、中风偏瘫、中风口眼歪斜、中风言语不利及失语、中风呃逆、中风尿潴留、中风尿失禁、中风不寐、中风抑郁症、中风后遗症等的方剂109首及针灸、手法康复等方法46个。该书出版后受到许多同行及患者家属的欢迎，福建、河北、陕西多地患者来信来电寻求治疗药方，出版社于当年即连续印刷3次以供购书者需求。

《中医防治中风300方》出版发行之后，贾文魁又在总结古今医家诊治中风经验的基础上，结合自己的临证心得体会，系统整理中医诊治中风的经验和方法，开始编写《古今医家诊治中风经验及发挥》，并于1999年6月再次由人民军医出版社出版发行。全书共分7章，第一章从年龄，体质，诱因，发病特点，病机特点，证候属性，病变部位，五脏功能紊乱与中风的关系，虚、风、痰、火、气、血与中风的关系，高血压、高脂血症、糖尿病、心脏病、动脉硬化与中风的关系等方面，阐述了中风病的病因病机。第二、三章分别为当时有关部门颁布的中风病的证候分类及诊断标准。第四章总结了中风病的治疗原则、脑病治法及中风病的常用治法、给药途径等。第五章介绍了中风中脏腑、中经络及中风并发症、中风后遗症的治疗。第六章节选了古今五十余名医家论治中风的经验。第七章选录了他自己的部分临证医案。

《古今医家诊治中风经验及发挥》除了系统归纳中风的病因病机、证候分类、诊断标准及治则治法、给药途径等外，重点阐述了年龄及体质因素与中风发病的关系。脑卒中发病率、患病率和死亡率随年龄增长而增加，45岁以后明显增加，65岁以上人群增加最为明显，75岁以上人群发病率是45～54岁人群的5～8倍。年龄是中风重要的独立危险因素，客观难以影响。年龄越大，越易发生中风，中风首次发病的患者中有2/3超过60岁。贾文魁通过查阅文献发现，1995—1999年国内10篇文献报道的739例中风病例中，男420例，女319例；年龄在40岁以下21例（占2.84%），41～50岁91例（占2.31%），51～60岁328例（占44.38%），61～70岁235例（占31.80%），70岁以上64例（占8.67%），发病年龄以51～60岁者居多（$P<0.01$），其次为61～70岁。在贾文魁团队当年收治的786例中风病例中，男476例，女310例；发病年龄40岁以下43例（中脏腑6例，中经络37例），占5.47%；41～50岁140例（中脏腑17例，中经络123例），占17.81%；51～60岁253例（中脏腑35例，中经络218例），占32.19%；61～70岁271例（中脏腑30例，中经络241例），占34.48%；70岁以上79例（中脏腑9例，中经络70例），占10.05%，发病年龄也以51～60岁及61～70岁两组居多。

贾文魁认为，中风之所以多发于中年以上人群，是与这一时期人体的生理病理特点密切相关的，主要是因这一时期人体的阴阳偏盛偏衰、气血不足及劳损、痰瘀阻络等诸多因素造成的。人体这一时期肾气、元气由盛而衰的变化，是中风发病的主要内在因素。①中年之后，肾气渐虚：在人体生、长、壮、老、死的生命发展过程中，肾气起着决定性作用。肾气是机体生命活动之本，对机体各方面的生理活动均起着十分重要的作用。肾气包括肾阴与肾阳，肾阴对机体各个脏腑组织器官有滋养、濡润作用，肾阳对机体各个脏腑组织器官有推动、温煦作用。肾阴亏虚，水不涵木，肝阳上亢，阳化风动；或肾精不足，髓海不充；或肾阳不足，机体失于温煦，经脉涩滞，气血不畅，皆可发为中风。故《景岳全书·非风》谓“人于中年之后，多有此证，其衰可知。经云：人年四十而阴气自半，正以阴虚为言也”；喻昌《医门法律》谓“偏枯不仁，要皆阳气虚馁，不能充灌所致。又如中风卒倒，其阳虚更甚。设非阳虚，其人必轻矫便捷，何得卒倒耶”。②元气不足，推动无力：《灵枢·天年》谓“人生十岁，五脏始定，血气已通，其气在下，故好走。二十岁，血气始盛，肌肉方长，故好趋。三十岁，五脏大定，肌肉坚固，血脉盛满，故好步。四十岁，五脏六腑十二经脉，皆大盛以平定……平盛不摇，故好坐……六十岁，心气始衰，苦忧悲，血气懈惰，故好卧”。贾文魁说，随着年龄的增长，元气也发生着盛衰的变化，肢体机能活动随着元气也由“好走”“好趋”“好步”而逐渐变为“好坐”“好卧”，若再因其他因素导致元气进一步亏虚，则有可能发生偏枯不遂之证。王清任认为“元气……分布周气，左右各得其半，人行坐动转，全仗元气。若元气足，则有力；元气衰，则无力……若元气一亏，经络自然空虚，有空虚之隙，难免其气向一边归并……归并于左，则右半身无气……归并于右，则左半身无气。无气则不能动，名曰半身不遂”。表明人体气虚是导致中风半身不遂的一个主要内在因素。③长期过劳，积劳成疾：正常劳作有助于气血流通，增强体质，但过度劳累则会耗气伤精。盛壮之时，尚不自觉，随着年龄的增大，则积劳成疾而发病。长期劳力则伤气，久之则气少力衰，即《素问·举痛论》所谓“劳则气耗”。气虚无力推动血行，血行涩滞，经脉不畅，肢体失养则废不能用。长期劳神则伤心脾，《素问·五脏生成》指出“诸血者皆属于心”，《金匮要略注》亦有“五脏六腑之血，全赖脾气统摄”，心脾受损则气血亏虚。《素问·五脏生成》又说“足受血而能步，掌受血而能握，指受血而能摄”。即人体四肢的正常活动，有赖充足的血液濡养，足得血养才能行走，掌得血养才能把握，指得血养才能持拿物品。若气血不足，肢体失养，则发足不能步、掌不能握、指不能摄的半身不遂、肢废不用之症。肾藏精、主封藏，肾精不宜过度耗泄，纵欲过度则肾精耗伤，水亏于下，火旺于上，而发中风。④气化失常，血行不畅，多痰多瘀：在文献报道的739例中风病例中，辨证属于阴虚阳亢者33例（占4.47%）、脉络瘀阻者366例（占49.52%）、痰瘀阻络者340例（占46.01%），证候属性以“脉络瘀阻”及“痰瘀阻络”者为多（$P<0.01$），占全部病例的95.53%。在贾文魁团队收治的786例中风病例中，西医诊断为出血性中风者100例（占12.72%）、缺血性中风者686例（占87.28%）；

中医诊断为中脏腑者97例（占12.34%）、中经络者689例（占87.66%）。根据《中医病证诊断疗效标准》中中风的证候分类，中脏腑病例中，属风火闭窍者25例（占25.77%），属痰火闭窍者36例（占37.11%），属痰湿蒙窍者29例（占29.90%），属元气衰败者7例（占7.22%）；中经络病例中，属肝阳暴亢者95例（占13.79%），属痰热腑实者22例（占3.19%），属风痰阻络者262例（占38.03%），属气虚血瘀者163例（占23.66%），属阴虚风动者147例（占21.33%）。中脏腑者4型之间无显著差异（$P > 0.05$）；中经络者以风痰阻络型为多（$P < 0.01$），其次为气虚血瘀型。

贾文魁说，所谓体质，即人的身体素质，人的体质的强弱与先天禀赋及后天调养均有密切关系。《灵枢·寿夭刚柔》说："人之生也，有刚有柔，有弱有强，有短有长，有阴有阳。"先天禀赋者，受之于父母的先天之精，这是人的体质形成的基础，由于禀赋的差异，从而形成不同的体质。现代医学所公认的中风的主要危险因素高血压、冠心病、糖尿病等均与遗传因素有密切的关系，如高血压患者中有家族史者占40% ~ 60%，糖尿病患者中有阳性家族史者国外报道约25% ~ 50%，脑血管病患者亲属中，发病率比非脑血管病对照组亲属多出1 ~ 2倍。说明先天禀赋不同，形成的体质不同，则中风的发病率也不同。但体质的强弱更有赖于后天水谷精气的培育，如《景岳全书》说："故人之自生至老，凡先天之有不足者，但得后天培养之力，则补天之功，亦可居其强半。"水谷精气的吸收有赖于健全的脾胃功能，胃主受纳、腐熟水谷，脾主运化，《灵枢·玉版》说："人之所受气者，谷也；谷之所注者，胃也；胃者，水谷气血之海也。"《素问·经脉别论》说："食气入胃，散精于肝，淫气于筋。食气入胃，浊气归心，淫精于脉……饮入于胃，游溢精气，上输于脾，脾气散精，上归于肺。"脾胃功能正常，则有充足的水谷精气补充人体，故景岳说："脾胃之气所关于人生者不小。"

贾文魁认为与中风发病有关的体质大多属于病理状态下的体质，并把与中风发病有关的病理体质归纳为阴虚体质、气虚体质、血虚体质、阳盛体质、痰盛体质及血瘀体质。①阴虚体质：多因先天禀赋不足，或后天脾胃功能不佳，饮食偏嗜或较少，营养不足；或素有消渴等慢性疾病，消耗过多；或房劳过度，精血亏少，不能充养形体。平素多见形体消瘦，口干舌燥，咽干心烦，时觉头晕，耳鸣眼花，腰膝酸软。肝肾阴虚，水不涵木而致虚阳偏亢，复因劳倦或情志改变，五志过极，致风阳暴张，虚风内动即可发为中风。②气虚体质：气虚多由久病体虚，劳累过度，年老体弱等因素引起，平素多见少气懒言，神疲乏力，头晕目眩，常自汗出，活动时诸症加剧。气虚无力推动血行，血行滞涩，经络不畅；或气虚卫外不固，脉络空虚，风邪乘虚入中经络，气血痹阻，肌肉筋脉失于濡养而发中风。③血虚体质：血虚多由脾胃虚弱，生化乏源；或久病不愈，消耗过多；或思虑过度，阴血暗耗等所致，常见面色无华或萎黄，唇色淡白，爪甲苍白，头晕眼花，心悸失眠，手足发麻，筋脉拘急。血虚筋脉失养，或经脉不充，风邪乘虚侵入而发中风。④阳盛体质：阳盛体质的人平素多见面色发红，肌肤灼热，性情急躁易于激动，好胜心强，讲话大声，呼吸气粗，大便硬秘，小便短赤，口渴多饮。因其心肝火旺，故遇情绪波动则易致肝阳上亢或肝火上炎，肝阳鸱张，阳化风动，血随气逆，横窜经络，上蒙清窍，而出现猝倒无知的中脏腑危证。⑤痰盛体质：或肥胖之人形盛气弱，中气亏虚，脾失健运，聚湿生痰；或嗜食肥甘，脾之运化不及而聚湿生痰。《丹溪心法》云："湿土生痰，痰生热，热生风也。"痰盛之人多见形体肥胖，咳痰胸闷，脘痞不舒，嗜食肥甘，头晕目眩，喉中痰鸣，睡眠鼾声，肢体麻木。风痰走窜经络，气血运行不利，或痰热蒙蔽清窍，均可发生中风。⑥血瘀体质：易患痛症、血症、中风及癥瘕积聚、胸痹心痛等的一种特殊体质，多见面色晦暗，唇甲色暗，皮肤褐色，舌暗或有瘀点瘀斑，舌下络脉紫暗增粗，脉细涩等。以上几种体质既可单独出现，又可兼而见之，如气虚者可兼见血虚，阴虚者血常不足，痰盛之人多兼气虚，阴亏日久又可累及阳虚。总之，中风之发生，与体质因素也有着密切的关系，亦即气血亏虚、脏腑阴阳失调等是中风发病的内在原因，只有在此基础上，或因忧思恼怒，或因饮食不节，或因房室劳累，或因外邪侵袭，才能诱发中风。

贾文魁在着手系统整理古今医家诊治中风的有关资料及编辑出版了《古今医家诊治中风经验及发挥》和《中医防治中风300方》之后，还对古今医家治疗中风的用药经验进行了归纳整理，囊括了治风药、活血药、治痰药、补益药、温阳药、开窍药、通络药、通腑药等120味中草药在中风病治疗中的应用，还搜集整理了包括丸剂、片剂、胶囊注射液、口服液、散剂等各种剂型的治疗中风的中成药及现代制剂。同时提出要重视中风先兆、重视预防、重视脑保护、反对脑卒中不可治的悲观论、正确应用某些特殊治疗、高度重视急性期的康复治疗等观点，并将这部分资料编写成《古今名家中风验方赏析》一书，于2008年由人民军医出版社出版发行。2016年，由他主持的“加味补阳还五汤治疗中风（中经络）临床观察”科研课题被山西省卫生和计划生育委员会立项。

八、开展体检干预未病

1998 年，贾文魁晋升副主任中医师，次年 6 月担任洪洞县中医院院长。从那时起，他就把卫生下乡列入了医院的工作日程。他亲自带队开展了每周一次的“走出医院，卫生下乡；深入基层，服务群众”的下乡义诊活动，抽调医院各科室业务骨干组成医疗服务队，分赴洪洞县的边远地区进行巡回医疗。一直到他 2007 年调离，下乡义诊活动持续了近 8 年。在诊治疾病的同时，医务人员自觉地给村民进行了健康检查，当时就凭医生视、触、叩、听的检查手段，查出的疾病即不在少数。另外，在临床工作中他们遇到或听到的因患者事先没有特殊不适而耽误了诊治的例子也不胜枚举。因此，在群众中广泛开展身体健康检查的工作已刻不容缓，于是在贾文魁的头脑中便有了系统开展健康体检工作的念头。

2002 年初，他率先在洪洞县卫生系统开展健康体检工作，当时起了个名字叫“健康检查套餐”，提出的口号是“健康新概念，定期做体检”。在县委、县政府、县老干部局及县卫生局等领导的关心支持下，首先对全县 500 余名离休干部进行了检查，并借此在全县人群中广泛开展起来。根据不同人群的身体状况，选择不同的检查项目，专人导诊，全程服务，专家审查检查结果，人人建立健康档案，并根据检查结果为受检者制定合理的保健方案及疾病的干预和防治措施。“健康检查套餐”活动的开展得到社会及行业的广泛认可，很快便覆盖全县的各个单位及农村，同时得到县、地、省卫生行政部门有关领导的好评，其他兄弟县市的医疗单位也纷纷前来学习取经。不久之后，医院又开始组建亚健康调治（治未病）中心，把中医“治未病”的思想运用于“亚健康”状态的调治管理中。

离开洪洞之后，贾文魁对之前的健康体检工作及中医治未病思想进行了细致的梳理和总结，组织人员编写了治未病、促健康的养生书籍《中医养生一本通》。本书从与人们密切相关的吃喝拉撒、衣食住行等“小事”说起，全方位、多角度阐述了有关人体养生保健康复方面的知识，内容包括饮食、睡眠、二便、情志、衣着、体位、锻炼、休息、季节、环境、卫生、婚育、房事、检查、用药、安全、食疗、营养、药膳、理疗、读书、工作、旅游、娱乐等 20 余项，从方方面面、点点滴滴、时时处处去关心、爱护、照顾、帮助需要获得健康的人们，使其焕发生命的活力，更好地投入正常的生活、学习及工作。

2012 年山西省中西医结合医院预防保健（治未病）科被国家中医药管理局列为“十二五”重点专科培育项目，贾文魁担任医院本专科学科带头人，多次参加国家中医药管理局召开的相关会议，参与讨论相关亚健康状态的中医干预方案。同时兼任中华中医药学会养生康复分会常务委员、中医体质分会委员，中国中西医结合学会养生康复分会委员，山西省中西医结合学会老年医学专业委员会常务委员，山西省医院协会康复管理专业委员会副主任委员。重点开展中医药调治慢性失眠不寐的临床研究，负责组建失眠不寐专科，主持制定山西省中西医结合医院“亚健康态入睡延迟中医预防保健管理方案”，针对亚健康失眠状态人群以入睡延迟为主要症状者进行研究，从促进睡眠的生活方式和环境因素等方面对亚健康人群进行睡眠卫生习惯教育，帮助亚健康人群形成正确的健康睡眠模式，通过足浴法、穴位贴敷法、耳穴疗法、经络测评疗法、药枕法等，为失眠患者解除病痛。同时在省、市报刊连载《史说失眠》《戏说睡眠》《诗说失眠》《失眠从郁论治》《常用安神中药》《中医治疗失眠验方介绍》《关注睡眠关注健康》《中西结合说养生》等科普文章。

九、弘扬光大中医文化

贾文魁自1993年担任洪洞县中医院副院长、1999年接任院长，及至担任山西省中西医结合医院院长助理、副院长等职，一直把弘扬光大中医药文化作为自己工作内容的一部分。在洪洞县中医院担任院长期间，他提出了“以患者为中心，以服务为宗旨，以质量为要求，以学习为方法，以安全为保障，以效益为指标，以形象为生命，以技术为桥梁，以沟通为纽带，以满意为目的”的工作方针；“培养一批学科人才，添置一批先进设备，开设一批专病专科”的发展思路；“中西结合以探求最佳的治疗效果，合理施治以减少药物的毒副作用，规范行为以减轻患者的身心负担，温馨服务以构建和谐的医患关系，不断学习以提高员工的技术水平，努力工作以保障人民的身体健康”的工作目标；以及“以人为本，倡导医院文化，转变工作理念，促进医院发展”的管理模式。他坚持以患者为中心，规范和引导医务人员的自主行为，树立“员工以院为家”的主人翁精神和提倡“集体荣誉高于一切”的医院团队精神，把建设优美的医院环境文化，建设优秀的人道主义文化，建设先进的科学技术文化，建设超前的医院营销文化和建设良好的团队形象文化，作为医院整体工作的一条主线来抓。他先后在《山西卫生报》《山西日报》《中医药信息报》《中医药管理杂志》发表《我国古代的医院管理》《基层中医院开展急症工作的初步设想》《关于中医病名的弃取及其他问题的忧思》《合理应用辅检手段》《莫要搞药海战术》《严厉打击非法行医》《提高员工素质是现代管理的第一要务》等文章。

2007年，山西中医学院以“引进人才”将贾文魁调入山西中医学院中西医结合医院（山西省中西医结合医院），时任山西省政协副主席、山西中医学院院长的周然教授亲自过问其调动手续、餐饮住宿及工作安排等事宜，嘘寒问暖，事无巨细，关怀备至！进入新的岗位之后，贾文魁又提出了发展中医以打造医院的“人气”，强化西医以凝聚医院的“原气”，发扬铁路半军事化的作风以改善医院的“风气”，提升综合服务水平以彰显医院的“大气”的发展建议。在医院文化建设方面，他提出把医院文化建设与医院整体工作结合起来，使中医药文化底蕴积淀于医院整体文化建设之中，中医药文化教育贯穿于在职继续教育之中，中医药文化内涵融入于医院规章制度及行为规范之中，中医正确的医德观存在于医德医风教育之中，中医药文化修养潜移默化于工作人员的言行之中，中医药科技工作领先于医院的学术活动之中，中医的治未病思想及预防保健知识宣传于墙报、专栏之中，常见中草药植根于医院的绿化、美化之中，从而全面彰显中西医结合医院的特色。同时在《山西中医》《健康报》《中国中医药报》等刊物发表《和谐创新谋发展》《发展中医要从娃娃抓起》《让孩子了解中医》《中医医院文化应辨证论建》《不应画地为牢》《有此好政策中医定发达》《少一些怀旧情结多一点务实精神》《发展中医药有助构建和谐社会》《基层中医院如何彰显中医药特色》《盼中医药知识早日列入九年义务教育》等文章。提出“发展中医助力建设健康中国、发展中医助推构建和谐社会、发展中医助建和谐医患关系、发展中医助倡以人为本思想、发展中医助兴健康文明之风、发展中医助构人与自然共处、发展中医助升全民健康水平”及“中医药学是精准医学的雏形”等理念。

莅任不久，时值国家中医药管理局及有关部门为认真落实吴仪副总理在2007年全国中医药工作会议上的重要讲话精神，紧紧抓住中医药发展的良好机遇，深入广泛地开展中医药科普宣传，为中医药发展营造良好的社会环境，启动了以“传承中医国粹、传播优秀文化、共享健康和谐”为主题的“中医中药中国行”活动。9月2日，“中医中药中国行·山西行”活动在太原滨河体育广场举行，贾文魁作为专家组成员参加了活动的启动仪式及现场义诊，其后又分赴柴村、阳泉、大寨、大同等地进行宣讲及义诊，每天接诊五六十人次，受到了当地群众的广泛好评。《中国中医药报》报道了全国人大代表郭凤莲同志于工作之余接见了参加大寨宣教义诊活动的专家及工作人员。

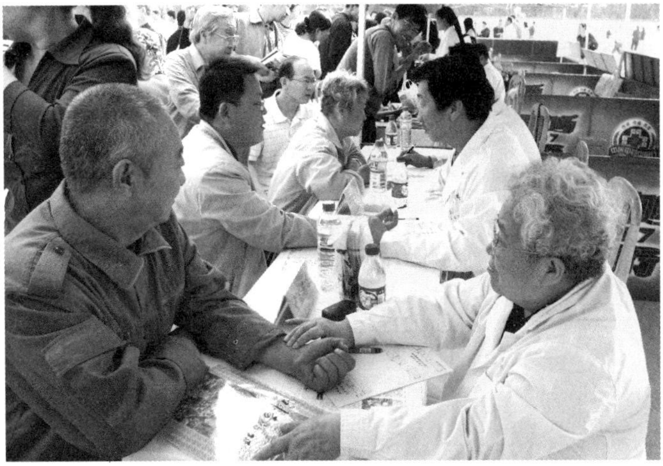

2007 年 9 月“中医中药中国行·山西行”

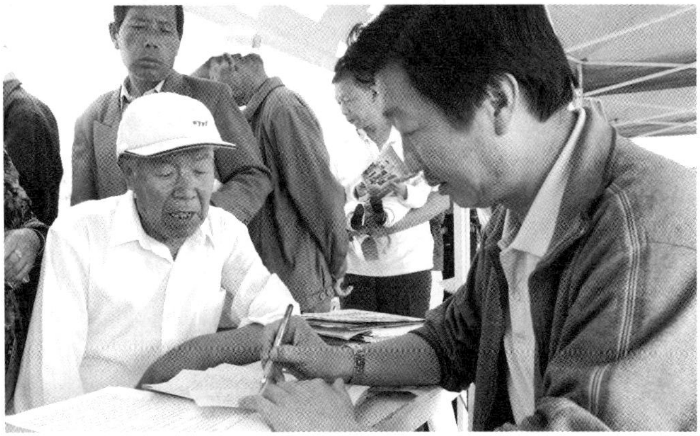

贾文魁教授在大寨义诊现场

十、致力中西互学互用

贾文魁调入洪洞县中医院工作后，鉴于当时医院工作人员以中医为主、西医基础整体偏差的现实，主动承担起医院的西医知识培训任务。晚上自学，白天讲学，先后开展了心电图、心肺复苏、重症监护、临床常见病的西医诊断及鉴别诊断、经颅多普勒知识问答等专题培训，同时规范医院的各项核心制度及内科常见病中西医诊疗常规。1999年担任院长后，又与临汾市人民医院达成协议，每周请市医院各科室的专家学者来医院深入各科进行教学查房及学术讲座，这项活动持续了多年，医院各级各类人员的西医基本知识得到全面普及，医院综合诊治疾病的能力得到显著提高，当地群众普遍认为中医院只能看慢病的观念得到明显改观。

2003年，非典疫情肆虐全国，抗疫形势异常严峻，贾文魁身体力行，身先士卒，带领全院职工共同应对，并利用业余时间编写了《中西名医论非典》及《中医治疗肺炎170方》（内部资料），发送至全县医疗机构学习参考，为抗击非典做出了自己应尽的努力。2003年底晋升主任中医师。

在院内普及西医知识的同时，贾文魁更注重挖掘、整理、总结、推广医院名老中医的学术经验，在“突出中医特色，发挥中医优势，大力发展中医药事业”方面常抓不懈。为了体现中医临床“能中不西，先中后西”的原则，1996年，他整理编写了《中医临床推荐用药》（内部资料），该手册所载179种药品，含心脑血管病用药38种，感染性疾病用药15种，外感病用药7种，咳喘病用药11种，肝胆胃肠病用药25种，糖尿病及肥胖症用药 5 种，骨关节病用药及消肿止痛药 22 种，五官科疾病用药 10 种，妇科病用药 12 种，儿科病用药 5 种，皮肤病用药 3 种，安神类药 4 种，补益类药 17 种，其他 5 种，另附 1995 年全国中医医院急诊科（室）必备中成药目录 37 种，以供临床医生参考。1998 年又编写《新药手册》(内部资料)。1999 年，他牵头组织成立了医院的中医工作专家组并亲任组长，聘请孔祝三、杨高明、巩留虎等名老中医为首席专家，开展院内疑难病症的中医查房及治疗工作，还组织院内中青年中医骨干每周召开全院的学术讲座，互相学习交流中医临证心得，使许多中青年中医脱颖而出。自 1999 年 10 月起由院内中级职称及以上医师主讲常用中医药知识，先后讲课 300 余期，全院职工积极参与。通过中医药知识培训，使全院职工的理论知识水平、临床实践能力得到新的提高。

为了能让更多的临床医生学习到孔老的临证经验，2006 年 11 月初，贾文魁组织开展了孔祝三先生学术经验传承活动。孔老以 86 岁高龄，不辞劳苦，在连续五天繁忙的诊务工作之后，利用每周六一个下午的时间，给后学讲授他的治学心得及临证经验，使大家受益匪浅！传承活动从 11 月初至 12 月底进行了近 10 场专题讲座，共有 300 多人次的本院医务人员参加。涉及内容有中医古典著作的学习方法，孔老的从医经历，孔老对古方资生汤、通窍活血汤的应用心得，以及治疗感冒、妊娠水肿、妇女痛经等病症的验方 30 多首，另外还介绍了发热、肾病综合征的典型病例 5 ~ 6 个，使广大医务人员对孔老的治学精神、学术造诣和丰富的临床经验有了更进一步的了解。

贾文魁在任期间，坚持中医、西医两手抓，洪洞县中医院的中西医结合工作同步发展，医院综合实力不断增强，医院规模不断扩大，医院收入不断增加，医院信誉度及美誉度不断提高。医院先后开设急诊科、内科、外科、妇产科、儿科、针灸科、肛肠科、骨伤科、按摩推拿科、皮肤科、五官科 11 个临床科室及中风、呼吸、肿瘤、头痛、眩晕、胃肠病、心脑病、糖尿病、骨质增生、风湿病、疼痛症、高血压、内分泌疾病、泌尿科疾病、肾病、新生儿疾病、小儿厌食症、外治理疗 18 个专科及专病门诊，赢得了全县人民的充分信任，被广大群众公推为“最佳县级医院”，荣获“省级文明单位”等荣誉称号。2002 年一举通过省级专家的评审验收，率先跨入全省“二级甲等中医医院”的行列。

中西医结合是我国长期实行的方针，也是我国医疗卫生事业的一项工作方针。国家对中医药的发展十分重视，《中医药发展战略规划纲要（2016—2030 年）》明确了未来 15 年我国中医药发展方向和工作重点，国家有关部门要求“建立完善西医学习中医制度”“鼓励西医学习中医”。山西省中西医结合医院 2005 年划归山西中医学院（现山西中医药大学）管理后，由一所以西医为主的企业综合医院更名为省直中西医结合医院，从此医院“西学中”工作也即列入医院的议事日程。特别是 2009 年以来，全院对此更是常抓不懈。医院先后举办了“西医人员学习中医”培训班及“中医专家传授中医”等系列讲座，开展了“西医主任讲中医”及“临床治疗用中医”等多项活动，贾文魁负责主持编写了《中医药学通俗讲义》及《西学中系

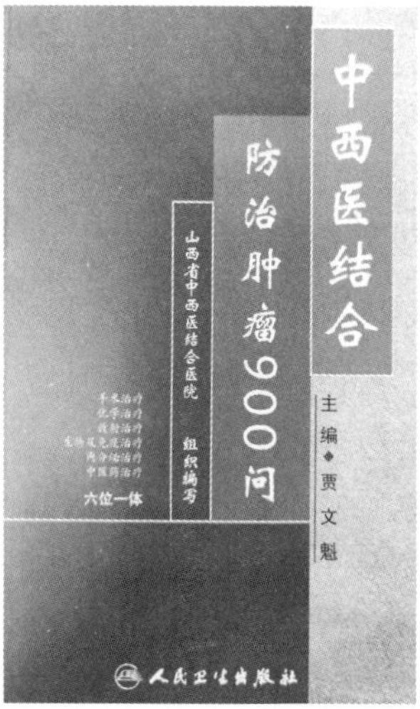

《中西医结合防治肿瘤 900 问》
（2010 年）

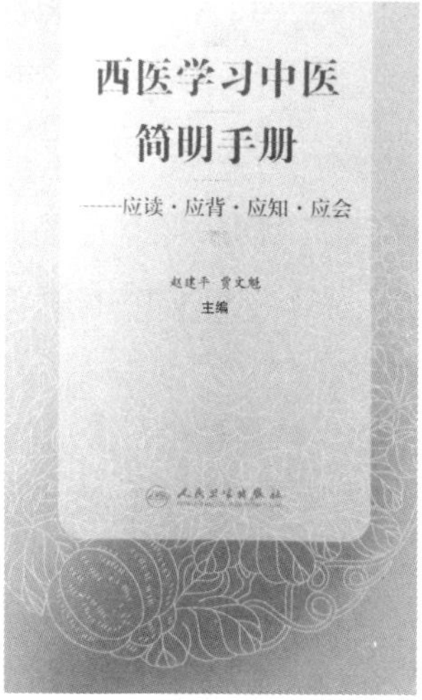

《西医学习中医简明手册》
（2018 年）

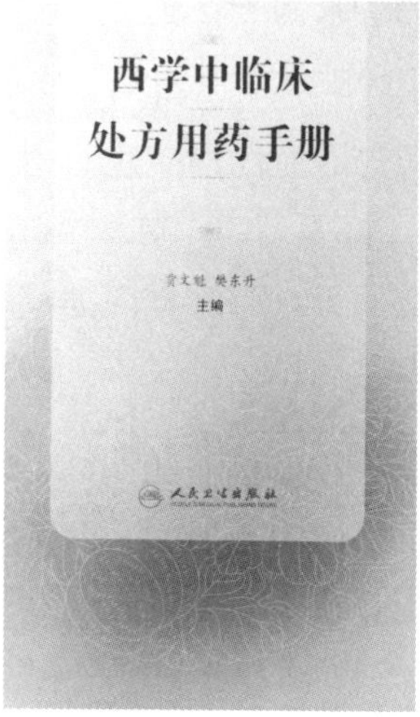

《西学中临床处方用药手册》
（2020 年）

列口袋书》等内部学习资料。全院形成了“学习中医药知识，掌握中医药技术，发挥中医药特色，提供中医药服务”的良好氛围。2010年他编写的《中西医结合防治肿瘤900问》，受到业界及患者的一致好评。

在组织医院有关人员编写了《中医药学通俗讲义》及《西学中系列口袋书》等内部资料之后，贾文魁又想着编写一本西医学习中医的应读、应背、应知、应会手册。这个想法得到了单位领导及人民卫生出版社的支持，于是着手组织医院久经临床的中医骨干及学有所成的硕博人员，开始了《西医学习中医简明手册——应读应背应知应会》的编写工作。经过大家的共同努力，该手册得以顺利付梓，2018年8月由人民卫生出版社出版发行。之后，又组织编写了《西学中临床处方用药手册》，作为西医学习中医从理论向临床过渡的读物，该手册也于2020年4月出版发行。

贾文魁除编写出版上述著作外，独立或与他人合作先后在《新中医》《山西中医》《山西职工医学院学报》《湖南中医药导报》《中国保健》《中医外治杂志》等刊物发表《不同剂量的复方丹参注射液静点治疗中风急症95例疗效观察》《罂粟碱与尼莫地平联用治疗脑血栓形成28例疗效观察》《柴芎牵正汤治疗面神经炎32例》《三花二仙汤治疗更年期综合征37例》《止痛定晕煎治疗痰浊型脑供血不足77例》《中风问答》《中风的发病年龄与病因病机》及《丹参实验研究近况》《丹参针剂外治应用近况》等文章。

2008年“5·12”汶川地震发生后，医院根据上级部门的安排于5月30日接收了32名伤员住院治疗，其中部分患者合并有不同程度的心理障碍，出现应激反应。贾文魁积极参加伤病员的临床救治工作，在心理医生进行心理疏导的同时，他根据古代医家治疗经验，结合临床证候及病因病机，拟定了疏肝理脾、清宣郁热、安神定志的基本方剂：柴胡、黄芩、半夏、党参、远志各12克，炒栀子9克，淡豆豉7克，茯神、炒酸枣仁各18克，石菖蒲、龙齿、夜交藤各24克，琥珀4克，灯心草、甘草各6克，生姜3片，大枣4枚，每日1剂，水煎，分2次服，取得很好的疗效。如患者李某，男，82岁，农民，四川省都江堰蒲阳镇人。12岁时因外伤致右下肢截肢，2008年5月12日砸伤左下肢，出现小腿疼痛、畸形及活动受限，在成都市某医院拍X线片示“左胫腓骨粉碎骨折”，5月22日行左侧胫腓骨外固定架固定术，并予抗炎、止血及对症治疗后于5月30日转入我院。入院检查：体温37.2℃，脉搏84次/分，血压150/90mmHg，心、肺、腹部未见明显阳性体征。心电图检查结果示：窦性心动过速，左心室肥厚伴劳损，偶发房性早搏。患者入院后精神萎靡，情绪低落，郁郁寡欢，食少纳差，头晕头痛，夜眠差，闭眼则仿佛室内有人走动，舌尖略红、苔白微腻，脉弦略数。证属暴受惊恐，心神被扰，忧思气结，肝郁气滞，且有肝木乘脾、气郁化火之象。拟舒肝解郁、清心除烦、安神定志之方，药用：柴胡、黄芩、半夏、党参、远志各12克，豆豉7克，栀子（炒）、石菖蒲各9克，夜交藤、龙齿（先煎）各24克，茯神、酸枣仁各18克，琥珀（研冲）4克，灯心草、甘草各6克，生姜3片，大枣4枚。每日1剂，水煎服。服7剂，诸症减轻。续服14剂，症状基本消除。

贾文魁认为，人在遭受突发性、威胁性或灾难性生活事件的袭击后，

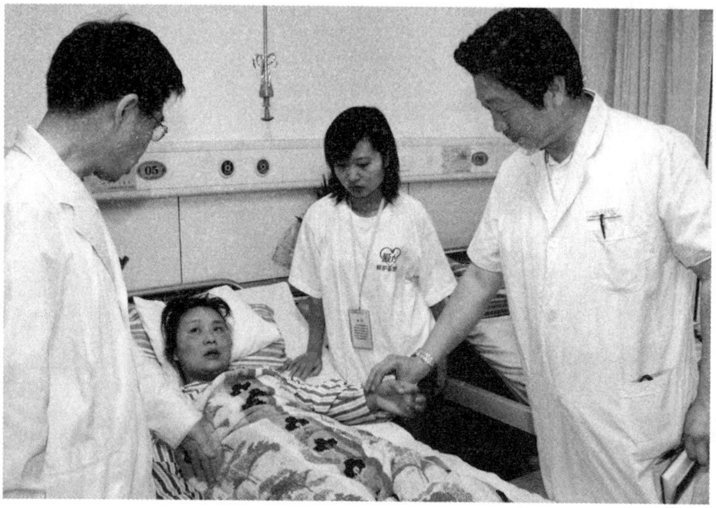

贾文魁教授诊治汶川大地震中受伤患者

可出现一系列的应激反应，如恐惧、担心、内疚、愤怒、思念、强迫性的重复回忆，以及心悸、失眠、噩梦、易惊醒、颤抖、呼吸困难、咽喉和胸部有窒塞感、头晕眼花、记忆力减退，或悲伤、情绪低落、麻木、冷漠、失望、心里空虚、疲倦、食欲减退等。中医讲心主神明，肺主呼吸，肝主疏泄，脾主运化。五志过极，心神被扰，心主神志的功能异常，则出现心悸、怔忡、失眠、多梦、神志不宁，或健忘、反应迟钝、精神萎靡等；悲忧伤肺，肺气不足，则出现呼吸困难、咽喉及胸部有窒塞感；情志不畅，肝气郁结，肝的疏泄功能减退，则见胸胁少腹胀痛不适、情绪低落、心情抑郁；肝气升泄太过则急躁易怒、口苦、头晕；肝木乘脾土则见呕逆嗳气、脘腹胀满、腹痛腹泻；木不疏土则食欲减退、纳谷不化。老人、妇女、儿童是创伤后出现应激反应的易感人群。因这部分人群的生理特点及素多心脾两虚或心胆气虚，在灾难性事件中容易发生上述诸症。故宋代医家严用和在《济生方）中说"或因事有所大惊，或闻虚响，或见异相，登高涉险，惊忤心神，气与涎郁，遂使惊悸。惊悸不已，变生诸证，或短气悸乏，体倦自汗，四肢浮肿，饮食无味，心虚烦闷，坐卧不安"，认为是"心虚胆怯之所致也"。方中以小柴胡汤和解少阳，疏畅气机；栀子豉汤清宣郁热；安神定志丸益气镇惊，安神定志；酸枣仁汤养血安神；更加琥珀助安神定志丸镇惊安神，夜交藤助酸枣仁汤养心安神，灯心草助栀子豉汤清心除烦。

2009 年甲型 H1N1 流感流行期间，根据卫生部和省卫生厅发布的中医药防治 H1N1 流感病毒的方案，贾文魁带头研制出院内的抗病毒防疫香囊、口服液及袋泡茶等，并组织人员加班加点，制作出抗病毒防疫香囊 5 万余袋，抗病毒口服液 3 万余袋，抗病毒袋泡茶 2 万余袋。经过医院研究决定，将以上防甲流药品免费发放给出租车司机、交警、教师、一线铁路职工、民工、社区居民和本院职工等易感人群，受到广大群众的欢迎，为防治甲流做出了贡献，取得了良好的社会效益。

2019 年岁末新型冠状病毒肺炎肆虐，作为医院分管医疗的副院长，贾文魁责无旁贷地积极投入疫情防控工作。其间他又研制出预防疫情传播的“防疫香贴”，发给院内及一线的抗疫医护人员。他还指导学生撰写《风邪与疫病关系探讨》《自然地理环境与新型冠状病毒肺炎发病的相关性探讨》《试论大风苛毒与六淫暨疫气的异同及临床意义》等论文，先后被《光明中医》《中医药临床杂志》《亚太传统医药》等杂志收录。

2009年1月，贾文魁调入山西省中西医结合医院的第3年，开始兼任肿瘤血液科名誉主任，从此他的临床研究方向也由原来的以中医防治中风病为主转变为以中医药干预中晚期肿瘤为主。

山西省中西医结合医院肿瘤血液科成立于2002年，现有床位42张，主任医师（教授、硕士生导师）3人、副主任医师（副教授）6人、主治医师3人、博士1人、硕士2人，副主任护师1人，主管护师1人，护士13人，物理师1人、放疗技师3人。配备有直线加速器、模拟定位机、三维适形放疗系统及适形调强治疗系统，体外高频热疗机、胸腹水热灌注治疗机、肿瘤微创射频消融仪，电脑中频经络通治疗仪等先进设备。建科之初的七八年间，在科主任赵桂英的带领下，各方面工作都取得很大的成绩。贾文魁加入团队后，首先虚心向科室西医专家请教放化疗方面的知识，业余时间自学《临床肿瘤内科手册》《癌症的放射治疗使用手册》及《临床CT诊断学》等，并积极开展恶性肿瘤的中西医结合治疗，提出中晚期肿瘤“以人为本，一扶三保；姑息权衡，兼顾本标；人病同治，五脏同调；补攻结合，减毒增效”的治疗原则，制定《中西医结合调治肿瘤“1324”六结合一体化方案》，即“一扶三保二提四消”：扶正气贯彻始终；保胃气以资化源，保睡眠以养精神，保愉悦以畅情志；免疫疗法联合药物治疗以提高机体免疫能力，中药联合西药以提升放化疗引起的骨髓抑制；热疗联合放疗以消减局部癌肿，化疗联合热疗以消灭体内癌细胞，胸腹腔热灌注以消减癌性积液，中西结合止痛以消减癌性疼痛；中医与西医结合，治疗疾病与心理干预结合，内治与外治结合，药物治疗与非药物治疗结合，医疗与护理结合，医护人员与患者及家属结合，全范围治疗、护理、关心、呵护癌症患者。他先后主持、参与了“晚期肿瘤中医异病同治诊治规律及临床疗效评价研究”“薯蓣丸加减方联合化疗治疗晚期非小细胞肺癌的临床研究”“芪蓣颗粒在晚期非小细胞肺癌治疗中的疗效评价”“芪蓣葳蕤汤干预非小细胞肺癌气阴两虚病理体质的临床研究”“外邪侵袭与肺癌发病的相关性研究”等10余项由山西省科技厅、山西省卫生厅、山西中医药大学及院内立项的课题，其中“晚期肿瘤中医异病同治诊治规律及临床疗效评价研究”“薯蓣丸加减方联合化疗治疗晚期非小细胞肺癌的临床研究”经专家鉴定达国际先进水平。他撰写的《中药姑息治疗中晚期肿瘤探讨》《扶阳强壮灸姑息治疗晚期肿瘤探讨》《从瘀论治癌因性疲乏》《血液高凝状态与癌因性疲乏相关性的探讨》及学生整理的《贾文魁主任医师对异病同治治疗肿瘤的认识》《贾文魁教授根据天癸理论诊治泌尿生殖器肿瘤经验探析》《贾文魁教授治疗肺癌经验探析》《贾文魁教授应用“三味药组”治疗噎膈经验撷要》《贾文魁调治胃癌术后经验》《贾文魁治疗癌因性疲劳的经验》《贾文魁从心论治虚劳经验》《贾氏芪术止呕方配合隔姜灸防止化疗所致恶心呕吐的临床观察》《芪蓣葳蕤汤治疗中晚期非小细胞肺癌气阴两虚病理体质的临床疗效》《加减薯蓣丸联合化疗治疗非小细胞肺癌临床观察》《中药辅助化疗治疗非小细胞肺癌疗效观察》《桂枝甘草龙骨牡蛎汤加减治疗肺癌患者失眠的体会》《辨病与辨证治疗恶性肿瘤血液高凝状态的研究现状》《基于中医传承平台探析贾文魁教授治疗食管癌的组方及用药规律》等论文，分别在《山西中医》《山西职工医学院学报》《山西中医药大学学报》《中国民间疗法》《亚太传统医药》《光明中医》《世界中西医结合杂志》《世界最新医学信息文摘》等刊物发表。

2011年，山西省中西医结合医院肿瘤血液科成为“山西省中西医结合重点专科”，2012年成为“国家中医药管理局中医肿瘤专科建设单位”，由贾文魁担任专科学术带头人。2009年以来他还先后担任中国老年医学学会北方慢性病防治分会常务委员，中国中医药研究促进会肿瘤专业委员会常务委员，山西省中医药学会肿瘤专业委员会副主任委员，山西省中西医结合学会肿瘤专业委员会副主任委员，山西省抗癌协会第五届理事会理事。2019 年获中国中医药研究促进会“建国 70 周年暨中西医结合肿瘤学科建设优秀个人奖”。

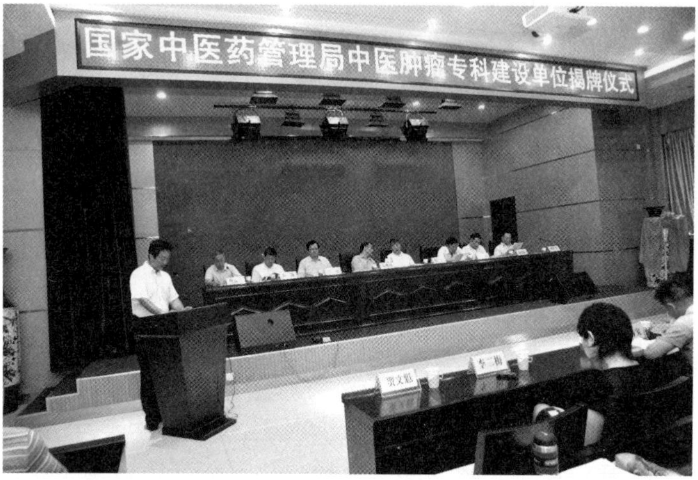

国家中医药管理局中医肿瘤专科建设单位揭牌仪式（2012 年）

第二章

声名鹊起

2017年8月22日，山西省人力资源和社会保障厅、山西省卫生和计划生育委员会做出《关于表彰第二批山西省名中医的决定》(简称《决定》)，《决定》称，“近年来，全省中医药系统广大干部职工紧紧围绕省委省政府振兴中医药事业、建设中医药强省的决策部署，不忘初心、牢记使命，勇于担当、激情工作，在推动中医药强省建设中，涌现出一批医德高尚、医术精湛、行业认可、群众信赖的中医临床专家。为表彰先进，弘扬正气，进一步激励广大中医药工作者的积极性和创造性，省人力资源和社会保障厅、省卫生计生委决定，授予汾阳市中医院主任医师丁继霞等104人‘第二批山西省名中医’荣誉称号。”《决定》要求“全省卫生计生和中医药系统干部职工要以受到表彰的先进个人为榜样，深入贯彻落实省委省政府关于卫生与健康工作的决策部署，树立和弘扬‘大医精诚’的医德医风，保持和发扬中医药特色优势，积极推进中医药继承与创新，为人民群众提供更好的卫生健康服务，大力推进健康山西建设，为加快建设美丽山西做出更大贡献！”

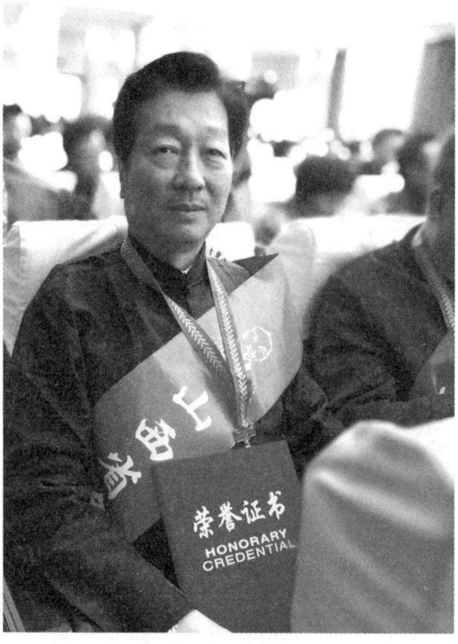

“第二批山西省名中医”贾文魁主任中医师

医德高尚是评选名医的一个主要条件，医德教育是中医传承不可或缺的重要部分。中医医德教育的内容在中医典籍中随处可见。唐代医家孙思邈就曾谆谆教导为医之人：“凡大医治病……不得问其贵贱贫富，长幼妍媸，怨亲善友，华夷愚智，普同一等，皆如至亲之想。亦不得瞻前顾后，自虑吉凶，护惜身命。见彼苦恼，若已有之，深心凄怆。勿避险巇、昼夜、寒暑、饥渴、疲劳，一心赴救，无作功夫形迹之心”“其有患疮痍、下痢，臭秽不可瞻视，人所恶见者，但发惭愧、凄怜、忧恤之意，不得起一念蒂芥之心”“不得于性命之上，率尔自逞俊快，邀射名誉”“又到病家，纵绮罗满目，勿左右顾眄；丝竹凑耳，无得似有所娱；珍馐迭荐，食如无味；醽醁兼陈，看有若无”“夫为医之法，不得多语调笑，谈谑喧哗，道说是非，议论人物，炫耀声名，訾毁诸医，自矜已德”“医人不得恃已所长，专心经略财物……不得以彼富贵，处以珍贵之药，令彼难求，自炫功能。”事无巨细，不厌其烦，苦口婆心，溢于言表！

东汉医家张仲景则批评那些“居世之士，曾不留神医药，精究方术，上以疗君亲之疾，下以救贫贱之厄，中以保身长全，以养其生。但竞逐荣势，企踵权豪，孜孜汲汲，惟名利是务”的不学无术、不务正业、追逐荣华、贪图名利的恶劣行为！

《史记·扁鹊仓公列传》中说（扁鹊）“过邯郸，闻贵妇人，即为带下医；过洛阳，闻周人爱老人，即为耳目痹医；来入咸阳，闻秦人爱小儿，即为小儿医；随俗为变”。一切为了患者，一切从患者需求出发！

医乃仁术。元代王好古在《此事难知》一书的序中说：“盖医之为道，所以续斯人之命，而与天地生生之德不可一朝泯也。”明代裴一中在《言医》序中说：“学不贯古今，识不通天人，才不近仙，心不近佛者，宁耕田织布取衣食耳，断不可作医以误世！医，故神圣之业，非后世读书未成，生计未就择术而居之具也。”陈实功在《外科正宗》中提出“五戒十要”；李中梓在《医宗必读》中强调“不失人情”……如此等等，不一而足！

贾文魁上学期间学到的这些经典名篇至今仍记忆犹新，常常随口背出。而其授业恩师赵明锐先生则把写有明代李中梓《医宗必读·行方智圆心小胆大论》中有关内容的书法作品在其毕业之际送给他留作纪念：“孙思邈祝医云：宅心醇谨，举动安和，言无轻吐，目无乱视，忌心勿起，贪念罔生，

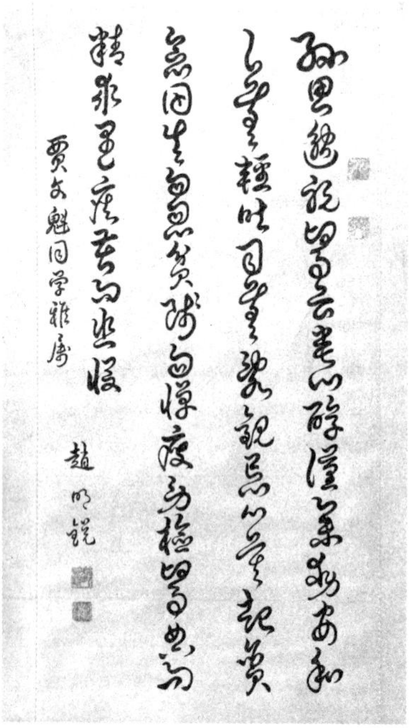

赵明锐先生赠送的书法作品

毋忽贫贱，毋惮疲劳，检医典而精求，遇（对）疾苦而悲悯。”

贾文魁父亲秉性刚烈，恩怨分明，是典型的洪洞赵城人性格，贾文魁自幼很是怵他，同事和朋友也多说他脾气忒大。唯独只有患者，还真没人说他态度不好。不论贾父下乡去田间地头，还是患者找上门来；不论是在医院工作期间，还是退休后开诊所应诊。20 世纪 70 年代初，贾父在一个叫范寨的山庄驻村下乡半年多，每日与村民同吃同住同劳动，有人病了就放下农具看病，没有患者就走进地里干活。一次在村里口对口人工呼吸成功抢救一位心跳呼吸骤停的患者，至今在当地传为美谈！村里的患者找到他家或诊所看病，就如进了亲戚或朋友家一样，毫不见外。贾父对患者都是一视同仁，许多他原来接诊过的患者，后来都与他成了推心置腹的朋友，特别是一些农村的患者，几乎每次进城都要去看看贾大夫，就为与他见个面，说几句话，唠唠家常。而且在贾父调离当地之后的许多年，也还有一些这样的朋友经常于逢年过节之际，像走亲戚一样来他家走走，甚至还要住上几天。

与贾文魁一起工作十几年的名老中医孔祝三，更是一位忠厚长者，无论遇到多大的事情，都是呵呵一笑，从不与人计较。上班期间诊务繁忙，有时到中午一点多才能下班，从不叫苦叫累；如今虽已年逾百岁，但只要有患者找上门来，也从不推诿。孔老高尚的医德在槐乡大地有口皆碑！当地报刊曾多次报道过他的感人事迹。

受父辈及师长高尚的医德医风影响，贾文魁从踏入医院的第一天起就特别注重自己的职业修养。“大医精诚”是他一直奉为圭臬的座右铭，“看病第一”是他自始至终一直坚持在做的事，“对每一个患者都要负责到底”是他常挂在嘴边的一句话。他曾为自己制定了“仁、义、礼、智、信，纯、朴、德、诚、规”的“做人十个字”；“光明磊落，襟怀坦白，肝胆相照，表里如一，开诚布公，是非分明，爱老慈幼，急公好义，吃苦耐劳，顾全大局”的“立身十根本”；“先人后己，爱人以德，谨言慎行，安分守己，克勤克俭，居安思危，豁达大度，宠辱不惊，束身自修，见贤思齐”的“养性十原则”；“谦虚谨慎，戒骄戒躁，发奋图强，精益求精，手不释卷，好学深思，不耻下问，从善如流，博览群书，力争上游”的“治学十标准”；“救死扶伤，扶危济困，兢兢业业，尽职尽责，脚踏实地，争创佳绩，不贪私利，防微杜渐，以德行医，以技救人”的“执业十准绳”；“满腔热忱，真心实意，慈颜悦色，和蔼可亲，温文尔雅，落落大方，不论亲疏，普同一等，以人为本，关怀备至”的“接诊十规矩”；及“仪表得体，举止端庄，服务热情，文明用语，勤看勤问，解释用心，合理用药，为患着想，按时上班，随叫随到”的“上岗十注意”。

洪洞县中医院从建院开始就把医德医风建设作为工作的重中之重，提出明确的“医德医风要求”，由于工作成绩显著，医院曾连续五年被省卫生厅评为“文明中医院”，被地、县有关单位评为“文明卫生红旗单位”“双文明一体化建设先进单位”“思想政治工作先进单位”“双学一创先进集体”，被省精神文明建设指导委员会评为“省级文明单位”。贾文魁上任院长后又在为自己制定的“做人十个字”“立身十根本”“养性十原则”“治学十标准”“执业十准绳”“接诊十规矩”“上岗十注意”的基础上，进一步充实内容，制定为全院的职工行为守则。

医院始终坚持为人民服务为核心，以爱党、爱祖国、爱人民、爱劳动、爱社会主义、爱岗敬业为基本要求，全面开展医德医风建设工作，一直把行风建设当作头等大事来抓。贾文魁曾经反复强调说，行风的好坏，直接影响着医院的生存和发展，行风建设不是抽象空洞的概念，它实实在在影响着医院的形象和效益，医院名声好不好，社会影响力强不强，科室风气正不正，医务人员医德好不好，必然反映到医院和员工的整体素质和服务能力上。贾文魁在洪洞县中医院工作期间，为了加强行业作风建设，不断规范医疗行为，他主持成立院内行风建设领导组，要求院、科两级负责人亲自抓，真正使行风建设工作责任到人，落实到位。为加强全院职工的职业道德教育，他还把每周三定为“医德医风教育日”，认真学习各级卫生行政部门的有关规定，结合实际工作，用身边的事教育身边的人，不断推进党风廉政建设和行业作风建设，不断增强医护工作者的责任感、使命感、荣誉感、紧迫感。医院主动聘请社会各界德高望重的离退休老干部及知名人士为行风监督员，公开接受社会监督和民主评议。同时加强爱岗敬业教育，培养全员敬业精神，先后开展了“爱岗位、树形象”“增强责任、杜绝隐患”“三个一切”“时时、事事、处处为患者着想”“提高我们的素质”“定期考评、择优上岗”等爱岗敬业的教育活动和措施。提出了“以患者为中心，以服务为宗旨，以质量为要求，以学习为方法，以安全为保障，以效益为指标，以形象为生命，以技术为桥梁，以沟通为纽带，以满意为目的”的工作方针，进一步加大爱岗敬业的教育力度。在公开向社会承诺服务的基础上，他还提出“倡廉洁行风、褒天使形象、让群众放心、让患者满意”的倡议，从服务态度、服务质量等方面对自己及全院职工不断提出新的要求。

由于贾文魁在工作中的突出表现，1999 年被洪洞县卫生局授予“赵雪芳式的白衣战士”称号，2001 年被洪洞县委、县政府授予“先进工作者”称号，2002 年被临汾市卫生局授予“十佳学科带头人”称号，2003 年被中共洪洞县委组织部、洪洞报社评为“洪洞县年度人物”，洪洞县劳动竞赛委员会为其荣记“二等功”，2004 年被中共洪洞县委、县政府授予“特级劳动模范”称号，被中共临汾市委、市政府授予“优秀人才”称号，2005 年被山西省卫生厅授予“2004 年度卫生系统先进个人”称号，2005 年及 2006 年被政协洪洞县委员会授予“模范委员”称号。

2007 年贾文魁受聘为“山西省非物质文化遗产评审专家”，2008 年被山西省中西医结合医院评为“抗震救灾优秀共产党员”及“抗震救灾先进个人”，2009年被山西省卫生厅授予“中医中药中国行·山西行活动先进个人”称号，被中华医学会老年医学分会、中华老年医学杂志社、中国北方老年医学研究协会、黑龙江省老年医学研究会联合授予“中华老年医学首席中青年知名专家”称号，同年受聘为山西中医学院“中医临床基础学科硕士研究生导师”，2010年被山西省中西医结合医院评为“第一批名医”，2011年被中共山西中医学院委员会评为“开展创建先进基层党组织、争当优秀共产党员活动医护工作党员标兵”，2012年成为医院“老中医药专家学术经验继承指导老师”，2013年被山西省中西医结合医院评为“科技创新先进个人”，2014年被聘为“山西中医学院傅山学院实验班本科生导师”，2015年参加山西晚报社、中华国医药文化合作组织主办的“寻访山西好中医”活动，同年受聘为山西中医学院“专业型硕士导师”及“师承导师”，2017年被山西省人力资源和社会保障厅、山西省卫生和计划生育委员会授予“山西省名中医”荣誉称号，2018年被山西省卫生和计划生育委员会确定为“首批山西省老中医药专家学术经验继承工作指导老师”，2019年被山西中医药大学聘为“国医传承教育师资库导师”，中国中医药研究促进会为其颁发“建国七十周年暨中西医结合肿瘤学科建设优秀个人奖”。

当地报刊及电视电台多次报道过贾文魁的事迹（刘全保、刘慧．心血的结晶．洪洞报，2000年4月19日第3版；袁焕来．大槐树故里的医坛奇葩．山西健康报，2000年5月3日第8版；高红霞．科学管理结硕果　开拓进取谱新篇．洪洞报，2001年12月15日第3版；张莲花．杏林耕耘孺子牛．洪洞报，2004年7月15日第3版；冯战利．贾文魁的人生格言．临汾日报，2005年7月7日第3版；冯战利．百万言著作诠释人生诺言．健康生活报，2005年9月17日C3版；临汾市优秀人才风采录．临汾日报，2005年11月22日第2版；和谐创新谋发展．山西中医，2007年第2期封底；孙茹．患者进了医院就要负责到底．山西青年报，2010年2月12日第3版；关爱生命　关注健康——山西省中西医结合医院贾文魁教授专访．山西日报，2013年10月

24日D3版)。

贾文魁从事中医临床诊疗工作30余年，临证力倡“生命在于健康，健康在于平衡”的观点，重视燮理阴阳、调和气血、扶正祛邪、补偏救弊等“平衡疗法”的应用，治疗诸多疑难杂症如中晚期肿瘤、中风后遗症、冠心病及糖尿病并发症、慢性失眠等，多从“肾虚血瘀”立论；治疗常见病、多发病重视“肺主治节”的生理功能。临证处方擅用三味药组之经验配伍。先后主持和参与“晚期肿瘤中医异病同治证治规律及临床疗效评价研究”“薯蓣丸加减治疗晚期肺癌的临床观察”“薯蓣颗粒在晚期非小细胞肺癌治疗中的疗效评价”“芪蓣葳蕤汤治疗中晚期非小细胞肺癌气阴两虚的临床研究”“六淫致病与肺癌关系研究”“基于中医体质学说下非药物治疗空腹血糖受损的临床研究”等10余项科研项目，发表论文及科普文章70余篇，主编《古今医家诊治中风经验及发挥》《古今医家中风验方赏析》《中医防治中风300方》《中西医结合防治肿瘤900问》《西医学习中医简明手册》《西学中临床处方用药手册》《中医养生一本通》《健康快乐枕边书》《各科常见病检查套餐》等10余部书籍。先后担任世界中医药学会联合会名医传承工作委员会常务理事，中华中医药学会养生康复分会常务委员、民间特色诊疗技术研究分会常务委员、补肾活血法分会常务委员、中医体质分会委员、内科分会委员，中国中西医结合学会养生康复分会委员，中国老年医学学会北方慢性病防治分会常务委员，中国中医药研究促进会肿瘤专业委员会常务委员、针灸康复分会常务理事，国家中医药管理局医政司胸痹急症协作组山西分组组员；《中华医药杂志》专家编辑委员会常务编委，《中华现代医院管理杂志》专家编辑委员会常务编委，《中国临床医生杂志》第九届编辑委员会编委；山西省中医药学会理事、内科专业委员会常务委员、肿瘤专业委员会副主任委员，山西省中西医结合学会肿瘤专业委员会副主任委员、老年医学专业委员会常务委员、灾害医学专业委员会常务委员，山西省医院协会常务理事、中医医院分会副会长兼秘书长、康复管理专业委员会副主任委员，山西省医院协会医学装备管理分会副会长，山西省医师协会中医医师分会常务委员、临床工程师分会常务委员，山西省抗癌协会第五届理事会理事，山西民间医药特色技术和方药筛选评价中心副主任兼办公室主任。

贾文魁先后当选为中共临汾市第一、二届代表大会代表，中共山西中医学院第三次代表大会代表，洪洞县政协委员，山西省教育家科学家企业家交流协会理事，山西省高等学校创新创业教育指导委员会委员，山西省高级专业技术职务评审委员会评委库成员，省委直接联系的省内专家。

贾文魁获得“山西省名中医”荣誉称号的消息在媒体刊（播）出后，曾有友人吟诗祝贺：“潜沉杏林几十秋，研经习典勤作舟。当年立志为济世，今日赢誉入名流。三指搭腕知枝蔓，七付煎汤除疴愁。前生必得观音化，仁心悬壶不慕侯。”

《国语·周语》说：“其德足以昭其馨香”。“德艺双馨”是形容一个人的德行和技艺都具有良好的声誉，“德才兼备”是说其人既有高尚的思想品质又有熟练的工作能力；“恪尽职守”是说斯人在谨慎认真地做好本职工作，“精益求精”则指在完美的基础上以求更加完美……这既是对获誉者的赞美之词，也是对赢得荣誉者的更高要求。荣誉是对他既往工作的肯定，更是对他以后工作的鞭策——贾文魁如是说。二十年前他赠送同事的这首诗似乎多少也能反映他获奖时的心境：

自愧腹空气少华，欲裁片纸试涂鸦。
曾延高贤问大计，亦邀佳侣征言雅。
学术沟通连四海，信息交流系百家。
但使吾侪齐努力，何愁岐黄不发达。

“块块荒田水和泥，深耕细作走东西。老牛亦解韶光贵，不待扬鞭自奋蹄。”（臧克家《老黄牛》）在中华优秀传统文化里，牛是勤劳、奉献、奋进、力量的象征。习近平总书记在2021年春节团拜会上强调“前进道路上，我们要大力发扬孺子牛、拓荒牛、老黄牛精神，以不怕苦、能吃苦的牛劲牛力，不用扬鞭自奋蹄，继续为中华民族伟大复兴辛勤耕耘、勇往直前，在新时代创造新的历史辉煌！”如今贾文魁已近退休之年，仍坚持在临床、科研、教学等工作的第一线，时刻以一个共产党员的标准严格要求自己，以习总书记倡导的“三牛”精神激励着自己，永远像老黄牛一样全力以赴、攻坚克难，永远保持慎终如始、戒骄戒躁的清醒头脑，永远保持不畏艰险、锐意进取的奋斗韧劲，在新征程上收获着新的成就、新的荣光。

第三章 临证特色

一、“问渠哪得清如许”——病因篇

1. 重视“外邪致癌”的病因病机

任何疾病的产生都是有原因的，临床上不存在没有原因的病症。中医的病因，《内经》中将其分为阴阳两类：“其生于阳者，得之风雨寒暑，其生于阴者，得之饮食居处，阴阳喜怒”；《金匮要略》则列为三条：“一者，经络受邪，入脏腑，为内所因也，二者，四肢九窍，血脉相传，壅塞不通，为外皮肤所中也，三者，房室、金刃、虫兽所伤”；晋代陶弘景归纳为三种：“一为内疾，二为外发，三为它犯”；宋代陈无择则把《金匮要略》“千般疢难，不越三条”之义引申概括为自己的“三因学说”，即：外因、内因和不内外因。外因是指“天之常气”六淫“冒之则先自经络流入，内合于脏腑”；内因是指“人之常性”七情“动之则先自脏腑郁发，外形于肢体”；不内外因是指“饮食饥饱，叫呼伤气，金疮踒折，疰忤附着，畏压缢溺等”。

人体各脏腑组织之间以及人体与外界环境之间时刻处于一个相对的动态平衡状态，处于这个动态平衡中的各个方面，既相对独立又共为一体，既相互对立又相互平衡，既相辅相成、相互促进，又相互制约、相互拮抗，共处于不断地产生矛盾又不断地解决矛盾中。当这种动态平衡因某些原因受到干扰、影响，甚至破坏且不能自行调节得以恢复时，人体就会出现某些不适而形成疾病。内因也好，外因也好，不内外因也好，凡是能够干扰、影响，甚至破坏这种相对平衡状态而引起疾病的因素即称为病因。

在病因及发病学说的指导下，中医也逐渐认识到与现代所称癌症相同、相似或相近的一些病症如“瘤”“癥”“嵒”“岩”“积”及“茧唇”“舌菌”“失荣”“伏梁”“噎膈”“反胃”等的病因及表现。如《灵枢·九针论》说：“四时八风之客于经络之中，为瘤病者也。”《灵枢·百病始生》说：“积之始生，得寒乃生。”《灵枢·五变》说：“人之善病肠中积聚者……则肠胃恶，恶则邪气留之，积聚乃伤；肠胃之间，寒温不次，邪气稍至，蓄积留止，大聚乃起。”《灵枢·刺节真邪》说：“已有所结，气归之，津液留之，邪气中之，凝结日以易甚，连以聚居。”《素问·通评虚实论》说：“隔塞闭绝，上下不通，则暴忧之病也。”《素问·玉机真脏论》说：“大骨枯槁，大肉陷下，胸中气满，喘息不便，内痛引肩项，身热，脱肉破䐃”。《难经》说：“气之所积名曰积，气之所聚名曰聚，故积者五脏所生，聚者六腑所成也。积者，阴气也，其始发有常处，其痛不离其部，上下有所始终，左右有所穷处。聚者，阳气也，其始发无根本，上下无所留止，其痛无常处，谓之聚”；“脾之积，名曰痞气，在胃脘，腹大如盘，久不愈，令人四肢不收，发黄疸，饮食不为肌肤。”《金匮要略》说：“脉弦者，虚也，胃气无余，朝食暮吐，名曰胃反。”《肘后备急方》说：“腹中有物如石，痛如刺，昼夜啼呼，不治之百日死”；“凡癥坚之起，多以渐生，如有卒觉，使牢大，自难治也”；“腹中癥有结积，便害饮食，转羸瘦。”《诸病源候论》说：“积聚者，脏腑之病也……虚劳之人，阴阳伤损，血气凝涩，不能宣通经络，故积聚于内也”；“肝积，脉弦而细，两胁下痛”；“气水饮停滞积聚成痞，因热气相搏，则郁蒸不散，故胁下满痛，而身发黄。”《千金要方》说：“食膈者，食无多少，惟胸中苦塞常痛，不得喘息。”《圣济总录》说：“瘤之为义，留滞而不去也。气血……郁结壅塞，则乘虚投隙，瘤所以生。初为小核，寖以长大。若杯盂然”；“积气在腹中，久不差，牢固推之不易者，癥也……按之其状如杯盘牢结，久不已，令人身瘦而腹大，至死不消。”《济生方》说：噎膈“其为病也，令人胸膈痞闷，呕逆噎塞，妨碍饮食，胸痛彻背，或胁下支满，或心忡喜忘，咽噎气不舒。”《重订严氏济生方》说：“夫积者，伤滞也，伤滞之久，停留不化，则成积矣。”《仁斋直指附遗方论》说：“癌者，上高下深，岩穴之状，颗颗累垂。”《格致余论》说：“忧怒郁闷，朝夕积累，脾气消阻，肝气横逆，遂成隐核，如大棋子，不痛不痒，数十年后方疮陷，名曰乳岩。”《卫生宝鉴》说：“凡人脾胃虚弱或饮食过常或生冷过度，不能克化，致成积聚结块。”《疮疡经验全书》说：唇茧“始起一小瘤如豆大，或再生之，渐渐肿大，合而为一，约有寸厚，或翻花如杨梅，如疙瘩，如灵芝，如菌，形状不一。”《澹寮集验方》说：“盖五积者，因怒忧思七情之气，以伤五脏，遇传克不行而成病也。”《医贯》说：“朝食暮吐，暮食朝吐，或一两时吐，或积至一日一夜，腹中胀闷，不可忍而复吐，原物酸臭不化，此已入胃而反出，故曰反胃。”《医宗必读》说：“积之成也，正气不足，而后邪气踞之”；“反胃噎膈总是……气血亏损，复因悲思忧恚，则脾胃受伤，血液渐耗，郁气生痰，痰则塞而不通，气则上而不下，妨碍道路，饮食难进，噎膈所由成也。”《景岳全书》说：“噎膈者，隔塞不通，食不能下，故曰噎膈……少年少见此证，而惟中衰耗伤者多有之”；“积者，积垒之谓，由渐而成者也……诸有形者，或以饮食之滞，或以脓血之留，凡汁沫凝聚遂成癥块，皆积之类”；“不知饮食之滞，非寒未必成积，而风寒之邪非食未必成形。故必以食遇寒，以寒遇食，或表邪未清，过于饮食，邪食相搏，而积始成矣”；“癥积……初起甚微，人多不觉，及其既久，则根深蒂固而药饵难及。”《医学统旨》说：“酒面炙煿，黏滑难化之物，滞于中宫，损伤肠胃，渐成痞满吞酸，甚则为噎膈反胃。”《证治汇补》说：“噎膈，反胃之渐也。”《外科启玄》说：癌发是“四十岁以上，血亏气衰，厚味过多所生。”《外科正宗》说：“茧唇因过食煎炒炙煿，又兼思虑暴急，痰随火行，留注于唇”；乳岩是“忧郁伤肝，思虑伤脾，积想在心，所愿不得，致经络痞涩，聚结成核”；“失荣者……其患多生肩之已上，初起微肿，皮色不变，日久渐大，坚硬如石，按之不动，半载一年，方生阴痛。”《外科大成》说：“肛门内外如竹节锁紧，形如海蜇，里急后重，便粪细而带扁，时流臭水。”《疡科心得集》说：“失荣者……如树木之失于荣华，枝枯皮焦，故名也。生于耳前后及项间，初起形如栗子……按之硬石无情，推之不肯移动，如钉着肌肉者是也……渐渐加大，后遂隐隐疼痛，痛着肌骨……形如湖石，凹进凸出……痛甚彻心。”《医宗金鉴》说：“贲门干枯，则纳入水谷之道路狭隘，故食不能下，为噎塞也；幽门干枯，则放出腐化之道路狭隘，故食入反出为翻胃也”；失荣证“其证初起，状如痰核……皮色如常，日渐长大……日久难愈……努肉高突，形似翻花瘤症。”《张氏医通》说：“好热之人，多患膈症。”《医林改错》说：“肚腹结块，必有形之血。”《血证论》说：“脏毒者，肛门肿硬，疼痛流血。”

通过温习经典著述我们大致可以得出如下两个结论：一是上述各家对此类疾病表现的描述有许多与现在所称的癌症相类同的地方，如积、积聚、膈、膈塞、噎膈、膈症、胃反、反胃、癥、癥积、瘤、癌、结积、结块、肝积、乳岩、唇茧、失荣等，不一而足。现在有关癌症的诊断除了患者的陈述及医生的体格检查所见外，主要依靠辅助检查所得的结果。二是该病形成的原因有内因与外因之分，内因有“暴忧”“忧怒郁闷”“因怒忧思”“悲思忧恚”“思虑暴急”“忧郁伤肝”“思虑伤脾”“积想在心”“所愿不得”“胃气无余”“中衰耗伤”“脾胃虚弱”“虚劳”“阴阳伤损”“正气不足”“气血亏损”“血亏气衰”等；外因则有“邪气”“得寒”“风寒之邪”“气水饮停滞”“热气”“伤滞”“饮食过常或生冷过度”“饮食之滞”“酒面炙煿”“脓血之留”“汁沫凝聚”等。

由此我们又可以得出两个结论：一是肿瘤是人体内产生的，而不是外来的；二是外来致病因素在肿瘤的发生发展过程中是起了重要作用的。外来致病因素即致癌因素，目前已知的致癌因素有致癌食物、空气污染、各种感染、吸烟、饮酒等。致癌食物包括含亚硝基化合物的食物如剩余变质的蔬菜，被大气中多环芳烃如苯并芘污染的食物，被农药、激素、杀虫剂、洗涤剂、消毒剂、防腐剂、添加剂等污染的食物，高脂饮食，熏制食品和盐腌食品，含有黄曲霉毒素的霉变食物等；空气污染包括机动车尾气、锅炉燃煤和扬尘产生的烟雾和PM2.5，烟草烟雾、房屋装修和装饰材料带来的室内空气污染、烹调产生的厨房油烟污染等；各种感染包括人类乳头瘤病毒、乙型肝炎和丙型肝炎病毒、幽门螺杆菌、EB病毒、人类免疫缺陷病毒等致癌性感染。大气中含多环芳烃的机动车尾气、锅炉燃煤和扬尘产生的烟雾和PM2.5，亚硝基化合物及农药、激素、杀虫剂等均具有火、热、燥的属性；油烟及各种易感病毒，高脂饮食、熏制食品、霉变食物及装修装饰材料等具有热、湿的属性；盐腌食品具有寒的属性。风为百病之长，湿、热、火、燥、寒多依附于风，从皮肤肌腠及口鼻而侵犯人体。这些致癌物质作用于人体，往往相兼、混通、杂糅在一起诱发疾病。因此我们推断：癌症是风、湿、热（火）、燥、寒诸毒杂至，合而为病的。

人体正气在与邪气抗争的过程中一般会出现三种情况：一是人体正气充沛，时刻可以杀灭并清除侵袭人体的各种病邪，使人保持正常的健康状态，所谓“正气存内，邪不可干”；二是邪气强盛来势凶猛，人体猝不及防感而发病，如各种急性病、外感病及突发事件；三是人体正气与邪气旗鼓相当，难分胜负，处于胶着、相持状态。实际生活中比较多见的是第三种情况，如果正气战胜了邪气人就恢复了健康，如果邪气战胜了正气则会产生疾病。需要引起我们重视的是，正邪相持日久则正气日益消耗，损而难复，而致癌的邪气则因为种种原因持续存在于我们的日常生活及工作之中，方兴难艾，终致正气不支而成病态。所以在扶助正气的同时，重视“外邪致癌”的病因病机，积极干预防控致病邪气亦具有十分重要的意义。

在癌症防治过程中重视“外邪致癌”积极干预防控外邪的方法有两个：一是主动地“避”，一是积极地“祛”，“避”就是“防”，“祛”就是“控”。《内经》说“虚邪贼风，避之有时”，在强大的自然力面前，人的力量是相对渺小的，既然正邪双方力量对比悬殊，那最好的办法就是躲避、回避、避其锋芒。如面对肆虐年余的新冠病毒，在没有有效的治疗手段之前，最好的方法就是防范——戴口罩、勤洗手、少出行、不聚集、保持社交距离等。对付致癌物质的办法也与此类似，也是“避”，即主动回避、远离致病邪气如远离污染物、保持健康饮食、戒烟戒酒及注意个人卫生、避免感染各种致病微生物等；“避”的另一层含义是使用有效防护物品将人与邪气隔离，如外出戴口罩、性生活带安全套等，避免人为外邪所感。

祛邪也是临床常用的抗癌控癌方法。既然癌症是风、湿、热（火）、燥、寒诸毒杂至，合而为病，那么祛（疏）风、清（泻）热（火）、化（燥）湿及散寒、治燥等就成为祛邪抗癌不可或缺的治疗手段，清热泻火、泻热解毒、清热燥湿、疏风清热、祛风散寒、疏风宣燥、散寒化湿等，或一法独行，或数法并用，许多文献已有高论，兹不狗尾续貂复加赘述。（贾文魁）

2. 风、火（热）、湿邪在肺癌发病中的作用及防治对策

原发性支气管肺癌（简称肺癌）是目前临床中最常见的恶性肿瘤之一，预计到 2025 年，每年会有约 90 万人死于肺癌，且仍有上升趋势。目前现代医学对肺癌的发病机制尚不明确，对其防治仍较被动，中医学在对其病因病机的研究和论治中，多从脏腑功能失调等内在因素入手，而对外邪与肺癌发病关系的探讨较少。我们对多年临床经验总结后，结合现代致癌物研究，提出感受外邪与肿瘤的发生关系密切，尤以风、火（热）、湿邪对肺癌的发病影响最为显著，且会进一步影响肺癌的进展，故从取象比类推断风、火（热）、湿邪在肿瘤发病中的促增殖作用入手，进一步探讨肺癌发病的病因病机，同时用以药测证的方式对其进行阐述，以期更好地为肺癌的预防和治疗提供新思路。

2.1　取象比类推断风、火（热）、湿邪在肿瘤发病中的促增殖作用

“取象比类”法是中医理论的核心思想工具之一，是在“天人合一”的认识基础上，通过对自然界现象与人体生理、病理表象进行类比得出结论。“人身小天地，天地大人身”，天有六气气候，人亦与之相应有类似的六气病理变化，故可“取象比类”。正常的六气一般不会致病，但如果外界环境或气候变化过于急剧，或人体抵抗力下降时，机体不能适应外界环境和气

候的变化，六气就成为致病因素侵袭而导致人体发生疾病，这种情况下的六气就称为“六淫”。风为春季主气，火（热）为夏季主气，湿为长夏主气。春至长夏为各种生物生长的季节，自然界正常的风、热、湿气为生物的生长提供了最基本的条件。如果风、热、湿气过盛，成为淫邪，就会导致生物的异常生长。

2.1.1 风邪致病

“人生于地，悬命于天”，自然精气所化之人，可因风气而生长，亦可因风邪而为病。从风邪性质及致病特点来看，①风邪致病极为广泛，《黄帝内经》有云：“风者，善行而数变。故风者，百病之长也。”风邪在病因中是主要的致病因素。②风性善行而数变，风邪致病常具有病位游走不定、变化快等特点。③风为阳邪，其性轻扬开泄，易袭阳位，易于伤人上部及肌表，如头面部、胸腹等。④风邪常经口鼻或肌表而入，多先犯于肺系，使皮毛腠理开泄，从而引起汗出恶风。此外，湿、热等邪常依附于风而形成风热、风湿等邪共同致病，这一点与现代医学中“炎症细胞因子致病往往是多种细胞因子协同致病”的观点是相似的，不同的炎症细胞因子可以和不同的细胞之间形成复杂的作用和通信网络共同参与疾病的致病过程。

2.1.2 火（热）邪致病

“少火生气，壮火食气”，正常的生气之火，可促进人体之气的生成和运行；而病理之壮火则会使人伤津耗气，损害脏腑功能，六淫之“火（热）之邪”当属其范畴。从火邪性质及致病特点来看，①火为阳邪，其性炎上，病症多见于上部，如头痛、面红、牙龈肿痛等。②火热之邪，其性燔灼，易迫津外泄消灼津液，使人阴津耗伤，故火邪致病，除热象明显外，往往可见口渴喜饮、咽干舌燥等。③火邪易燔灼肝经，劫耗津血，引起肝风内动和血液妄行，或灼伤脉络，引起各种出血病症。④火热之邪入于血分，聚于局部，易腐蚀血肉，发为痈疽疮疡，以及局部红肿热痛。⑤火热与心相通应，心主血脉而藏神，故火热之邪伤人，最易扰乱神明，出现心烦失眠。同时，值得注意的是，两个“火”便是“炎”，即炎症的炎。《说文解字》对炎的解释是“火光上也……炎，火盛阳也”，说明炎是更盛的阳热。现代医学证明，炎症在肿瘤发生发展过程中具有关键作用，参与了恶性肿瘤发生、发展、侵袭、转移的全过程，也被称为肿瘤的第七大生物学特征。

2.1.3　湿邪致病

“天气下降，地气上蒸，二气熏蒸，此即为湿。”土秉湿气，当湿气在正常范围内时，可使湿浸濡土中成为膏润，完成酝酿生化万物的过程。但若湿气淫盛，变为湿邪，则易伤人致病。从湿邪性质及致病特点来看，①湿邪外感多“自口鼻而入”和“自肌表侵入”，故六淫之湿邪侵袭人体必先伤及肺卫。②湿为重浊黏滞之邪，侵入最易阻遏气机，病情表现时起时伏、缠绵难愈。③湿邪具有隐匿性，常于不知不觉中起病，徐而不骤，不易察觉，一旦察觉或暴露，则湿邪往往已久积矣。④湿为阴邪，易损阳气，而肿瘤的发生是一个“阳化气不足，阴成形积聚”的过程，当阳气受损时，阴精无法弥散运动全身，进而停留于机体某处，变成“垃圾阴精”，就形成了肿瘤。

2.2　从外源毒性致癌物的特性探讨肺癌发生的病因病机

目前关于肺癌病因与发病机制的研究，公认的主要观点有：①肺癌的形成与一些外源毒性因素有关，包括吸烟、工业污染、现代生活方式引起的污染等，吸烟是肺癌发病中最主要的危险因素；②肺癌中非小细胞肺癌占了 80%，研究证明，非小细胞属于异质恶性细胞；③分子生物学研究证明，肺癌的形成与特定促癌基因活性增强或抑癌基因活性降低相关；④与其他恶性肿瘤微环境一样，肺癌的形成、进展亦与其微环境相关，具有慢性炎症、缺氧、持续致损、酸性态等，这些病理状态在肺癌的形成与进展中发挥重要作用。

中医认为，肺癌是因虚而得、因虚致实，其发生与正气虚损、邪毒外袭关系密切。古人云“正气存内，邪不可干”，意即正气虚损，脏腑功能失调是肺癌发病的主要基础，“积之所成，正气不足，而后邪气踞之”。如既往慢性肺部疾病，损及肺气；七情内伤，致气机升降失常；过度劳伤，肺之气阴受损等都是肺癌形成的内在原因。邪毒外袭，如长期吸烟，烟毒内蕴稽留肺窍，易耗损肺之阴津，致气血运行失常；环境污染，辐射损伤，内袭娇脏，肺气郁滞，伤精耗气，火热毒邪与瘀互结，形成瘤块；饮食失宜损伤脾胃，水谷精微不布，内聚成痰，贮于肺络，阻滞气血，痰瘀互结，日久成积。综上，肺癌系正气虚损，脏腑功能失调，邪毒侵肺，导致肺气贲郁，津液失于输布，津聚为痰、痰凝气滞、痰瘀毒结于肺脏，日久而成肺积。

中医学对肺癌病因病机的研究多从脏腑功能失调等内在因素入手，而对外邪与肺癌发病关系的探讨较少。外邪入侵，快速且隐匿，癌病的发生与外邪入里、留注脏腑、内蕴癌毒，引动内邪病机转化有着重要的联系，故在对肺癌病因病机的探讨中应注重外邪这一因素。目前已知环境致癌物诱导肺部慢性炎症与肺癌的发生发展之间存在着紧密联系，环境致癌物如砷、镍及苯并芘等暴露可激活 NFAT、NF-κB 等转录因子，调控炎症因子如 TNFα 及 COX-2 等的表达，且这些炎性因子的释放又可正反馈激活转录因子，产生更多的炎性因子，进而形成炎性因子产生回路，构成肺部炎性微环境，从而促进肺癌的发生发展。在已知的致癌物当中，根据各种致癌物的成分及致病特性，如雾霾本质乃雾露兼夹污浊，性湿质浊，阻滞气机，易伤脏气，故可将雾霾等归属于风、湿邪范畴；《说文・卷十上・火部》曰“烟，火气也”，烟草之体为草木，据五行理论，火为木之子，故草木可生火，且烟草是经过燃烧后吸入体内，故烟雾具有火性之燔灼，同时亦有学者提出，电磁辐射乃六淫之属，为火热之邪，先伤皮毛后伤气，故可将烟草、生活燃煤、电磁辐射、烟熏类食物等归属于火（热）邪范畴；豆类、玉米、花生等谷物受潮后，易发生霉变，产生黄曲霉素，故可将霉变食物等归属于湿邪范畴。

鉴于以上事实，我们可以初步认为，自然环境中过于异常的风、火（热）、湿邪经肺作用于人体，导致原癌基因的表达异常，同时肺脏功能受损，从而产生了肺癌。

2.3　以方（药）测证进一步证实风、火（热）、湿邪致肺癌发病的临床事实

为进一步证实风、火（热）、湿邪作用于人体而致肺癌发病的事实，可采取中医传统的以方（药）测证的方法来说明。1975 年 5 月至 2020 年 9 月国内期刊发表的有关中医治疗肺癌的 743 篇文章中，张惠子等认为疏风药在肺癌治疗中可起开通玄府、祛邪外出、宣发郁火、祛痰化瘀、扶助正气、引经报使、搜风解毒、攻坚破积之效，使玄府得通，肺气得以宣发肃降，则气滞得行，痰瘀得散，肺积得消。同时，这类药物亦有抗癌作用，如柴胡的有效成分柴胡皂苷 A 具有抗炎、抗病毒、抗癌的作用；升麻的有效成分三萜皂苷活性化合物可以不同程度地激活人体蛋白酶的活性，诱导癌细胞的凋亡。侯超等研究发现清热药可以通过抑制肿瘤细胞增殖、诱导肿瘤细胞凋亡、调节机体免疫功能、抑制肿瘤新生血管生成等多种途径发挥抗肿瘤功效。冯琪等研究发现白花蛇舌草注射液联合 CP 治疗可以明显降低晚期非小细胞肺癌患者的化疗不良反应，提高生活质量。其机理可能与白花蛇舌草注射液可以降低肿瘤细胞的 VEGF 分泌、上调患者外周血中的 T 细胞含量相关。石秀敏认为炎症的产物——炎症标志物，与肺癌的发生、发展和预后都有密切的联系，而研究证明，清热药抗肿瘤的同时亦可控制和消除肿瘤及其周围的炎症，因此在肿瘤治疗时使用清热药，也是抑制肺癌发展的关键之一。李佩文认为祛湿类药物以化湿健脾、利水渗湿为主要功能，具有消肿、增强细胞聚合力之效，从而使癌细胞脱落的概率减少，可预防癌细胞侵袭和转移。如薏苡仁油在体外能够浓度依赖性和时间依赖性地抑制多种肺癌细胞（人肺腺癌 LAX 细胞、SPC 细胞和人肺鳞癌细胞等）增殖。

综上，可得出这样一个肺癌形成及异常增殖的结论："风、火（热）、湿三气杂至，合生肺癌。"即在肺癌的发生发展过程中，风、火（热）、湿邪结合生成的杂气起了促进肺癌发病的作用。

2.4 通过对外邪致癌的认识进一步指导对肺癌的防治

《素问》谓“邪之所凑，其气必虚”。肺癌的发病是由于机体的正气不足，导致邪毒外侵、壅滞肺脏而成，这与大气污染，物理、生物、化学致癌物、吸烟等因素致肺癌发病，及中医学外邪致癌的论述相吻合。肺为清肃之脏，风、火（热）、湿三气杂至，侵及肺体，伤及肺络，遂成肺积之患。中医药在肺癌的预防即“治未病”方面独具特色。①提倡戒烟，避免火热之邪入侵，这是迄今为止在肺癌预防领域中取得的最大成就。有数据显示，戒烟可使癌前病变发生率从27%降至7%，与目前仍然吸烟的人相比，戒烟10年以上的人，肺癌风险可下降30% ~ 50%。②雾霾天气减少外出并做好防护措施，佩戴口罩、勤洗脸、洗鼻、洗手、漱口等，可防风、湿等邪气侵袭。③外出时做好防晒，备遮阳伞，阻挡紫外线损伤人体，日常生活中避免暴露于有X射线、γ射线等电离辐射之处，可防火热之邪入侵人体。④多吃新鲜的蔬菜，少吃腌制、烟熏类食品，以防湿、热等外邪从口而入。此外，精神状态能影响人体内环境的协调平衡，故能影响发病。精神状态好、情志舒畅的同时，保持起居有时、室内空气新鲜，注意防寒保暖，如此，可防外邪袭肺，做到未病先防。

既然肺癌的发病与风、火（热）、湿等外邪侵袭相关，则其治疗可在辨证论治的基础上，将祛（疏）风、清（泻）热（火）、化（燥）湿作为祛邪抗癌不可或缺的一个治疗手段。临证中，祛（疏）风常用牛蒡子、柴胡、荆芥、桑叶、菊花、刺蒺藜、僵蚕、地龙、全蝎、蜈蚣、露蜂房等；清（泻）热（火）常用白花蛇舌草、猫爪草、白屈菜、三叶青、重楼、山豆根、半枝莲、半边莲、鱼腥草、黄芩、黄连、蒲公英、紫花地丁、败酱草、金银花、夏枯草、连翘、栀子等；化（燥）湿常用薏苡仁、土茯苓、苍术、天南星、半夏、花椒、蟾酥等。贾文魁指出，祛（疏）风、清（泻）热（火）、化（燥）湿之法是为邪实而设，肺癌与其他癌症一样，也是在正虚的基础上外邪侵袭而成，在其发生发展过程中，往往虚实互见、病机复杂、变化多端，因此治疗也必须抓住病变的本质，根据正邪相争所产生的证候及病情的先后缓急，或急治其标，或缓治其本，人病同治，标本兼顾。

现代医家大多认为肺癌的发病涉及虚、痰、瘀、毒等方面，防治主要从扶助正气、化痰散结、活血化瘀、清热解毒等方面入手。本文从“外邪致癌”角度提出新的论点，将中医病因学“风、火（热）、湿邪致病”理论与现代致癌物研究相结合，就肺癌的病因病机提出肺癌发病当责之风、火（热）、湿邪，治疗可从祛（疏）风、清热（火）、化（燥）湿着手，不断探索和完善“风、火（热）、湿邪致病”理论，深入剖析其机制应该作为今后防治肺癌的一个研究方向，以期进一步完善中医药防治肺癌的临床和理论研究工作。（贾文魁口述，曹玮整理）

3. 肿瘤相关性失眠与阴阳的关系

肿瘤相关性失眠，亦称肿瘤相关性睡眠障碍，是在肿瘤患者中发生的睡眠紊乱，与肿瘤的进展息息相关。失眠在肿瘤患者中比较常见，特别是在肺癌、乳腺癌、头颈部肿瘤等患者中发生率极高。临床上，睡眠障碍已经成为肿瘤患者最痛苦的并发症之一，严重影响患者的生活质量。有研究发现，睡眠障碍在肿瘤患者中的发生率远远高于普通人群，其中肿瘤患者失眠的发生率高达 30% ~ 50%，因此如何调治肿瘤相关性失眠也成了肿瘤治疗中不可忽视的一个问题。目前西药治疗失眠有一定的不良反应及依赖性。而中医治疗失眠的历史悠久，具有安全性高、疗效好等优势，并且临床上从阴阳论治肿瘤相关性失眠取得了较好的疗效。

3.1 失眠和阴阳的关系

失眠在祖国医学中属于“不寐”的范畴，又称“目不瞑”“不得眠”。早在《黄帝内经》中就指出：“阳气尽阴气盛则目瞑，阴气尽阳气盛则寤矣。”《黄帝内经》中还将失眠的病机归为卫气运行失常、阳明气逆、水气上逆、火热扰心、邪气内扰、气血虚衰、五脏精伤等，而其最基本的病机是由于阳气不入于阴所致，即机体阴气虚弱不能纳阳或者阳气亢盛不能入阴，正如《灵枢·大惑论》记载：“夫卫气者，昼常行于阳，夜行于阴。故阳气尽则卧，阴气尽则寤。”《类证治裁·不寐》中也谈及“阳气自动而之静，则寐。阴气自静而之动，则寤。不寐者病在阳不交阴”。这些都明确地指出了睡眠和阴阳的盛衰息息相关。人体正常的睡眠状态在于阴阳平衡，如果阴阳二气平衡状态出现失调，就会导致失眠。

3.2 肿瘤和阴阳的关系

祖国医学认为，机体的阴阳失调是疾病出现及发展的根本原因。失眠和恶性肿瘤也不例外。肿瘤的出现是由于机体阴阳失衡，正气渐虚，外邪乘虚而入，导致气结、痰凝、血瘀、热毒阻滞。《黄帝内经》曰：“阴成形，阳化气。”张景岳也指出：“阳动而散，故化气；阴静而凝，故成形。”《诸病源候论·积聚候》亦论及：“积聚者，由阴阳不和，脏腑虚弱，受之风邪，搏于脏腑之气所为也。”对于晚期的肿瘤患者，体内瘤毒漫布，机体正气虚衰而邪气亢盛，出现阴阳严重失衡，人体全身机能日渐虚衰。因此，调整阴阳，补其不足，泻其有余，恢复阴阳的相对平衡，是临床上治疗肿瘤相关性疾病的基本原则。

3.3 肿瘤相关性失眠的治疗离不开调和阴阳

阴阳是对自然界中相互关联或相互对立的两个事物的属性的一种概括，而且阴阳之间的平衡状态是人体各种生理功能的基础和源动力，人体的一切生命活动都与之息息相关。《素问·生气通天论》中讲到的“阴平阳秘”，是指阴阳之间的相互对立与互根的关系，使得阴阳双方在不断的运动变化中保持平衡的状态。如果阴与阳失去了这种相对的平衡状态就会出现病态现象，即为《伤寒寻源·脉分阴阳死生论》中谈到的“所谓病者，悉由乎阴阳之偏也”。肿瘤相关性失眠的临床辨证与阴阳失调有着密切的关联。《素问·至真要大论》记载：“谨察阴阳所在而调之，以平为期。”在临床上治疗肿瘤患者失眠时应当以调和阴阳为主，通过“补其不足，泻其有余”，调整机体的阴阳平衡，祛除体内之邪；阴阳调和，夜寐自安。在临床上尤其要特别重视老年肿瘤患者，随着“天癸竭”，脏腑阴阳失调，肾气不足，气血亏虚，无力固摄已虚浮于外的阳气，而出现“阴阳离决之势”。调和阴阳，补养气血，温肾潜阳，收敛机体耗散的阳气，阴阳达到平衡，机体气血也就会运行通畅。

3.4　病案

病案 1：患者张某某，男性，55 岁。2015 年 1 月 6 日初诊，主诉：确诊肺癌 1 年，不能入睡半年。刻下症：失眠，头右侧汗出，背痛，口疮，舌淡红，苔白略腻，脉左沉右弦。中医诊断：不寐阴阳失调；治法：调和阴阳。方药：半夏 12 克，夏枯草 12 克，珍珠母 30 克，桂枝 9 克，五味子 9 克，生龙牡各 30 克，黄连 9 克，肉桂 15 克，川芎 15 克，茯神 30 克，炙远志 15 克，合欢花 30 克，炙甘草 9 克，灯心草 3 克。颗粒剂，7 剂，日 1 剂，水冲，早晚分服。

按语：此案乃因气郁、阳亢相兼所致。治以调和阴阳为主，故用桂枝、甘草、龙骨、牡蛎温补心阳，安神定悸；茯神、炙远志养心安神；川芎、合欢花疏肝理气安神；五味子补气强阴敛神；珍珠母安神定惊，平肝潜阳，清热明目；肉桂补益元阳、暖补脾胃；黄连、灯心草清热泻火；半夏、夏枯草和调肝脾，平衡阴阳。诸药相配，共奏调和机体阴阳之效。患者服用上方 3 个月后，睡眠恢复正常。

病案 2：患者李某某，女性，50 岁。2020 年 7 月 16 日初诊，主诉：左侧输卵管癌术后 5 年半，失眠 4 年，右耳窒塞 3 个月。刻下症：失眠，右耳窒塞，舌淡红，苔白，双关脉滑。中医诊断：不寐痰湿阻滞证；治法：化痰去湿，养心安神。方药：法半夏 12 克，夏枯草 12 克，珍珠母 24 克，炒酸枣仁 24 克，首乌藤 30 克，合欢花 30 克，八月札 12 克，连翘 15 克，丹参 15 克，柴胡 9 克，黄芩 12 克，甘草 6 克。颗粒剂，7 剂，日 1 剂，水冲，早晚分服。2020 年 7 月 23 日二诊，患者夜眠尚可，月经正常，面部褐斑，舌淡红，轻度齿痕，苔薄，中心裂纹，脉沉。方药：女贞子 12 克，墨旱莲 12 克，熟地黄 24 克，山茱萸 12 克，山药 12 克，当归 15 克，川芎 6 克，赤芍 9 克，合欢花 15 克，首乌藤 15 克，八月札 12 克，丹参 10 克，连翘 9 克，枸杞子 12 克，菊花 12 克，炙甘草 6 克。颗粒剂，7 剂，日 1 剂，水冲，早晚分服。2020年7月30日三诊：患者夜眠好，舌偏暗，苔薄，双寸脉滑，关尺无力，上方连翘改为15克。颗粒剂，7剂，日1剂，水冲，早晚分服。

按语：初诊，患者左侧输卵管癌术后5年半，失眠4年，右耳窒塞3个月，舌淡红，苔白，双关脉滑。结合症状和舌脉可知患者为痰湿阻滞证。《医宗必读》中将不寐的原因概况为“一曰气盛，一曰阴虚，一曰痰滞，一曰水停，一曰胃不和”，而患者失眠4年，右耳窒塞，为痰邪闭阻心脉、阻遏清窍之证，治以燥湿化痰、祛瘀安神，方中法半夏、夏枯草清热燥湿、化痰祛瘀；珍珠母、炒酸枣仁、首乌藤、合欢花养血安神宁心；八月札、丹参、连翘活血化瘀；柴胡、黄芩升清降浊、调和表里；甘草调和诸药，全方共奏化痰祛湿、养心安神之功效。二诊时，患者夜眠尚可，月经正常，面部褐斑，舌淡红，轻度齿痕，苔薄，中心裂纹，脉沉。结合舌脉考虑患者肝肾亏虚，治以二至丸合杞菊地黄汤补益肝肾，加当归、川芎、赤芍养血活血，合欢花、首乌藤养心安神，丹参、连翘凉血活血，甘草调和诸药，全方共奏补益肝肾、活血化瘀之功。三诊患者眠好，舌偏暗，苔薄，双寸脉滑，关尺无力，上方连翘改为15克，加强清心之功以巩固疗效。

睡眠障碍已成为肿瘤患者最痛苦的并发症之一，严重影响患者的生活质量。祖国医学从整体观念与辨证论治理论着手，指导肿瘤相关性睡眠障碍的治疗，并获得满意疗效，且安全性高。贾文魁教授在长期的临床工作中，根据肿瘤患者的实际情况，提出了“一扶三保”的治癌基本原则，即扶正气、保胃气、保精神、保睡眠。通过“保胃气以资化源、保睡眠以养精神、保精神以养形体”，从而达到“本标兼顾，带瘤延年”的目的。正如《景岳全书》中讲到的“以培养正气为主，则阴阳将自和矣”。即通过扶助体内正气，祛邪外出，来调整阴阳，并嘱患者避风寒、畅情志、慎起居，进一步提高肿瘤患者的生活质量。（郭艳等）

二、“诸类治法，皆寻其证”——治法篇

1. 益气养阴缓补分阶法在晚期肺癌的应用心得

肺癌是常见的恶性肿瘤之一，其致死率与发病率逐年上升。肺癌早期隐匿性强，患者确诊时大多已是中晚期，大部分已失去手术机会，延误了有利的治疗时机。有效地控制肺癌、治疗肺癌已成为亟待解决的问题。目前放疗、化疗是晚期肺癌主要治疗手段，但其不良反应大，患者难以耐受。

放射线为热毒，易耗气伤阴；化疗药物损伤人体正气产生的病邪阴阳兼有，寒热并存。为了使中西医结合相得益彰、互补不足，针对晚期肺癌放化疗期间、放化疗后痰瘀毒互结、气阴两虚的基本病机，灵活遣方多可发挥中医药减轻晚期肺癌放化疗不良反应、稳定病灶、延长生命周期、改善症状的优势。“治内伤如相”具体治疗中需根据晚期肺癌虚实夹杂、阴亏“度”有不同的特征，从补气需缓、分阶段养阴扶正两方面治疗。实现综合调节，调动机体对损伤组织的修复力，恢复内环境阴平阳秘的和合态，从而发挥中医药治疗晚期肺癌的优势。

1.1　益气当以平补与缓补为念

晚期肺癌的发生与正气虚衰密切相关。患者多先天禀赋不足又因感受外淫、七情内伤、饮食劳倦，日久而损伤正气，此外放射治疗、化学治疗的使用更加攻伐正气，从而出现肺、脾、肾脏气血功能不足，脏腑功能失调，气血运行紊乱，导致痰浊、热毒、瘀血诸邪留滞，发病日久多有虚实

夹杂，气、痰、毒、瘀同病的特征，但正气亏虚贯穿肺癌发生、治疗、康复整个过程。《景岳全书》曰："凡脾肾不足，及虚弱失调之人，多有积聚之病。"《医宗必读》亦云："积之成者，正气不足，而后邪气踞之。"

晚期肿瘤患者正气不足，法当施以补益气血、培补中焦之品。但临床上治疗虚实错杂晚期肿瘤为了急于见功，多希望加大药量以图速效，一味进补或盲补，结果药味剂量愈大，效果愈差，往往出现"虚不受补"状态，这是由于晚期肺癌患者脾胃虚弱、运化能力差，胃难受纳，大量进补滋补品之后，虽对证施方，久服不但未有补益作用，反而会出现消化不良、厌食、脘腹胀满、纳差、恶心呕吐等症状。何绍奇指出："对于慢性病，病程长，体弱，脾胃纳运功能减弱，以正气虚为主者，就需慢病轻治的原则，倦倦以元气为怀，绝不可孟浪。脾胃无恙，虽病犹可调治，脾胃一倒，则诸证蜂起，不可收拾也。"《景岳全书》亦曰"凡势在危急，难容少缓，亦必先问其胸宽者乃可骤进。若元气多虚而胸腹又胀，是必虚不受补之证。若强进补剂，非惟无益，适足以招谤耳。此胸腹之不可不察也"。

1.1.1　量与剂型以平为宜

中医药疗效的效阈与剂量、剂型密切相关，治病的巧处在量上，因此补之量适当，剂型选择合理，晚期肺癌患者即可出现"正虚亦可受补"的情况。《类经》曰："盖以治病之法，药不及病，则无济于事，药过于病，则反伤其正而生他患矣。故当知约制，而进止有度也。"因此，临床用药应综合考虑患者病程长短、胃气盛衰、性别、药物性质、剂量等多种因素。施方以常规剂量为宜，剂型以丸散剂为佳，便于长期服用，以冀徐徐补之，即"虚证如家贫如洗故无速法""丸者缓也，不能速去也，其用药舒缓而治"之意也。

1.1.2　只可缓补不可峻补

"病来如山倒、病去如抽丝"，对晚期肺癌的治疗采用蚕食的组方原则十分重要。治疗宜先顾护胃气，进一分补药需防增一分壅滞。肺癌发生随年龄增长逐渐上升，以气阴两虚为主要病机，属于虚损性疾病，治疗当以补益为主，且需长期治疗，宜选用缓补为基本原则。若盲目使用大补之药，犹如久旱大地猛水浇灌，会出现土壤表层与下层分离，表层涝灾肆虐，深层旱灾依旧，难以湿润渗灌，问题非但没有解决，反添心乱，如萤火之生机也损失殆尽。在补气药的选择上以西洋参、太子参、炒白术为佳，切不可为逞一时之快处以人参、黄芪等峻补之药。

1.2 养阴宜常思阴亏之"度"

阴虚为晚期肺癌的主要分型，是有其理论基础的。肺为娇脏，不耐寒热，喜润恶燥，易为燥伤。烟毒秽气，邪热耗津，房劳伤肾，均可致肺阴不足，故肺脏受病，必有伤阴。治疗过程中，化疗药物不良反应可引起胃肠道反应，剧烈呕吐可使阴液日益耗伤。放疗作为一种"热毒"也会导致人体阴津耗伤。《理虚元鉴》有"阴虚之证统于肺"之论，《医门法律·虚劳门》亦言："阴虚者，十常八九；阳虚者，十之一二。"因此，晚期肺癌之人多阴虚。治法上宜"步步固护阴液，时时涵养阴津"。养阴法属于扶正法的范畴，对"阴伤"的治疗包括对浅层次津液的滋养和深层次阴精血液的养护等，对阴的固护与滋养宜根据津液亏损程度分别施治，其发展规律为"上焦病不治，则传中焦，胃与脾也；中焦病不治，即传下焦，肝与肾也"。早期津液及阴液尚未损伤，采用辛凉轻剂清热邪间接养阴；既之中焦脾胃阴伤则用平和之甘凉濡润药调补脾胃之阴液；久之下焦阴精枯竭、肝肾受损而出现肝肾阴虚证候，采用咸寒育阴、血肉有情之品。

1.2.1 初起热盛津亏则宗生津清热之法

晚期肺癌患者体内津液亏损，精血暗耗，虚火内扰，导致阴液灼伤为痰，肺失宣降，治节失权，阴虚痰热也属基本证型，出现干咳无力、身热不重、胸闷气急、痰少而黏等症状，病机上需重视阴虚与痰热的对立辩证关系，痰热不去，则气化不展，发热易反复，津液无复之机，治宜清热化痰，通利三焦，气化得展，肺治节能力得燃，阴虚自然恢复。遣方用药时多直接或间接对病机之本阴不足进行调节和预防，对病理产物痰热时时祛之。肺为娇脏不耐重药，治法上宜采用生津清热、泻火化痰解毒的措施，药物上宜用养阴而痰热不泛、辛凉轻剂生津清热之品。临证用张锡纯薄荷牛蒡子石膏甘草汤为基本方，此方为辛凉轻剂，必加北沙参养阴护肺，唯北沙参养阴而不腻滞，且有祛痰作用，可在清化痰热的同时以护阴，佛手、香橼缓行气以助气化。此外基于未病先防的认识可以大剂量熟地黄补益胃肾之阴，此亦先安未受邪之脏，“熟地大量通达小量壅塞之意也！”

1.2.2　继之胃阴亏虚则宗甘寒养阴之法

手太阴肺经经脉起于中焦，肺热可循经移胃。临床上肺癌津亏发展到一定阶段可出现肺胃同病症状，此时除可见肺部咳嗽、喘息外，另有痞满、口燥咽干、大便干结、舌体及舌苔干燥失润症状。针对此时肺胃阴虚的基本证候需采用甘寒养阴之法。甘寒养阴法是以甘凉濡润之品滋养肺胃津液，《温热论》中指出“胃津亡也，主以甘寒，重则如玉女煎……”。甘者补也；凉者滋阴、清热也，此法能够减轻或消除热证，可用麦冬、生地黄、沙参等甘寒之品，代表方如益胃汤、沙参麦冬汤等，此类清养肺胃之阴方药，无滋腻碍胃之弊，可达热减阴复的目的。

1.2.3　终极真阴大亏则宗咸寒育阴之法

中焦阴亏日久，运化无力导致水湿内停，痰、毒、瘀互结，损伤人体正气，终致肾之元阴大亏，此乃“阳邪之至，害必伤阴，五脏之伤，穷必归肾”，故施以咸寒育阴、血肉有情补肾之品为晚期肺癌常用大法。晚期肺癌临床上也可见胃津与肝肾液同时消耗的舌象，“其胃肾津液不足者，舌多赤而无苔，或舌中有红路一条，或舌尖舌边多红点，此平人舌苔之大较也”。下焦滋阴用药多属肝、肾二经，质重、味厚，咸寒育阴、大量血肉有情之品填精充髓，使之直趋下焦而填补真阴，取“治下焦如权，非重不沉”之意。用药上可将咸寒育阴、血肉有情之品熔于一炉，取血肉有情之品补益气血生精填髓，“以有情之品除无情之癌毒”，取咸寒育阴之品补液养阴，壮水制火之功也。

此外真阴大亏，壮火易复炽，疾病发展过程中需在咸寒育阴的基础上，加辛凉之品以坚阴。宜用青蒿鳖甲汤，“鳖甲入肝经至阴之分，直以养阴，兼入络搜邪；青蒿芳香透络，使邪有出路”，合以知母、生地黄等品，达养阴固阴之效。

总之，养阴法治疗肺癌需“缓”为念，“祛邪”为虑，“阴亏三焦相传”为思，以上方法的施行看似绵软无力，无重药猛剂，但正如费伯雄所言“平淡至极即为神奇”，虎狼猛药可疗重疾，晚期肺癌中平淡至极之理、法、方、药也可起沉疴痼疾，“淡”与“猛”二者不可偏废，只能“查舌按脉，因势利导，辨证处之。”（王洪艳）

2. 益肾通络法治疗癌因性疲乏

癌因性疲乏是癌症患者常见的、感受颇为痛苦的、持续存在且没有有效药物控制的一类症状，文献报道其在癌症患者中的发病率高达60% ~ 90%。有学者认为，疲乏对癌症患者的影响比癌症引起的其他症状如疼痛、恶心、呕吐、精神压抑等更加严重且更加难以缓解，对癌症患者的生活质量及个人行为、职业工作、社会关系等都造成严重的负面影响，是困扰癌症患者的一个主要症状。

2.1 癌因性疲乏的临床表现特点

疲乏是一个常见的普遍性症状，可以是生理性的，也可以是病理性的，可见于健康人，也可见于癌症及癌症以外的其他急慢性疾病。有关癌因性疲乏的概念，美国国家综合癌症网络中心（NCCN）《癌因性疲乏指南》（2018版）将其定义为：一种主观的、持续的、痛苦的，有关躯体、情感或认知方面的疲乏感或疲惫感。癌因性疲乏与其他疾病及健康人出现的疲乏不同的是，癌因性疲乏出现速度快、表现症状重、疲乏程度强、持续时间长，并且通过休息不能缓解，所有年龄段都可发生。根据癌因性疲乏表现出的虚弱、乏力等症状，一般多将其归属于中医的“虚劳”范畴，但癌因性疲乏与一般意义的“虚劳”有颇多不同之处：①“虚劳”是“一类慢性虚衰性病证的总称”，而癌因性疲乏旦夕可发，有的患者之前毫无感受，但在接受放疗、化疗等治疗后很快出现明显的疲乏症状，发病缓急与一般意义的“虚劳”迥然有别；②癌因性疲乏一旦发生，表现程度即较严重，有些患者别说“手无缚鸡之力”，有时连翻身起坐、举箸进食等都有困难，这些表现与一般意义的“虚劳”的病机演变也有不同；③癌因性疲乏通过休息不能缓解，是最具鉴别意义的一个特点，与其他各种原因引起的疲乏症状都不一样；④癌因性疲乏所有年龄段都可发生，只与“癌症本身或癌症的治疗有关”，而与“先天禀赋不足”或“脏腑阴阳随着年龄的增长而逐渐自然衰退”引起的“虚劳”不同。上述发病迅速、症状始发即程度较重、通过休息不能缓解等特点，与中医“劳必因于虚，虚极必成劳”之“积劳成疾”的“虚劳”发病不同，亦即不支持癌因性疲乏完全辨证为“虚证”的结论，自然，也就不能简单地采用“虚则补之”的法则去治疗。

2.2 癌因性疲乏的中医常见证型

西医认为癌因性疲乏的发生与体内异常的细胞因子水平、5- 羟色胺神经递质传导异常、垂体轴功能异常、体内 ATP 代谢障碍、肥胖、肿瘤类型、失眠、炎性细胞因子、下丘脑 - 垂体 - 肾上腺轴等因素有关。中医认为虚劳是以五脏虚证为主要临床表现的多种慢性虚弱证候的总称，其形成或因先天禀赋不足、或因后天失于调养，以致体质薄弱；或因积劳内伤、形神过耗，渐至气血阴阳虚衰；或因年事已高、形体衰退，脏腑机能衰弱，气血生化不足；或因罹患恶疾顽症，邪气太盛、脏气过伤，一时难复；或因病邪久羁，停痰留饮、气结血瘀，正气日耗；或因临证用药偏颇，寒凉伤阳、辛燥伤阴；或因施治手段霸道，戕伐太过、殃及元气；或因生病未得及时诊治、或因病久失于调护，造成身体虚弱等。总括其病机多为阴虚、阳虚、气虚、血虚四端，而病机演变的主导环节是以脾肾虚损为主。有学者通过检索癌因性疲乏“证候”“证型”等相关文献，制定癌因性疲乏的中医证候调查表，对癌因性疲乏患者进行临床调查，搜集患者的症状和舌象、脉象，应用聚类分析法对数据进行统计学处理，将癌因性疲乏患者的中医证型分为脾胃虚弱证、气血亏虚证、肝肾阴虚证、肝郁脾虚证、脾肾阳虚证五类，其中脾胃虚弱证 92 例（占 26.0%），气血亏虚证 80 例（占 22.6%），肝肾阴虚证 68 例（占 19.2%），肝郁脾虚证 61 例（占 17.2%），脾肾阳虚证 53 例（占 15.0%）。认为癌因性疲乏的证候学特点是以虚证为主，主要涉及肝、脾、肾等脏腑。还有学者从癌因性疲乏的病因病机、辨证及治疗原则等方面提出，辨证当以气血阴阳为纲，五脏虚证为目，补益是其基本治则。另有学者提出治疗癌因性疲乏的辨证关键是脾肾，应通过补益脾肾以解决“癌因性疲乏”之根本问题，但在临证时要根据脾肾虚损程度有所偏重，或以健脾为主、补肾为辅，意在以后天之气血养先天之精气；或以益肾为主、健脾为辅，意在以先天之精气充后天之气血。研究结果表明，现代中医临床治疗癌因性疲乏注重健脾补肾，同时根据肿瘤治疗的独特性，更加强调中焦脾胃功能的调护，为临床辨证论治提供了有益参考。贾文魁教授则从瘀血内阻着手分析癌因性疲乏的病因病机，认为癌因性疲乏是“大实有羸状”的一种特殊临床表现，存在着一定程度的真实假虚的病理机制。

2.3 癌因性疲乏与瘀血内阻的关系

大多数人认为癌因性疲乏与癌症本身或癌症的治疗相关。中医认为瘀血内阻是癌症发病的主要病机之一，如《素问·举痛论》云“血气稽留而不得行，故宿昔而成积矣”；《灵枢·水胀》载“恶血当泻不泻，衃以留止，日以益大，状如怀子”；清代医家徐灵胎云“噎膈之症，必有瘀也”。国医大师周岱翰将癌症病机归纳为“虚、瘀、痰、毒”，认为血瘀是肿瘤形成的重要病理机制，并贯穿于肿瘤发生发展的各个阶段；周仲瑛教授提出“癌毒”理论，认为气滞、血瘀、痰凝等诸多病理因素相互影响，日久而酿成癌毒。手术时对机体组织的皮肤、肌肉、筋骨、经络、脏腑等进行切割而损伤出血，中医认为“离经之血”即是瘀血；在手术过程中为防止出血而使用的结扎、电凝、热凝、冷冻、缝合止血及使用止血药止血等，亦不可避免地造成体内瘀血；化疗有加重患者血液高凝状态的可能，导致或加重肿瘤患者的血瘀证；放射线属于“火邪”“热邪”的范畴，放疗的过程中往往会灼伤津血，使血液黏稠，从而导致血行不畅，滞涩成瘀。事实上，疲乏症状的出现与心、脑有着很密切的关系。如果心肌缺血缺氧就会出现胸憋胸闷、气促乏力、心慌心悸、头晕目眩等症状；脑缺血缺氧就会出现头痛、头晕、头昏、头胀、脑鸣、全身疲乏感或局部不适感、睡眠障碍、烦躁易怒、情绪低落、神情淡漠、注意力下降、反应迟钝、行动迟缓、厌食纳呆、消化不良、面色晦暗、口唇紫暗等。而能导致心、脑缺血缺氧且与癌症有着直接关系的主要因素就是癌症患者的血液高凝状态。癌因性疲乏存在着瘀阻心络、瘀阻脑络的病理基础。《素问·举痛论》说："余知百病生于气也。怒则气上，喜则气缓，悲则气消，恐则气下，寒则气收，炅则气泄，惊则气乱，劳则气耗，思则气结。"患者获悉病情之后，因"悲""恐""惊""思"等精神打击、情志变化导致"气消""气下""气乱""气结"，难免出现伤心痛苦、情绪低落、疲乏无力、神情淡漠、反应迟钝、行动迟缓、心悸气短、头晕纳差、睡眠障碍等貌似虚弱的表现。《景岳全书》说："顽痰瘀血有所留藏，病久致羸，似乎不足，不知病本未除。"《顾氏医镜》说："聚积在中……甚则默默不欲语，肢体不欲动，或眩晕昏花，或泄泻不实，是大实有羸状。"恶性肿瘤因上述原因出现的诸多标象掩盖了病本属实的事实，这就要求我们透过现象看本质，从纷乱错杂的证候中辨别孰真孰假，以去假存真，才不致犯"虚虚实实"之戒。

2.4 活血化瘀改善肿瘤患者血液高凝状态及生存质量

相关研究认为，在肿瘤防治的过程中，利用瘀血学说提早防止瘀血的产生，是预防肿瘤发生的良好途径；截断瘀血的发展，是控制肿瘤进程的理想方式；通过运用活血化瘀疗法治疗肿瘤相关疾病，不但可以攻积消瘤，还可以使体内气血和畅，对肿瘤术后患者的生活质量及放化疗患者增效减毒均有良好的促进作用。有学者把活血化瘀药的抗肿瘤作用归纳为：①直接抗肿瘤的增效作用，许多活血化瘀药如三棱、莪术、当归、丹参、赤芍、元胡、斑蝥、蒲黄等对肿瘤细胞具有直接杀伤作用，部分还具有抑制癌基因突变、放化疗增敏等作用；②降低血液黏稠度，活血化瘀药具有降低肿瘤患者的血液高凝状态和肿瘤细胞的表面活性等作用；③调节机体免疫功能，活血化瘀药对人体免疫功能具有双向调节作用；④调节神经和内分泌功能，活血化瘀药可恢复人体内环境平衡，抑制肿瘤生长，并通过调节人体内分泌功能而发挥治疗作用。

据统计，约 90% 的恶性肿瘤患者存在血液高凝状态。许多中医学者认为恶性肿瘤多因痰、瘀、毒、虚所致，痰、毒、虚皆可导致或加重血瘀，恶性肿瘤合并血液高凝状态的病机多为气虚血瘀、气滞血瘀、血（阴）虚血瘀、毒瘀互结和痰瘀互结，其中“瘀”是其病机核心，而肿瘤患者血瘀证表现出的局部青紫肿块、刺痛部位固定，或出血紫暗成块，舌紫暗，脉弦涩等证候群与恶性肿瘤高凝状态极为相似。抗凝治疗除用于肿瘤患者并发静脉血栓栓塞症，还用于恶性肿瘤高危血栓患者、卧床的恶性肿瘤患者及接受恶性肿瘤相关手术的患者，以预防和减低血栓栓塞的发生；伴有高凝状态的恶性肿瘤患者进行化疗联合抗凝治疗临床疗效也相对较好。在应用抗凝疗法预防和治疗恶性肿瘤患者血栓栓塞及化疗联合抗凝治疗恶性肿瘤的同时，也相应地改善了肿瘤患者的生存质量。如有报道桃红四物汤（当归 10 克，熟地黄 30 克，川芎 12 克，白芍 15 克，桃仁 15 克，红花 6 克）能改善肺癌患者血液高凝状态，防止血栓形成，有助于改善患者的预后；有报道应用祛瘀汤（黄芪 60 克，人参、三棱、莪术、天南星、桔梗、枳壳各 12 克，白术、补骨脂、生地黄、牡蛎、瓜蒌各 15 克，天冬、麦冬、夏枯草、白花蛇舌草各 30 克）治疗非小细胞肺癌能改善患者血液高凝状态，结果显示研究组可升高 PT、APTT 水平，降低 BPC、FIB 水平，提示患者凝血时间延长，且研究组临床症状改善情况优于对照组，胃肠道异常及肾功能损害率也低于对照组，认为祛瘀汤用于治疗非小细胞肺癌能显著改善患者血液高凝状态，缓解临床症状，降低不良反应，从而提高患者的生活质量；有报道血府逐瘀汤加减（生地黄 12 克，牛膝 15 克，当归 15 克，红花 5 克，桃仁 9 克，赤芍 12 克，桔梗 10 克，全蝎 6 克，太子参 15 克，甘草 6 克，枳壳 10 克，川芎 10 克，柴胡 12 克，黄芪 30 克，蜈蚣 2 条）治疗高凝状态气虚血瘀型非小细胞肺癌，效果显著，可提高患者生存质量，具有较高临床推广应用价值。还有报道补阳还五汤（黄芪 40 克，赤芍 15 克，川芎、当归尾、地龙、桃仁、红花各12克，甘草6克）具有改善血液流变学及血流动力学作用，抑制血小板聚集和抗血栓作用，可调节纤溶系统的平衡，改善肺癌患者血液高凝状态；西黄丸（含有人工麝香、体外培育牛黄、醋乳香、醋没药等）能改善恶性肿瘤患者血液高凝状态，降低血小板数和聚集率，减轻化疗药物引起的损伤，增效减毒，改善患者生活质量，且用药安全，在治疗过程中没有出现任何不良反应……我们查阅了有关中医药治疗恶性肿瘤患者血液高凝状态的报道，在肯定所选药物能够“改善恶性肿瘤患者血液高凝状态”的同时，几乎千篇一律地说到“改善了患者生活质量”。有关资料显示，生活质量是“全面评价生活优劣的概念”，“当这一术语被引入医学研究领域时，主要是指个体生理、心理、社会功能三方面的状态评估，即健康质量”。我们是否可以这样认为，活血化瘀药在“改善恶性肿瘤患者血液高凝状态”的同时“改善了患者生活质量”，亦即改善了肿瘤患者“生理、心理、社会功能三方面的状态”，也就是减轻了癌因性疲乏的临床表现。

2.5　益肾活血化瘀通络治疗癌因性疲乏

《内经》说“正气存内，邪不可干”“邪之所凑，其气必虚”“壮人无积，虚则有之”。《诸病源候论》说“积聚者，脏腑之病也……虚劳之人，阴阳伤损，血气凝涩，不能宣通经络，故积聚于内也”。癌症的发生，是在人体脏腑阴阳气血失调、正气不足，特别是脾肾二脏虚损的基础上，或邪侵、或气滞、或瘀阻、或痰结、或湿停、或寒凝、或热郁、或毒聚等，相互搏结，日久郁结壅塞、积聚凝固，形成肿块。既然癌症是在正虚的基础上发生的，那么癌因性疲乏的出现也就毋庸置疑地存在脏腑气血阴阳的虚损。在肿瘤患者的康复治疗中，我们提出“以人为本，一扶三保；姑息权衡，兼顾本标；人病同治，五脏同调；补攻结合，减毒增效；姑息治疗，带瘤延年”的中医抗癌康复理念。治疗肿瘤的宗旨是“留人治瘤”。通过调整脏腑功能、调整气血关系，应用清热解毒、化痰散结、活血化瘀、扶正培本等治法的目的是缓解或消除症状，减轻或消除痛苦，提高患者生存质量。“以人为本”是抗癌前提，“扶保结合”是基本保障，“五脏同调”是整体观念，“兼顾本标”要中西结合，“姑息治疗”乃权宜之策，“带瘤延年”是最终希冀。基于这一认识，结合恶性肿瘤“久病及肾”“久病入络”的病机特点，遵照严用和《济生方》中提出的“补脾不如补肾”原则，我们拟定了益肾活血、化瘀通络为主治疗癌因性疲乏的益肾通络蠲疲汤，该方由丹参、当归、土鳖虫、九香虫、莪术、熟大黄、水蛭、人参、红景天、炙黄芪、淫羊藿、桑寄生、怀牛膝、熟地黄、桂枝、柴胡等组成。方中丹参、牛膝、熟大黄活血祛瘀，莪术、水蛭、土鳖虫破血逐瘀；当归补血活血，熟地黄滋阴补血；人参、黄芪、红景天补中益气；淫羊藿、桑寄生、九香虫补肾助阳；桂枝温通心阳，以助血行；柴胡疏泄肝胆，条达气机，升举阳气。脑、肾、膀胱、骨等部位肿瘤，治以补肾益精、活血通络，在应用淫羊藿、桑寄生、怀牛膝的基础上酌加补肾、壮骨、生髓、益脑之品；胸、肺部位肿瘤治以补肺益气、活血通络，在应用党参、红景天、黄芪的基础上增益补脾益肺、培土生金之味；食道、胃肠等部位肿瘤，合用健脾和胃、顾护脾胃之药；肝、胆、胰腺、乳腺肿瘤，佐以疏肝利胆、理气解郁之类。

2.6 病案

患者钟某某，女性，57岁，2016年8月14日就诊。患者于2016年4月因患“乳腺癌”在某医院行右乳腺癌切除术，手术及化疗后出现体倦乏力，饮食无味，进食后嗳气、恶心，口干、口苦，咽干，咳嗽，右胁疼痛，右腋下及右上肢憋胀麻木，夜眠困难，烦热汗出，左耳鸣，头痛、身痛，肌肉瘦削，体重减轻，腰膝酸软，夜间肢冷，大便时干时稀等症状。其间曾服多种西药及中成药（具体用药不详），中药汤剂则以小柴胡汤、逍遥散、归脾汤、补中益气汤等加减出入，近3年来口服中药数百剂，诸症时轻时重，纳谷时好时差，但倦怠乏力、体虚懒动、失眠少寐等症不减。就诊时患者形体消瘦，神疲懒言，面色无华，舌质暗苔白，脉左细弦，右弦略涩。处方：丹参15克，当归12克，鸡血藤15克，土鳖虫3克，熟大黄3克，桂枝9克，赤芍9克，九香虫9克，莪术3克，水蛭2克，琥珀6克，淫羊藿15克，仙鹤草15克，桑寄生15克，人参9克，茯神15克，合欢花15克，炙黄芪15克，柴胡6克，炙甘草9克。上方口服一月余，患者自觉精神有所好转，睡眠略有改善，继服一个月，证情又有改善。后在此方基础上根据兼症略行加减，每周口服2～3剂，随访至今患者一直感觉尚好，仍然坚持服药调治。

按语：《金匮要略·血痹虚劳病脉证并治第六》说："五劳虚极羸瘦，腹满不能饮食，食伤、忧伤、饮伤、房室伤、饥伤、劳伤、经络营卫气伤，内有干血，肌肤甲错，两目暗黑。缓中补虚，大黄䗪虫丸主之"，即论述虚劳内有瘀血的证治。大黄䗪虫丸由大黄、黄芩、甘草、桃仁、杏仁、芍药、干地黄、干漆、虻虫、水蛭、蛴螬、䗪虫等组成，方中大黄、䗪虫、桃仁、虻虫、水蛭、蛴螬、干漆等活血化瘀，芍药、干地黄养血补虚，杏仁理气，黄芩清热，甘草、白蜜益气和中，诸药合用共奏祛瘀血、清瘀热、滋阴血、润燥结之效，组方之妙，扶正不留瘀，祛瘀不伤正，从而达到以通为补、祛瘀生新、缓中补虚的目的。主治虚劳内有干血，形体羸瘦，腹满不能饮食，肌肤甲错，两目暗黑及妇女经闭，腹中有块，或胁下癥瘕刺痛等。《金匮要略直解》说："夫人或因七情，或因饮食，或因房劳，皆令正气内伤，血脉凝积，致有干血积于中，而虚羸见于外也"，指出了瘀血致虚的病因病机；《金匮要略心典》说"干血不去，则足以留新血。而渗灌不周，故去之不可不早也"，说明了活血化瘀在虚劳治疗中的意义。（贾文魁）

3. 益肾活血通络法治疗手足综合征

手足综合征是指肿瘤患者接受化疗药物和分子靶向药物治疗剂量累积引起的手或足皮肤和神经损害。轻者手和（或）足部麻木、感觉异常、疼痛、脱屑等，重者皮肤皲裂、水疱、溃疡等皮肤完整性被破坏。这些症状通常出现在肿瘤患者的化疗过程中，使大部分患者对化疗的耐受性降低，既影响治疗效果，又给患者日常生活带来严重困扰。手足综合征确切的病因和发病机制至今尚无定论，目前普遍认为可能与炎性反应、药物相关代谢酶在手足部表达水平高、机械压力和药物经汗腺分泌损伤皮肤等因素有关。

目前尚无治疗手足综合征的规范疗法，临床主要以预防和对症治疗为主。中医药近年来在手足综合征防治方面取得了很大的研究进展。贾文魁教授长期从事中医药防治恶性肿瘤及放化疗、靶向治疗等所致不良反应的研究，对手足综合征的病因病机和治疗有着独特的见解和经验，现总结如下。

3.1 手足综合征的病因病机

3.1.1 肿瘤本身及相关治疗导致手足综合征

《景岳全书》有言："命门为元气之根，为水火之宅。五脏之阴气，非此不能滋；五脏之阳气，非此不能发。"肾乃先天之本，人体生命活动及生理运动之原动力。肾阴肾阳充足，则五脏阴阳正常，五脏功能协调。肾虚则五脏六腑皆虚，五脏六腑虚弱又可致肾更虚。恶性肿瘤生长之本在于正虚，肾虚乃正虚之本，且"久病及肾"，恶性肿瘤日久又致肾更虚。抗肿瘤药物之毒戕害人一身元阴元阳，致先天之本又损耗过度。手足综合征是在恶性肿瘤及其相关治疗的基础上发病，故贾文魁教授认为手足综合征的病因病机，离不开原发恶性肿瘤本身。肾虚乃手足综合征发病之本。

王清任《医林改错·方叙》曰："气无形不能结块，结块者，必有形之血也。血受寒，则凝结成块，血受热，则煎熬成块。"肿瘤乃有形实邪，病情迁延，气血运行失常，必发为血瘀。现代医学研究显示，恶性肿瘤患者凝血指标普遍存在异常，肿瘤通过多种途径使机体凝血系统功能紊乱，导致机体处于"高凝状态"。患者长期卧床，瘤体长期压迫血管，手术、放化疗等治疗又使这种紊乱更为严重。有学者认为中医血瘀证是恶性肿瘤常见证候，与恶性肿瘤伴发的血液高凝状态密切相关，故"瘀血"乃恶性肿瘤病程中的主要病理产物。

《素问·调经论》云："风雨之伤人也，先客于皮肤，传入于孙脉，孙脉满则传入于络脉，络脉满则输于大经脉。"叶天士《临证指南医案》言：

"凡经主气，络主血，久病血瘀，初为气结在经，久则血伤入络。"受"久病入络"理论影响，贾文魁教授认为恶性肿瘤发病乃因外邪侵袭人体，病程日久，邪气由表入里，从皮毛及脏腑，自气血达经络，瘀阻经络，久而不愈。"络脉不通"乃发病之标。

3.1.2 手足综合征的基本病机为肾虚血瘀、络脉不通

手足综合征继发于恶性肿瘤，患者本就处于"肾虚血瘀"状态，正气素虚，经手术治疗则进一步伐伤气血。"气为血之帅，血为气之母"，气虚无力推动血液运行，血液运行缓慢，日久成瘀；阴血亏虚，脉道不充，气血运行受阻，血瘀更甚。手术引起出血，离经之血即为瘀血，不能及时排出体外，阻塞经络致使血瘀更重。

中医将化疗和分子靶向治疗药物归属于"药毒"，其药性猛烈。毒邪侵袭人体，毒物堆积，脏腑受损益甚，肾虚尤甚；气血亏虚，因虚致瘀；经络脉道受损，运行不畅，血瘀愈甚，络脉愈不通。现代医学研究显示，抗肿瘤药物会刺激血管炎性反应，导致抗凝–促凝机制紊乱，加重血液高凝状态。手足综合征患者气血亏虚，络脉失养，血行滞涩，络脉不通，虚实相兼，不通则痛，不荣则痛，四末失养，故见手足麻木、疼痛；药毒流注于四末，毒发于表，损及手足络脉，故见手足皮肤瘀斑、破损；病程迁延，阴血损耗，血虚风燥，肌肤失养，故可见手足皮肤干燥、脱皮、皲裂；气血亏虚，卫外不固，易感风邪，可见肌肤瘙痒；药毒入里化热，流注四末，故出现皮肤红肿，甚至溃烂。

综上所述，贾教授认为手足综合征的基本病机乃"肾虚血瘀、络脉不通"。

3.2 治则及经验用药

《神农本草经·序录》云："药有酸咸甘苦辛五味，又有寒热温凉四气。"贾文魁教授认为抗肿瘤药药性有寒凉、燥热之分，其产生的"药毒"入体，亦有"寒毒"和"热毒"之分。裴育莹对手足综合征的中医分型及其相关因素进行分析，结果显示中医证型与肿瘤类别和药物种类有关。化疗药物多具寒凉之性，靶向药及免疫制剂多具辛热之性。《医宗金鉴》曰：

“人感受邪气虽一，因其形脏不同，或从寒化，或从热化，或从虚化，或从实化，故多端不齐。”即使应用相同的抗肿瘤药，因患者体质差异，也会形成不同的证候类型。同时气候等外环境亦会对手足综合征发病产生影响。多重因素导致手足综合征症状不一、复杂多变。因此，临证治疗手足综合征在益肾、活血、通络三大基本治则的前提下，应根据具体情况灵活调整用药。

3.2.1　益肾

紧抓“肾为先天之本、生命之源”这一要点，根据证候特点不同，灵活采用温补肾阳、滋养肾阴、补益肾气、滋养肾精的治法，选用不同的药物或药对。如手足冷痛，小便清长，脉沉涩等，乃阳虚血瘀之象，常采用淫羊藿、仙茅等温补肾阳类药物；手足麻木瘙痒，口燥咽干，侧重阴虚热甚，常采用女贞子、旱莲草、枸杞子等滋养肾阴类药物。肾为先天之本，脾为后天之本，两者相互促进，相得益彰。故益肾同时，常配合一些健脾益气的药物，如山药、芡实等，脾肾同调。

3.2.2　活血

“活血”不仅指活血化瘀，往往是“活血”与“养血”并行。《景岳全书》曰：“凡人之气血，犹源泉也，盛则流畅，少则壅滞，故气血不虚则不滞，虚则无有不滞者。”《血证论・瘀血》亦云：“瘀血不去，新血且无生机，况是干血不去，则新血断无生理，故此时虽诸虚毕见，总以去干血为主也。”手足综合征患者血虚与血瘀并见，血虚与血瘀互为因果，血虚可致血瘀，血瘀日久亦加重血虚。临证治疗手足综合征时，宜养血药与活血药配伍，以养血活血、祛瘀生新。受“血寒则凝，血温则行”启发，贾文魁教授临证惯用温经养血通脉的“当归四逆汤”，方中有当归、赤芍、桂枝、细辛、通草；所谓“气行则血行”，对气虚尤甚者，则惯用“黄芪桂枝五物汤”，益气温经，和血通痹。

3.2.3　通络

络以通为用，通络之法有理气通络、益气通络、养血通络、活血通络、祛风通络等多种，根据手足综合征“瘀血阻滞”的病机特点，临证主要采用“养血通络法”和“活血通络法”，“养血活血”目的即为“通络”，在此基础上，加用辛味通络、虫药通络、藤类通络之类药物，直达病所。常用的辛味通络药主要有威灵仙，其辛散温通，性猛善走，临床效果良好；常用的藤类通络药主要有鸡血藤、海风藤、络石藤等；虫药通常多用土鳖虫、地龙、全蝎等。若瘙痒尤甚，可加地肤子、土茯苓、蛇床子等祛风止痒的药物。

3.3 病案

患者马某某，女性，57岁。2021年5月25日初诊，患者左乳癌术后，紫杉醇脂质体化疗后3个月。主因“化疗后手足麻木”前来就诊。刻下症：手足麻木、发凉，指甲发暗，全身瘙痒，大便不成形，夜尿频，舌略红，苔薄白，脉沉缓，左略弦，右略细。中医诊断：麻木，阳虚血瘀证。治法：益肾温阳，活血化瘀。处方：淫羊藿30克，覆盆子30克，金樱子15克，益智仁30克，威灵仙12克，当归12克，川芎9克，赤芍9克，桂枝9克，鸡血藤30克，首乌藤18克，络石藤10克，蛇床子12克，地肤子15克，炙甘草6克。7剂，水煎服。二诊：药后手足麻木、发凉较前减轻，全身瘙痒略减轻，夜尿减少，舌脉同前。处方：前方加细辛3克，僵蚕10克，蝉蜕9克，白蒺藜10克，姜黄9克。7剂，水煎服。三诊：手足麻木、发凉明显减轻，手足仍感瘙痒，夜尿减少，舌脉同前。处方：淫羊藿45克，菟丝子30克，覆盆子30克，当归30克，桂枝15克，细辛3克，通草4克，鸡血藤30克，炙黄芪30克，白蒺藜10克，蝉蜕9克，蛇床子15克，炙甘草9克，大枣4枚。7剂，水煎服。四诊：皮痒未作，夜尿减少，舌淡苔薄，脉细缓无力。处方：三诊方桂枝易为18克，加僵蚕9克，姜黄9克，赤芍9克。7剂，水煎服。五诊：手足麻木较前加剧，大便少，小便减少，舌暗苔浊，脉细缓无力。处方：淫羊藿45克，仙茅10克，炙黄芪45克，当归18克，桂枝15克，赤芍9克，细辛3克，通草4克，鸡血藤45克，威灵仙9克，土鳖虫9克，九香虫15克，炙甘草9克，大枣4枚。7剂，水煎服。

六诊：手麻木消失，足麻减轻，夜半易醒，舌暗苔白，脉同前。处方：五诊方加合欢皮 30 克。7 剂，水煎服。七诊：左手及双足轻微感觉异常，右手无不适症状，舌暗略减轻，苔白。处方：六诊方炙黄芪易为 60 克，桂枝易为 20 克，加桑寄生 24 克，怀牛膝 15 克。7 剂，水煎服。

按语：患者乃阳虚血瘀之证，重用淫羊藿益肾温阳；夜尿频多，以覆盆子、金樱子、益智仁益肾固精缩尿；以“当归四逆汤”和藤类药物活血通络；全身瘙痒，予蛇床子、地肤子合用以温肾散寒、祛风止痒；后病情反复，采用“二仙汤”增强温肾力度。贾文魁在治疗手足综合征时，辨病与辨证相结合，将“益肾”作为根本大法，根据肾阴肾阳亏损程度，分别采用温肾助阳和滋补肾阴之法，在此基础上辅以活血通络之法；根据具体症状，常佐以理气健脾、滋阴润燥、祛风止痒、益气养阴等方法对症治疗。

3.4 结语

手足综合征发病于恶性肿瘤的基础上，贾文魁教授认为在考虑手足综合征病因病机时，应立足于恶性肿瘤本身。受“久病及肾”“久病必瘀”“久病入络”理论影响，他认为手足综合征的基本病机乃“肾虚血瘀，络脉不通”。患者经化疗和分子靶向药物“药毒”损伤后，会加重“瘀血阻络”的病理状态。故临证以益肾、活血、通络为三大基本治疗原则，然因抗肿瘤药物类别、原发肿瘤病种等多重因素影响，患者情况不一，应随证加减、灵活调整，方可取得较好的疗效。（赵珂等）

4. 从少阳论治化疗后不良反应经验撷要

随着化疗药物的改良和分子靶向药物的联合运用，在减少药物不良反应的同时，也提高了对恶性肿瘤的治疗效果。但在治疗过程中仍有部分患者因自身体质、病情进展或药物不耐受等因素，出现一系列不良反应。常见的不良反应主要有全身疲乏、四肢无力、发热、恶心、呕吐、腹泻和便秘、脱发、肝肾功能损害等，有些严重的不良反应甚至超过了肿瘤疾病本身带给患者的痛苦。

贾文魁教授长期从事肿瘤专业临床、科研及教学工作，结合仲景思想，总结多年临床工作，认为化疗后不良反应当属少阳病范畴，提出少阳受邪型化疗后不良反应主要由本经自病（即药物毒邪直接侵犯少阳）导致，在治疗时灵活运用柴胡类方治疗，多获良效，现将其经验总结如下。

4.1 生理基础

《素问·阴阳离合论》中言："三阳之离合也，太阳为开，阳明为阖，少阳为枢。"少阳为三阳之枢，是全身气机升降出入的枢纽。《灵枢·经水》中言："足少阳外合于渭水，内属于胆……手少阳外合于漯水，内属于三焦。"《难经·三十八难》曰："三焦也，有原气之别使。"三焦"主持诸气"，通行全身元气，是气化的场所，总司全身气机升降出入。此外三焦还有运行水谷和通行全身水液的功能。如《难经》中记载"三焦者，水谷之道路，气之所终始也"。《素问·灵兰秘典论》中载"三焦者，决渎之官，水道出焉"。胆主决断，胆气充足可以抵御大惊、卒恐等情志刺激的影响，维持气血运行的稳定，协调脏腑之间的关系。《东医宝鉴》说："肝之余气，溢入于胆，聚而成精。"胆藏精汁，为肝之余气所化，肝胆互为表里，肝胆疏泄功能正常，气机得以调畅。贾文魁教授认为少阳为人体气机升降出入的枢纽，其功能的正常运转依靠三焦和胆的生理功能正常，三焦畅通则元气、水谷、水液畅行，胆气充足则气血内守、气机条畅。

4.2 发病机制

化疗药物根据中医理论对其有寒热药性的划分，临床常用属寒性化疗药物有铂类、紫杉醇类，热性药物多见他滨类、伊立替康及靶向药物贝伐珠单抗、西妥昔单抗等。《素问·五常政大论》言："寒热燥湿，不同其化也。"化疗药物虽对肿瘤细胞有杀灭作用，但也不可低估其对正常组织器官的破坏作用。《伤寒论》曰："血弱气尽，腠理开，邪气因入，与正气相搏。"贾文魁教授认为化疗药物进入人体，通过三焦运行到全身，因肿瘤患者素体正气匮乏，此类药物寒热之性又过盛，转而为邪，直中少阳经，阻碍经气循行，从而出现一系列不良反应。

“少阳不生，肝气内变”，少阳与厥阴关系密切，患者情志不舒，气机不畅，则会肝气郁结，更会累及少阳。肿瘤患者因自身患病噩耗、经济负担、无法承担家庭责任和治疗药物不良反应等因素产生严重的心理负担，导致抑郁，甚至出现轻生等恶性心理问题，进而形成情志不舒，气机不畅，少阳郁结。

若邪气侵犯和气机不畅夹杂，肿瘤患者化疗后会出现少阳病症状，如《灵枢·五癃津液别》言：“津液各走其道，故上焦出气，以温肌肉，充皮肤。”邪犯上焦，津液运行不畅，无法温养肌肉，则出现全身疲乏、四肢无力；《素问·缪刺论》曰：“邪客于足少阳之络，令人留于枢中痛，髀不可举。”少阳胆经受累过甚可累及于骨，故可见骨疼；《素问·至真要大论》言：“少阳之胜，热客于胃，烦心心痛，目赤欲呕，呕酸善饥，耳痛溺赤，善惊谵妄，暴热消烁，草萎水涸，介虫乃屈，少腹痛，下沃赤白。”少阳火胜，热客于胃，火热灼伤津液，则见发热烦心，欲呕，耳痛，谵妄，腹疼，腹泻。《灵枢·阴阳二十五人》曰：“足少阳之上，气血盛则通髯美长，血多气少则通髯美短，血少气多则少髯，血气皆少则无髯。”少阳常少血多气，化疗期间少阳受邪，则常见脱发。《素问·四时刺逆从论》说：“少阳有余病筋痹胁满，不足病肝痹。”少阳胆经受累，可累及肝，影响肝的正常功能。

4.3 治法

贾文魁教授认为药邪侵犯少阳导致少阳受邪是化疗后不良反应的病机关键。临床上患者常出现全身疲乏、四肢无力、发热、恶心、呕吐、便秘等症状，因此治疗本病应侧重于扶正祛邪、和解少阳。又因肿瘤本属慢性消耗性疾病，迁延日久，患者素体虚弱，正气不足，长期饱受病痛折磨，再加上治疗条件、经济压力及治疗药物带来的不良反应等因素，形成恶性循环，造成情志不舒，气机不畅，加重少阳郁结，故正虚邪侵、少阳郁结为治疗此证需考虑的重点，临证更需配合他法治疗。若患者情志不畅，少阳郁结，肝气不舒，加之化疗药物常有消化道反应，损伤脾胃，治疗时须兼用疏肝健脾之法；化疗后呈现寒热症状不同，治疗需分别采用温里散寒或清热散解之法；少阳枢机不利导致气血津液运行不畅，日久产生痰凝血瘀等病理产物，久病累及于肾，需兼用益肾通络之法。因此，在治疗少阳受邪型化疗后不良反应时，应以扶正祛邪、和解少阳为总法，兼灵活运用温里散寒、清热散解、疏肝健脾、益肾通络之法，使得少阳邪气得散。少阳枢机条达，元气、水谷、水液畅行，气血内守，气机通畅，进而正气得复，人体抗邪能力提高，最终不良反应得以减轻。

4.4 方药

贾文魁教授在治疗肿瘤相关疾病时强调“人病同治、补攻结合；整体着眼，局部着手”的原则，在治疗少阳受邪型化疗后不良反应时，常以柴胡汤类方为主方，常用的方剂包括小柴胡汤、柴平汤和柴胡桂枝汤等。

小柴胡汤出自张仲景《伤寒论》，是治疗少阳病的主方，被称为少阳枢机之剂，和解表里之总方。贾文魁认为小柴胡汤虽仅由柴胡、黄芩、半夏、生姜、人参、甘草、大枣七味药组成，但掌握其组方结构，在治疗中灵活运用，临证加减，对于治疗少阳受邪型化疗后不良反应，可起到扶正祛邪、和解少阳的功效。在抗肿瘤方面，小柴胡汤也有不错的疗效。刘丽坤教授认为小柴胡汤在治疗肿瘤时具有散热郁、补内虚的效果，可调节机体阴阳失衡状态。

贾文魁教授常用柴平汤为小柴胡汤加平胃散（苍术、厚朴、陈皮）组成。《医方考》载：“用小柴胡汤以和解表里，平胃散以健脾制湿，二方合而为一，故名曰柴平。”在治疗少阳受邪兼有脾虚夹湿型化疗后不良反应时，柴平汤可起到和解表里、健脾制湿的功效。

柴胡桂枝汤为小柴胡汤加桂枝汤各半组成。张景岳指出：“邪在少阳者，当知为阳中之枢，治宜和解，此皆治表之法也。”在治疗患者少阳邪盛热甚时，两方合用可奏解表和里、调和营卫之功。

在柴胡汤类方中，柴胡、黄芩发挥着和解少阳的主导作用，为柴胡汤类方中的核心药物。其中柴胡性味辛苦平，气味清薄。张元素言：“去往来寒热，胆痹，非柴胡梢子不能除。”柴胡主入肝胆，能疏少阳之郁滞，故常用作君药。《本草经疏》中载“黄芩，其性清肃，所以除邪；味苦所以燥湿；阴寒所以胜热，故主诸热”。黄芩苦寒，亦入肝胆，能清胸腹郁热以除烦满，常为臣药。少阳是人体气机升降出入的枢纽，柴胡升散、黄芩苦降，君臣相和，既可解少阳半表半里之邪，更可畅少阳气机，枢机畅达，气机调畅，水谷营卫畅行出入，气血津液正常输布，脏腑经络得以濡养。

除运用柴胡汤类方原方以外，贾文魁教授临证时常根据患者症状加减配伍，若患者兼有肝郁脾虚之证，常配伍焦三仙、炒鸡内金等健脾化滞；若患者呕吐严重常配伍旋覆花、代赭石、竹茹等降逆止呕；若患者肝功能异常则配伍白花蛇舌草、茵陈、虎杖等清热解毒、清肝利胆。

4.5 案例

患者王某某，女性，75 岁，主因“化疗后呃逆，进食不下”于 2021 年 4 月 21 日就诊。患者 2021 年 3 月 20 日于山西医科大学第一附属医院体检行妇科彩超示“双侧卵巢占位、腹膜转移”，次日行卵巢肿物穿刺，病理回报卵巢低分化浆液性乳头状癌。既往体健；2021 年 3 月 28 日开始予以紫杉醇联合洛铂全身化疗（具体剂量不详）。化疗后血常规示：白细胞 1.8×10^9/L，粒细胞 0.8×10^9/L，血红蛋白 74g/L，血小板 89×10^9/L。就诊时症见：呃逆，进食不下，二便调，舌淡略红，苔白，双手关脉弦滑。西医诊断：卵巢低分化浆液性乳头状癌；化疗后骨髓抑制Ⅲ级；中医诊断：积聚，脾肾亏虚、少阳受邪。治则：和解少阳、益肾健脾。方药：太子参 12 克，柴胡 9 克，黄芩 10 克，姜半夏 12 克，炙甘草 6 克，生姜 12 克，蒲公英 18 克，女贞子 10 克，黄芪 18 克，玉竹 10 克，旋覆花 15 克，茯苓 12 克，陈皮 10 克，代赭石 15 克，竹茹 12 克。7 剂，水煎服，日 1 剂，早晚各 1 次。

二诊：2021 年 4 月 27 日，复查血常规示：白细胞 3.8×10^9/L，粒细胞 1.9×10^9/L，血红蛋白 99g/L，血小板 97×10^9/L，骨髓抑制由Ⅲ级转为Ⅰ级。肝功能示转氨酶 55U/L，提示肝功能轻度异常；服药后症见：呃逆较前减轻，食量增加，二便正常，舌淡苔薄，脉滑略数。治则：清利肝胆、和解少阳。方药：太子参 10 克，柴胡 10 克，黄芩 12 克，姜半夏 9 克，蒲公英 30 克，白花蛇舌草 15 克，女贞子 10 克，茵陈 30 克，虎杖 18 克，炒白芍 12 克，当归 10 克，茯苓 10 克，炒白术 10 克，炙甘草 6 克，生姜 6 克，大枣 10 克。7 剂，水煎服，日 1 剂，早晚各 1 次。

三诊：2021 年 5 月 6 日，患者化疗结束，复查血常规示：白细胞 4.2×10^9/L，粒细胞 2.1×10^9/L，血红蛋白 112g/L，血小板 101×10^9/L；肝功能示转氨酶 32U/L；症见：无明显不适，舌脉同前。治则：和解少阳、健脾益气。方药：姜半夏 10 克，太子参 9 克，柴胡 9 克，黄芩 9 克，竹茹 9 克，陈皮 9 克，生姜 9 克，甘草 6 克。7 剂，水煎服，日 1 剂，早晚各 1 次。

7 日后电话随访，患者自述病情明显好转，已无呃逆等症状，饮食尚可，大小便正常，于当地复查肝功能、血常规均无异常，遂未来复诊。

按语：贾文魁教授认为患者年老体虚，罹患恶疾，瘤邪内伏，情志不舒，肝气乘脾，再遇化疗药物毒邪损伤脾肾，脾气亏虚运化乏力，后天累及先天，肾精不足髓海空虚，精血生化乏源，故发为骨髓抑制，则见白细胞、血红蛋白、血小板均下降；证见呃逆，纳差，舌淡红，苔白，双关脉弦滑，故采用小柴胡汤加减扶正祛邪、和解少阳。方中用太子参替人参，加蒲公英清热解毒，消痈散结；女贞子滋养肝肾，益精填髓；玉竹补益脾胃气阴，且补而不滞；黄芪、茯苓、陈皮健脾益气；代赭石、竹茹和胃降逆。全方以和解少阳、固扶正气为主。二诊，化疗药物具有肝毒性，化验肝功能异常，加白花蛇舌草清热解毒，茵陈、虎杖清肝利胆，三药合用助肝清解药邪；“肝主藏血”，加炒白芍、当归活血柔肝，恢复肝脏生理功能。三诊：患者化疗结束无明显不良反应，继服小柴胡汤巩固治疗。

4.6 结语

患者出现不良反应是恶性肿瘤化疗过程中的常见现象，现代医学在治疗化疗后呕吐、腹泻、便秘、骨髓抑制等方面有一定效果，但仍存在局限性。虽可缓解患者一时的病痛，却忽视了远期疗效。

中医作为恶性肿瘤综合治疗的常用方法之一，在缓解化疗引起的不良反应、防止肿瘤转移复发方面具有较好的疗效。贾文魁教授总结多年临床经验，活用仲景思想，深刻剖析本病，确立以少阳病为本、药邪直中为病因病机、少阳受邪为证的辨证思路，在临床上灵活运用柴胡汤类方治疗此病多获良效。少阳为人体气机升降出入的枢纽，少阳顺则五脏六腑之气机通畅，病无所生。而少阳的生理功能正常依靠三焦和胆的维持，三焦畅通可从纵向将元气、水谷、水液输布至全身，胆气充足则从横向维持气血内守、气机调畅。贾文魁通过研究手少阳三焦经和足少阳胆经的生理病理特点，结合对恶性肿瘤化疗后不良反应病因病机的分析，明确从少阳受邪论治本病的可行性，为中医药治疗化疗后不良反应的证治方案拓展出一条新的思路。（赵星伍等）

5. 补肾气法治疗泌尿生殖器肿瘤的临证经验

天癸是机体肾中精气充盈时产生的促进生殖功能发育、成熟、旺盛的精微物质。“七七”“八八”分别为女子、男子“天癸竭”的时期，而现代流行病学研究显示，泌尿生殖器肿瘤发病高峰期与“天癸竭”的时间大致吻合。贾文魁教授认为泌尿生殖器肿瘤的发生发展与“天癸竭”关系密切，而肾精是组成天癸的物质基础，因此临床上通过滋补肾阴或肾阳、辨病与辨证相结合治疗泌尿生殖器肿瘤可以取得较好效果。

“天癸”一词，最早出现于《黄帝内经·素问》中，“女子七岁，肾气盛，齿更发长；二七而天癸至，任脉通，太冲脉盛，月事以时下，故有子……七七任脉虚，太冲脉衰少，天癸竭，地道不通，故形坏而无子也。丈夫八岁，肾气实，发长齿更；二八肾气盛，天癸至，精气溢泻，阴阳和，故能有子……七八肝气衰，筋不能动；八八天癸竭，精少，肾脏衰，形体皆极，则齿发去。”所谓“天”，乃天一之谓；“癸”，乃为十干之一，属水。

那么，“天癸”究竟是何物质？历代医家对天癸的本质争议颇多，但大都认为天癸的本质与肾精、气、血关系密切。贾文魁教授认为天癸的本质是肾精。肾气充盈到一定程度才可以生天癸，而肾气由肾精化生，肾精有先天之精与后天之精之分，先天之精指构成胚胎的重要物质基础，来源于父母，后天之精则来源于脾气运化的水谷精微，两者相辅相成、相互依赖。

天癸具有时限性，人在胚胎时期天癸处于萌芽阶段，水平较低，不能发挥其生理作用，随着年龄的增长，肾气充盈，天癸至，男女的第二性征发育完善，生殖能力基本成熟。到“天癸竭”时期，人体的生殖机能衰退，第二性征萎缩，人体进入老年期。现代研究认为天癸的盛衰规律有大、小周期之分，而天癸的时限性指的是大周期，即天癸的萌发→成熟→旺盛→衰竭。天癸是一种与生殖机能和性发育成熟密切相关的物质，它的“至”与“竭”是随时间的变化而变化的。

明白了“天癸”的生理作用，再来谈谈“天癸”在人的生长发育过程中到底扮演了什么重要角色？人体生、长、壮、老、已的生命过程，可分为幼、青、壮、老几个阶段，每一阶段机体的发展变化都与天癸密切相关。出生后随着年龄的增长，肾气及肾精逐渐充盈，幼年时则体重、身高等方面生长比较快；青年期，肾精及肾气更加充盈，生殖能力基本成熟；壮年期，肾精及肾气盛极，则身体壮实，精力充沛；进入老年期后，由于肾精及肾气的衰减，机体各个方面逐渐衰退。同时天癸具有维持人体第二性征的功能，女子 14 岁左右，天癸开始作用于子宫、乳房等部位，出现乳房隆起、阴毛及腋毛出现、皮下脂肪逐渐增多等女性特有体征；男性则表现为声音粗犷，长出胡须，出现遗精现象。此外，天癸是保证精血正常生成的重要物质基础，是具有遗传基因的生殖信息类物质，对维持生殖功能有重要作用。

肾精是组成天癸的基本物质，肾气由肾精所化，肾气有肾阴、肾阳之分。肾阳为一身阳气之本，“五脏之阳气，非此不能发”，肾阳充盛，机体代谢旺盛，精神振奋，维持机体生理活动正常运行；肾阴是一身阴气之源，“五脏之阴气，非此不能滋”，肾阴充足，机体功能活动得以调控而不亢奋。二者共同发挥作用，维持机体生理功能平衡协调。

现代对于“天癸”的物质属性研究也取得了很大进展。有研究认为

“天癸”分别指大脑和天真之气，天癸是在肾精的促进下由大脑产生的一种客观存在于血液中具有生殖功能的微量物质。也有研究认为“天癸”是机体发育到一定阶段所产生的可以维持人体生殖机能的物质，这种物质与现代医学生殖细胞有相似之处，但又不完全一样，高度概括了机体生殖系统涉及的多种物质。另有研究发现促性腺激素与中医中“肾阳”的效应相仿，有刺激男性化作用；性激素与中医中“肾阴”的效应相仿，有刺激女性化作用。这与《内经》中男女统称天癸不相符，故认为天癸的实质应相当于由腺垂体所分泌的促性腺激素。

那么当“天癸竭”时，人体是不是就容易得泌尿生殖器肿瘤呢？有研究发现子宫内膜癌发病率占女性生殖系统恶性肿瘤的 20% ～ 30%，子宫内膜癌发病与年龄关系密切，女性发病集中在 50 ～ 59 岁，并且发病后容易发生转移。由此可见，子宫内膜癌发病高峰期与女子“天癸竭”之期相近。有学者分析了全国肿瘤登记中心 1998 — 2008 年的前列腺癌数据，结果显示中国男性前列腺癌发病率最高的是 70 岁左右人群。对欧美有关前列腺癌数据进行文献回顾，发现 65 岁以上人群患病风险高。近年来我国膀胱癌发病率呈升高趋势，男性偏多，中位发病年龄为 65 岁，发病率随年龄的增加而不断升高。由此可见，前列腺癌和膀胱癌的发病年龄与男子“八八天癸竭”大致相符。

既然“天癸竭”时，人体容易出现泌尿生殖器肿瘤。那么从现代医学观点如何解释其发生机制？当人体处于“天癸竭”时期时，体内激素水平变化较大，若内分泌紊乱状态得不到及时调整，最终会导致肿瘤的发生发展。有研究证实在激素依赖性子宫内膜癌的发病过程中，雌激素长期持续刺激发挥了重要作用。其次天癸携带了重要的遗传信息，“天癸竭”后，机体各项机能逐渐衰退，打破了之前平衡协调的状态，易导致基因突变，进而导致肿瘤发生。当“天癸竭”后，机体各项生理功能失衡，自身识别功能异常，会将机体自身正常的细胞按异类进行排斥，机体防御能力减弱，这无疑给肿瘤的发病创造了条件。

基于文献挖掘与多年临床经验，贾文魁教授认为天癸与泌尿生殖器肿瘤关系密切，天癸充盈则机体防御功能强健，不易产生泌尿生殖器肿瘤疾病；天癸渐衰，则机体防御、调节功能减退，病邪入侵，疾病丛生。根据中医理论，天癸源于肾气，肾气充足则天癸生而有源，可以发挥正常生理功能。因此，通过补益肾气可以弥补天癸衰竭导致的人体机能衰退。临床上贾教授常用二仙地黄汤温补肾阳、二至地黄丸滋补肾阴，且取得了较好的临床效果。

病案 1：张某某，女性，47 岁，2017 年 2 月 2 日初诊。

主诉：阴道接触性出血 5 年，加重 1 个月。

患者既往月经规律，6 ~ 7 天 / 28 ~ 30 天，量中等，无痛经，近 5 年来出现阴道接触性出血，患者未重视，近 1 个月来症状加重，并伴有左下腹疼痛，为求进一步治疗，入院行子宫诊刮术、宫颈赘生物摘除术，术后病理检查示：宫颈角化性鳞癌。确诊后患者接受紫杉醇联合顺铂全身化疗治疗。患者来诊时感乏力、头晕明显，口干苦，腰困，左下肢麻木不适，舌嫩红，裂纹，苔薄，脉沉细无力。中医诊断：盆腔癥块，肝肾不足证；西医诊断：子宫颈癌Ⅱ b 期（化疗后）。中医治法：滋补肝肾；方药：二至地黄丸加减：女贞子 10 克，旱莲草 10 克，熟地黄 12 克，山茱萸 10 克，生山药 15 克，紫河车 9 克，灵芝 10 克，太子参 15 克，生黄芪 30 克，菟丝子 24 克，当归 10 克，茯苓 10 克，炙甘草 9 克，大枣 4 枚。7 剂，日 1 剂，水煎，早晚分服。

2017 年 2 月 9 日二诊：诉服药后无明显不适，乏力明显改善，下肢麻木症状明显缓解，昨日劳累后感腰困加重，左少腹隐痛，舌嫩红，齿痕，裂纹，苔少，脉同前。二诊辨证同前，上方生黄芪加至 75 克，当归 18 克，加桑寄生 30 克，川续断 24 克。7 剂，用法用量同前。

2017 年 2 月 16 日三诊：腰痛症状消失，面色红润，仍感乏力，舌质同前，脉沉细。处方：山药 30 克，熟地黄 24 克，山茱萸 12 克，女贞子 10 克，旱莲草 10 克，紫河车 9 克，炙黄芪 45 克，当归 12 克，阿胶 12 克，灵芝 9

克，太子参18克，枸杞子12克，莲子10克，砂仁6克，炙甘草9克。7剂，用法用量同前。

此后患者坚持每2周找贾文魁教授调一次处方，贾教授以滋阴补肾为主要治疗原则，辨证加减。随访至2018年2月，患者一般状况良好，病情稳定。

按语：患者属于化疗后病情反复，故为邪气残留，正气亏耗，而见乏力比较明显；化疗损伤脾土，脾气亏虚，气血无力上荣头目，故出现头晕症状；肾精、肾气不足则出现腰痛，双下肢麻木；舌嫩红，裂纹，苔薄，脉沉细无力，皆是肝肾不足证之体现。二至地黄丸中女贞子、旱莲草益下而荣上，补肝肾之阴；紫河车、灵芝、太子参、生黄芪补益正气；熟地黄、山茱萸、山药配伍，称为“三补”，滋养肝脾肾；菟丝子加强补肾益精之力；茯苓、甘草健脾和胃。3周后，诸症减轻，随后随症加减，诸症逐渐稳定，1年未复发。贾文魁把握本病发病特点，随证施治，灵活加减，效果可观。

病案2：郭某某，男性，75岁，2020年10月15日初诊。

主诉：排小便费力2个月，加重1周。

患者前列腺癌术后2个月，排小便时自觉费力，有排不尽之感，夜尿频多，为求进一步诊治，遂来门诊就诊。刻下症：患者精神一般，自觉乏力，舌暗红、苔薄，左脉弦细、右脉沉弦。既往有高血压、冠心病病史。中医诊断：癃闭，肾阳不足证；治法：温补肾阳，化气行水；方药：二仙地黄汤加减：熟地黄24克，山药12克，山茱萸12克，黄芪30克，刘寄奴12克，王不留行15克，琥珀4克，怀牛膝15克，威灵仙15克，地肤子6克，淫羊藿24克，泽泻9克，茯苓9克，丹参18克，甘草6克。颗粒剂，7剂，日1剂，水冲，早晚分服。

2020年10月22日二诊：药后症状减轻，舌脉同前，上方去甘草，山药加至24克，丹参加至24克，加乌药6克，益智仁15克。7剂，用法同前。此后1个月，患者每周就诊一次，贾文魁教授以温补肾阳、化气行水为基本治疗原则，随症加减。患者排尿费力明显缓解，夜尿次数减少，状况良好。

按语：患者系前列腺癌手术后2个月，手术损耗人体正气，故感乏力。肾与膀胱相表里，膀胱的气化受肾气所主，肾与膀胱气化正常，则膀胱开阖有度，小便藏泄有序。患者年事已高，肾精亏虚，肾阳不足，命门火衰，气化不及州都，则膀胱气化无权，排尿费力，夜尿频多；舌暗红，苔薄，脉左弦细，右沉弦皆是肾阳不足之象。二仙地黄汤中淫羊藿温补肾阳；威灵仙散寒除湿；熟地黄、山药、山茱萸配伍，三药合用，肾、肝、脾并补，以助化气行水；茯苓、甘草健脾和胃。

病案3：王某某，女性，52岁，2018年6月7日初诊。

主诉：头晕、乏力1年，加重1周。

患者3年前查有子宫肌瘤，3年来月经先期，量多，有血块，经期延长，腰膝酸软。近1年来，每次行经期间，患者自感头晕、乏力，1周前月经来潮时患者感头晕、乏力明显加重，眠差，为求医治，遂来门诊就诊。患者来诊时，面色黧黑，唇暗，舌淡暗，苔薄，脉细滑略数。中医诊断：虚劳，肾阴亏虚证；治法：滋补肾阴，养血益气；方药：二至地黄丸合当归补血汤加减：女贞子10克，旱莲草10克，生地黄10克，熟地黄10克，炙黄芪30克，当归12克，阿胶4克，山茱萸9克，山药9克，益母草9克，龙眼肉9克，木香7克，炙甘草9克，大枣12克。颗粒剂，7剂，日1剂，水冲，早晚分服。

2018年6月14日二诊：行经4天，下血量及血块较前减少，睡眠改善，面色萎黄，唇暗，舌淡略滑，苔薄，左脉滑，右沉。上方阿胶加至6克，7剂，用法同前。

按语：患者素有子宫肌瘤病史，子宫肌瘤属中医“癥瘕”范畴，该病主要是脏腑功能失调，气血运行失常，日渐损伤肾气，血行无力，停滞为瘀，日久积而成癥。每次行经，血行不畅，血溢脉外，故见经量增多，有血块；失血过多，不能荣养头目，故见头晕乏力；精由血化，气血损耗，肾阴亏虚，故见腰膝酸软，面色黧黑，唇暗。舌淡暗，苔薄，脉细滑略数，均乃肾虚血瘀、肾阴不足之象。方中女贞子、旱莲草滋补肝肾；生地黄清热养血，滋阴生津；熟地黄、山茱萸、山药滋养肝脾肾；炙黄芪、当归益气生血，养血活血；阿胶补血滋阴；益母草活血调经；龙眼肉、木香醒脾养心；炙甘草、大枣补益和中。

虽然西医针对泌尿生殖器肿瘤有多种治疗方法，但存诸多不足，如手术、放疗、化疗会损伤机体正气。中医发挥其整体调理、辨证论治的优势，可以弥补这方面的不足，使更多患者受益。（王亚珍等）

6. 行气解郁法治疗失眠

“郁”作为朱丹溪“四伤”学说的重要内容在临床诊治中发挥着重要的指导作用。《丹溪心法》有言“郁者，结聚而不得发越也。当升者不得升，当降者不得降，当变化者不得变化也，此为传化失常，六郁之病见矣。”亦有“气血冲和，万病不生，一有怫郁，诸病生焉。故人身诸病，多生于郁。”由此可见，所谓郁者，有滞而不通之意。人体的气机贵在条达，血脉贵在畅通。只有这样才能万病不生。贾文魁教授经多年临床观察认为，在以往治疗失眠（不寐）的基础上，从“郁”着手诊治效果亦有独到之处。

6.1　六郁所致失眠的辨证论治

气郁、血郁、食郁、痰郁、湿郁、火郁皆可引起失眠，其病因主要是由于机体气、血、津液的升降出入失常，郁滞于脏腑、经络，使得气血运行不循于常道，阳不能够入于阴，营卫失调而致。

气郁：有因肺气宣降失职而致肺气郁结，有因肝气不舒郁结于经脉，亦有因心气郁结而不寐者，临床表现不一，但以肝气郁结为多见。症见不寐，性情急躁易怒，不思饮食，胸胁时有胀满，目赤口苦，脉弦数有力。病机为肝气内郁，上扰心神致心神不安。治疗以小柴胡汤为主方调畅气机，疏肝解郁，升清降浊。

血郁：若气郁日久，治不得法或失治误治，久病致瘀皆可引起血郁，表现为多梦易醒，面色无华，精神倦怠，时有心悸，舌暗或有瘀斑等，治疗当以血府逐瘀汤活血通络。血府逐瘀汤具有活血化瘀的作用，王清任创立此方时指出“夜不能睡，用安神养血药治之不效者，此方若神”。

食郁：为饮食不节宿食停滞，胃气不和而不得安寐，症见不寐，情志忧郁，精神不振，胸胁胀闷，善太息，不思饮食，脘腹胀满，嗳腐吞酸等，即“胃不和则卧不安”。方用半夏秫米汤加减。

痰郁：因痰浊内聚，心失所养，心神不宁，或痰浊上扰神明，心神不安而起，正如《证治要诀》中言“大抵惊悸，健忘……不寐，皆是胆涎沃心，以致心气不足”。临床见失眠，头目昏蒙，或头痛而重，痰多呕恶，胸脘痞闷，或嗳气吞酸，心烦不安，口苦而黏腻，舌苔黄腻，或白黄腻，脉滑数。治以温胆汤加黄连、山栀为主方化痰清热，和中安神。

湿郁：多为湿阻中焦，脾胃失调而引起，临床症见不寐，胸闷脘痞，全身重着，不思饮食，渴不欲饮，呕恶，大便稀薄或黏滞不爽，舌苔白腻或黄腻，脉濡数。治以化湿利湿、健脾和胃。方用三仁汤、藿香正气散等。

火郁：因热邪伏于体内，不得升散和外达，则氤氲于内而发；或因肾阴不足不能上交于心，心肝火旺，虚热扰神而发。症见不寐，烦躁不安，久久不能入睡，心烦口苦，舌红苔黄腻，脉弦数。治以滋阴降火，养心安神。黄连阿胶汤加减可奏效。

以上六郁当中以气郁为先，失眠患者多受七情所伤，长期情志不遂必肝气郁结，疏泄失常，魂不归肝而失眠，继而可致血郁、火郁等。故在六郁引起失眠辨证用药的过程中均可加入合欢花、玫瑰花、郁金等解郁调气之品及炒枣仁、夜交藤等养心安神之品。

6.2 病例

病案1：高某某，女性，59岁，2010年8月19日就诊。诉失眠数年。患者既往失眠，口服谷维素、养血安神片后睡眠略可改善，一年前因家人去世悲伤过度，失眠因之加重，屡经治疗无效，伴头晕，嗳气频作，口中无味，纳差，胃脘胀满，心烦，大便呈泡沫状，舌质红，苔白中心有裂纹，脉沉细略弦。证属气郁，方用小柴胡汤加味：柴胡9克，半夏12克，黄芩

9克，党参12克，丁香4克，柿蒂9克，玫瑰花10克，合欢花24克，夜交藤30克，焦三仙各30克，代赭石12克，大枣5枚，生姜10克，炙甘草6克。经三诊，前后出入加减，共服21剂，诸症消失。

按语：本案患者素有失眠病史，今因家中变故，情志不遂，肝气内郁，上扰心神，故失眠加重，心烦；肝失条达，气血不和，故胃脘胀满，嗳气频作；忧思伤脾，土虚木乘，脾失健运，故头晕、纳差，口中无味，大便稀溏；舌质红，苔白中心有裂纹，脉沉细略弦均乃气机失调、肝脾不和之征。

病案2：马某某，男性，78岁，2010年11月25日就诊。诉夜眠差一年余，加重半年，夜晚噩梦纷纭，内容多恐怖、绝望、悲伤等。子时前后，每因噩梦惊醒，素有“胃病”病史，便秘，舌淡红，苔白腻，脉沉弱，略数，右寸滑，经云“胃不和则卧不安”，辨证为食郁，治以半夏秫米汤加味：半夏12克，秫米30克（布包），茯神30克，夏枯草12克，珍珠母30克，合欢花24克，生龙牡各30克，陈皮12克，竹茹10克，生白术30克，琥珀4克，炙甘草6克，生姜15克。服用7剂后睡眠质量较前好转，大便可解，但诉食后感胃脘不适而时时嗳气，复诊守上方加旋覆花12克，陈皮9克，继服10剂，失眠等诸症痊愈。

按语：本案患者素有“胃病”病史，脾胃受损，宿食停滞，酿生痰热，故便秘，舌淡红，苔白腻，脉沉弱，略数，右寸滑。宿食壅遏于中，痰热上扰，胃气不和，故眠差易醒，神魂不安。治以半夏秫米汤加减，清化痰食，和中安神。

临床上引起不寐的原因很多，总由气血脏腑阴阳失衡致心神不安所致，故凡能引起心神不宁的因素均能导致失眠。《景岳全书》中所说“不寐证虽病有不一，然惟知邪正二字，则尽之矣。盖寐本乎阴，神其主也，神安则寐，神不安则不寐，其所以不安者，一由邪气之扰，一由营气之不足耳。”正如本文所述，不寐系气血痰火湿食郁引起阴阳失调、阳不入阴而致，且六郁可相及，互为因果，同时又有其共性，即通达变化则常，郁滞不变则病。六郁当中又以气郁为先，多以情志所伤而起。所以治疗除用药外，值得关注的是患者的精神因素。如《临证指南医案·郁》中所说："郁证全在病者能移情易性。"所以劝说患者消除思想顾虑，解除烦恼，使患者能怡情自遣，心情舒畅，可达到事半功倍的效果。如果单纯使用药物而不注意生活调摄，郁结不解，往往影响治疗效果，缠绵难愈。(梁晶晶)

7. 益肾通络法治疗糖尿病瘙痒症临证经验

近年来临床研究发现，在皮肤瘙痒症中糖尿病或糖耐量异常患者占13.8%，糖尿病患者占4.3%，患者瘙痒难忍、痛苦不堪，受到了临床医生的关注。糖尿病瘙痒症是糖尿病患者发生皮肤瘙痒，而无原发性皮损的感觉神经机能异常性皮肤病，临床上分为全身性与局限性两种。全身性临床症状为全身性瘙痒，非全身同时瘙痒，可由一处渐波及全身，呈阵发性和游走性，夜间加重，患者睡眠质量严重下降，情绪急躁易怒，以老年女性患者居多，秋末及冬季多见；局限性临床症状为局部瘙痒，易发于肛门、阴囊、女阴等部位，患者常因搔挠出现抓痕、血痂，继发感染出现毛囊炎等，治疗时间延长，易反复发生，瘙痒部位有时出现湿疹样改变、苔藓样变或色素沉着，可有皮肤损伤后遗症。西医常予内服抗组胺剂、镇静止痒剂和外用糖皮质激素软膏治疗，临床疗效较差，复发率高。中医通过整体观念和辨证论治糖尿病瘙痒症，可有效缓解瘙痒症状，具有疗效好、不良反应少、复发率低的优势。

7.1 病因病机

7.1.1 肾虚为本

明代医家孙一奎在《医旨绪余·命门图说》中曰："肾间动气者，人之生命，五脏六腑之本，十二经脉之根，呼吸之门，三焦之原。"明确肾为脏腑之本，生命之源，肾脏易虚，因此护肾至关重要。《诸病源候论》载："风瘙痒者，是体虚受风，风入腠理，与血气相搏，而俱往来，在于皮肤之间。邪气微，不能冲击为痛，故但瘙痒也。"认为久病体虚，气血不足，血虚生风，肌肤失养而致瘙痒。糖尿病瘙痒症是以糖尿病为基础病。肾为先天之本，主生长发育生殖，五脏之精藏于肾，肾精亏虚，气血不足，不能荣于五脏六腑，致使五脏失养，又因五脏调摄失宜，终致肾精亏竭而致糖尿病；津血同源，肝肾同源，糖尿病日久则肝肾亏虚，精血不足，肌肤失养，致其并发症瘙痒症的发生。肾阴虚精亏火旺，上炎于其他脏腑，致肝失疏泄、肺燥阴伤、胃失濡养、心火旺盛，使五脏燥热偏胜，化燥生风；体虚同时外感风邪，外风引动内风，风善行而数变，窜行肌肤，致瘙痒发作。糖尿病病情迁延日久，因燥热伤精耗气而致气阴两虚，或因阴损及阳，致阴阳两虚，气血失和，而发皮肤瘙痒。

7.1.2　瘀血阻络为标

瘀血内至五脏六腑，外至腠理，皆可发病。瘀血是糖尿病病因之一，同样也是糖尿病的病理产物。糖尿病日久致肾阴虚精亏、血液黏滞或气虚无力运血而致脉络瘀阻，久而致营卫失和，瘙痒发作。瘀血不除致新血难生，使瘙痒迁延难愈，如《中医临床大全》所述："血瘀作痒证，病程缠绵，瘙痒久治不愈。瘀热缠绵，使热更胜，瘀难除，风频发，瘙痒反复。"同时瘀血积聚，湿邪滋生，湿胜则痒；瘀血阻络，气血不足，肌肤失养，亦致瘙痒发作；"血瘀生风"亦是瘙痒症的主要病机之一，瘀血阻滞，血瘀不畅，气血逆乱上行，致内风生，风胜则痒。糖尿病瘙痒症部分症状如皮肤干燥、脱屑，色素沉着，都与瘀血因素有关。

7.2　治疗经验

贾文魁教授认为肾精亏虚则五脏失养，五脏亏虚必挟瘀；瘀阻血脉，血行不畅，亦致脏腑失养，二者互为因果。糖尿病瘙痒症的病位虽在体表，但从糖尿病基础病辨证，病根在肾，病因为肾虚血瘀。肾益补、络益通，以益肾活血为治则，辅以通络止痒，以自拟益肾通络祛痒汤加减治疗本病，疗效较为显著。

益肾通络祛痒汤由首乌藤30克，鸡血藤30克，百合30克，山药30克，桃仁9克，女贞子12克，旱莲草12克，丹参18克，甘草3克为基本组成方。

用法：颗粒剂，每次 1 袋，每日 2 次，水冲服。

方中首乌藤祛风通络，养血安神，《本草纲目》中言：首乌藤“风疮疥癣作痒，煎汤洗浴，甚效”，其又为补肝益肾之何首乌的藤茎，《饮片新参》谓其有“养肝肾”之功。鸡血藤舒经活络，补血行血，《饮片新参》云：鸡血藤“祛瘀血，生新血，流利经脉”，与首乌藤同为君，共收补肝益肾、祛风止痒之效，缓解瘙痒症状。女贞子滋阴补肾，旱莲草滋补肝肾，二药同用，为糖尿病本属阴虚而设，治病求本；桃仁归肝、肺、大肠经，皮毛为肺所主，其活血化瘀，兼可润养肌肤；丹参归心、心包、肝经，活血养血而不伤正，作用平和，祛瘀血之标，上述四药为臣。山药健脾养胃、降低血糖；百合养阴润燥、养心安神、健脾养胃，二者为佐，合用可健脾益胃、滋肾益精，调节血糖，以后天养先天。同时肺主皮毛，瘙痒症病位在皮肤，“诸痛痒疮，皆属于心”，百合养阴润肺，丹参引诸药入心经，从肺、心治疗瘙痒症。甘草调和诸药，为使。全方共奏益肾活血、通络止痒、健脾养胃、养心安神之功。

7.3 结语

贾文魁教授认为糖尿病瘙痒症病因多肾虚血瘀，肾精亏虚致五脏失养，五脏亏虚必挟瘀，瘀阻血脉，血行不畅，脏腑失养；阴虚生风，风邪窜于肌肤，瘙痒发作。病位在皮肤，病根在肾，与肺、心、脾胃相关，治法以益肾活血、通络止痒为主，辅以健脾养胃、养心安神，运用益肾通络法，自拟益肾通络祛痒汤加减治疗本病，对缓解瘙痒症状和控制血糖取得了较明显的疗效。治疗瘙痒症的同时必须要控制好血糖，监测血糖，每 3 个月行糖化血红蛋白、肝肾功能、心肌酶等检验和眼底、心脏、血管、肾脏、甲状腺等检查，以预防各种糖尿病并发症的发生。日常生活上，畅情志，忌辛辣腥发动风食物，避免劳累、用力挠抓、洗热水澡、使用强碱性洁肤品、穿毛织品，皮肤干燥应用保湿剂。目前糖尿病瘙痒症的证型尚未规范，仍有待进一步临证总结。(牛得草等)

8. 益肾通络法治疗糖尿病手足麻木临证经验

目前2型糖尿病的患病率有逐年增加的趋势，研究发现2型糖尿病患者中约有10%的人出现肢体麻木症状，这是一种非疼非痒的感觉异常状态。西医认为该病与糖脂代谢紊乱、神经营养缺乏、糖尿病微血管病变、血流动力学、免疫因素等有关。中医认为该病与营卫不和，久病入络，气血不畅，风寒湿邪壅滞经络，痰湿、瘀血闭阻肌肤等因素相关。目前西医治疗常用甲钴胺、依帕司他等药物营养神经，缓解症状，但效果欠佳。中医依据整体观辨治该病，有独特的治疗优势。贾文魁教授善用四味药组及对药，根据古今名家经方及自身临床经验加减化裁，相辅相成，治疗糖尿病手足麻木疗效显著，体现了其独特的辨证及组方思路。

8.1　中医对消渴麻木的认识

8.1.1　古代医家对消渴麻木的认识

《内经》中最早记载“麻木”为“不仁”，《医林绳墨》曰：“有所谓不仁者，谓肌肤麻痹，或周身不知痛痒，如绳扎缚初解之状。”汉代张仲景《金匮要略》中指出“血痹则阴阳俱虚，身体不仁”，认为气虚、血虚体弱之人风邪入络会导致麻木不仁。金元时期刘完素《素问玄机原病式》提出：“麻者，亦由涩也，由水液衰少而燥涩，气行壅滞。”阴津亏虚，如无水行舟，脉道不通，气血津液运化失司，精微不能输布，而发麻木。李东垣提出“麻者气之虚也，真气弱，不能流通”，认为气虚运化无力，发为麻木。

8.1.2　现代医家对消渴麻木的认识

现代医家对麻木有不同的见解，陈奇认为麻木是虚实夹杂，虚是气血阴阳亏虚，运化推动无力，实是病理产物痰浊，湿邪瘀血，再加风寒湿热等外感邪气共同所致，治疗上应补虚扶正，再加祛除邪气。张建平认为气血失去濡养，不荣则痛，不荣则麻，故应补益气血，通利脉络。

8.2　贾文魁教授对消渴麻木的认识

麻木作为一种症状可见于多种疾病，如血痹、中风、痿证、脚气、痰饮、疫风等疾病都可以出现麻木，其病因为外感风寒湿热毒邪，应祛风湿、清湿热；而对于内伤疾病所致气血阴阳亏虚，则应补益气血、滋阴补阳；若由痰浊、水饮、瘀血、浊瘀毒邪阻滞引发麻木则应活血祛瘀、化痰清浊。贾文魁教授认为消渴麻木的病因病机建立在“消渴”的发病基础之上，故与单纯的“麻木”有所不同。外感六淫、饮食不节、劳倦内伤、情志失调、五脏偏废等皆可引发消渴。消渴的基本病机为阴虚燥热，病位主要在肺、胃、肾，但以肾为本，故消渴麻木应从肾论治。

8.2.1　病因病机

8.2.1.1　以肾虚为本

肾寓元阴元阳，为五脏阴阳之本，先天之本，消渴日久，肾水亏虚，水不涵木，阴虚阳亢，燥热内生，化火生风，扰动筋脉，则引发手足肢体麻木；肾阴精亏虚，失于滋润、濡养，也可引发麻木。贾文魁教授认为，消渴初期以肾阴虚燥热为主，病久阴损及阳，则肾阴阳俱虚。《圣济总录》云：“肾脏虚冷，邪气乘虚，身体冷痹不仁，手足牵强，举动艰难。”肾阳亏虚，同气相求，寒邪乘虚而入，寒主凝滞收引，侵袭四肢经脉则四肢怕冷、麻木。五脏满而不实，属阴主内，肾为先天之本，肾中元阳为全身阳气之本。若肾阳亏虚，不能温暖中焦之脾胃，脾胃阳虚则运化水谷无力，腐熟失调，脾胃为后天之本，气血生化之源，且脾主四肢，脾胃失调营养精微无法到达手足四肢，则手足厥冷麻木。

8.2.1.2　以瘀血为标

消渴起病隐匿，病程较长，久病入络，久病伤肾，为瘀血的形成提供了条件。气为血之帅，血为气之母。消渴日久耗伤气阴，气虚无力运血，血液不通，留于脉道，日久成瘀；津亏血少，脉道不充，血液运行如无水行舟，艰涩难行，停而为瘀；阴虚阳亢，燥热内生，热邪煎浊津液，化痰留瘀；病程日久，阴损及阳，则阴阳两虚，推动运化无力，导致痰生、瘀留。这些病理产物阻滞血络，使得气血精微无法充养手足，手足失荣而发麻木。

8.2.2　辨证分型

目前临床中关于消渴所致麻木的分型论治较为繁杂，贾文魁教授作为益肾通络学派创始人，强调从肾论治该病，将消渴所致麻木分为肾阴虚血瘀证与肾阴阳两虚夹瘀证两型。肾阴虚血瘀型：表现为手足肢体麻木、干燥、刺痛，尿量频多、浑浊如膏脂，腰膝酸软、头晕乏力、耳鸣、口唇干燥、夜间盗汗，舌暗，脉细数。肾阴阳两虚夹瘀型：表现为手足肢体麻木怕冷，小便频数清冷，面色憔悴，腰膝酸冷，男子阳痿遗精，女子月经不调，经期小腹刺痛，舌苔暗淡而干燥，脉沉细无力。

8.2.3　治疗

贾文魁教授结合多年临床实践自拟益肾活血通络汤治疗消渴麻木，临床疗效甚佳。组方根据金匮肾气丸、黄芪桂枝五物汤、桂枝加芍药生姜各一两、人参三两新加汤加减化裁而成，药物基本组成有熟地黄 24 克，山茱萸 12 克，附子 9 克，桂枝 12 克，桃仁 9 克，红花 9 克，当归 12 克，川芎 9 克，鸡血藤 30 克，首乌藤 8 克，土鳖虫 9 克，怀牛膝 15 克，桑枝 12 克，甘草 9 克。辨证为肾阴虚血瘀型，可去掉桂枝、附子等温阳药；辨证为肾阴阳两虚夹瘀型，则使用原方即可。

补肾扶正类：肾为水火之宅，先天之本，主骨生髓，肾精亏虚，骨失所养，四肢骨节麻木疼痛。因此，应用熟地黄之甘温，滋肾阴、生精血，益精填髓，补虚养血。山茱萸酸、涩，温肝涩精固血，乙癸同源，肝肾双补。附子大辛大热，走而不守，性悍气雄，补火助阳消阴翳，又温经散寒以除寒气；桂枝辛、甘，温经通脉，直入血分，开血分之搏结，温化阳气，两药相和，共奏补肾阳、助气化之功。四药相伍为君，补肾阳、益肾阴，阴阳双补，于阴中求阳、阳中求阴，阳得阴助而生化无穷，阴得阳升则源泉不竭。现代研究发现，桂枝在治疗寒湿阻滞型糖尿病周围神经病变中有确切疗效。

活血化瘀类：叶天士认为久病入络，朱丹溪认为：“手木为湿痰死血，十指麻木为胃中有湿痰死血。”贾文魁教授认为瘀血内停，血液濡养失司无法到达手足四末，且瘀血日久，旧血不去，新血无以化生，影响三焦气机升降，津血不荣，故麻木自生。因此以桃仁活血化瘀润燥，红花破血行滞止痛。当归活血补血，川芎为血中气药，行气活血，通利三焦血脉且祛风散寒。

通经活络类：《本草汇言》有云："凡藤蔓之属，藤枝攀绕，性能多变，皆可通经入络。"根据取类比象原则，藤类药物其形条达，枝条蔓延缠绕，像人体经络纵横交错走行，因此藤类药通络力强。现代医学研究表明，藤类药大部分具有促进周围血液循环、镇痛、消肿等作用。方中鸡血藤苦甘微温，走肝肾经，通经活络，活血养血、散瘀行血、舒筋止痛。《本草纲目拾遗》载鸡血藤可活血化瘀、补血虚，常用其治疗血瘀、血虚所致的四肢关节麻木、疼痛等症。首乌藤活血化瘀，补气养血，宁心安神、通络。土鳖虫咸、寒，可逐瘀破血，续筋接骨。除藤类药，虫类药也可走络中血分，甚至无微不入，无坚不破，故以土鳖虫除血积，破坚，下血闭。现代医学研究表明，土鳖虫可使血液黏稠度降低，改善组织供氧，促进全身血液循环，提高纤溶酶原激活物活性。此三味共用为佐药。

引经类：尤在泾所著《医学读书记》有言："兵无向导，则不达贼境；药无引使，则不通病所。"吴鞠通在《医医病书》中有言："药之有引经，如人之不识路径者用向导。"故贾文魁教授以牛膝引血下行，益肝肾、强筋骨，引诸药达下肢病所，临床有"无牛膝不过膝"之说。桑枝有横通肢节的特点，能引诸药横行至肩、臂、手指，可引诸药达上肢。两药相配为使，诸药配伍攻补兼施，扶正祛邪，协调五脏气血阴阳，补肾精，通肾络，起到标本兼治的作用。

8.3 病案

患者李某某，女性，68 岁，2021 年 12 月 2 日因"口干多饮 10 年，加重伴双手双足麻木 5 个月"初诊。患者于 2011 年 8 月无明显诱因出现口干多饮症状，诊断为 2 型糖尿病，开始口服二甲双胍缓释片（格华止）0.5g，2 次 /d；2015 年因血糖控制不佳加用阿卡波糖（拜糖平）0.1g，3 次 /d。

2018年口干多饮症状加重，测空腹血糖12.2mmol/L，糖化血红蛋白9.6%，住院行胰岛素治疗，三餐前皮下注射门冬胰岛素8U，睡前皮下注射长秀霖12U。患者5个月前无明显诱因出现手足麻木、疼痛。刻下症：口干多饮，双手时有麻木，双下肢时有发凉，夜间汗出，寐欠安，大便调，小便有泡沫，夜尿4次；舌暗，苔白微腻，舌下络脉青紫怒张，脉沉无力。既往体健。查体：血压126/80mmHg，心率80次/分。当日测空腹血糖12.4mmol/L，糖化血红蛋白10.4%。肌电图：双侧胫总运动神经传导速度轻度减低，双侧腓浅、双侧腓肠感觉神经传导速度轻度减低。检查结果提示：双侧下肢轻度周围神经病变。西医诊断：2型糖尿病，糖尿病周围神经病变；中医诊断：消渴病，消渴痹证（阴阳两虚，脉络瘀阻），治则：益肾活血，化瘀通络。处方：熟地黄24克，山茱萸12克，附子9克，桂枝12克，桃仁9克，红花9克，当归12克，川芎9克，乳香9克，没药9克，鸡血藤30克，首乌藤8克，土鳖虫9克，怀牛膝15克，桑枝12克，甘草9克。颗粒剂，7剂，日1剂，水冲，早晚分服。嘱患者继续服用二甲双胍缓释片0.5g，2次/d，阿卡波糖0.1g，3次/d，糖尿病饮食，忌辛辣刺激类，适当运动，监测血糖（三餐前后、睡前），每3个月复查糖化血红蛋白，不适及时就诊。

2021年12月10日二诊。疼痛麻木症状缓解，患者自诉夜间视物模糊，睡眠差，夜间做噩梦，舌暗，苔白腻，脉细无力。空腹血糖8.9mmol/L，早餐后2小时血糖12mmol/L。上方加枸杞子10克，菊花10克益精明目，酸枣仁18克宁心安神，继服7剂，服法、医嘱同前。

2021年12月18日随访。电话联系患者，诉症状好转，未见复发，平时空腹血糖控制在7～8.5mmol/L，餐后2小时血糖控制在7～9mmol/L，曾于半月前查糖化血红蛋白7.1%，嘱患者继续遵嘱治疗，如有不适及时就诊。

按：患者老年女性，糖尿病10年，消渴的基本病机为阴亏燥热，日久耗气伤阴，阴损及阳，则阴阳两虚，推动运化无力，导致痰生、瘀留，这些病理产物阻滞血络，使得瘀血阻滞，四肢失去濡养，不通则痛，不荣则麻，发为麻木、疼痛。肝开窍于目，消渴日久损伤肝肾精血，血不能上承于目而视物模糊；消渴日久阴阳失调，阳不能入阴发为失眠，入睡困难。肾主固摄，肾阴阳亏虚则开阖固摄失司，致夜尿频多。病情日久耗气伤阴，阴阳两虚运化推动无力而致脉络瘀阻，见唇紫、舌暗，舌下络脉青紫怒张，脉沉无力。贾文魁教授认为该病虽在体表，但从消渴辨证，病根在里为肾，故应从肾论治，运用益肾活血通络汤加减治疗，共奏益肾活血止痛、通络消麻、宁心安神之功。一诊患者麻木，疼痛，在原方基础上加乳香、没药消麻止疼。二诊麻木症状较前缓解，眠差，视物模糊，上方加酸枣仁养心安神，枸杞子、菊花滋阴明目。随访未复发。

8.4　结语

目前，西医对于糖尿病周围神经病变引起的麻木、疼痛、瘙痒等临床症状尚未找到良好的治疗方案。贾文魁教授在继承前人治疗麻木经验的基础上，结合多年临床经验，认为贯穿此病的病机关键是“肾虚血瘀”，临床上从补肾、活血、通络、引经等角度进行治疗，创立了益肾活血通络汤，临床效果良好，为中医药治疗糖尿病周围神经病变提供了新的思路。（李文等）

三、“五脏互根，各有侧重”——肺癌、胃癌、虚劳辨证经验篇

1. 肺癌治疗经验探析

原发性支气管肺癌简称肺癌，是指发生于支气管黏膜上皮、支气管腺体、肺泡上皮的恶性肿瘤。肺癌起病比较隐匿，症状表现复杂，早期诊断率低，死亡率居癌症之首；随着现代医学的进步，虽然开启了分子靶向、免疫等精准治疗手段，但肺癌总的生存期仍较低，五年生存率仅有10%左右，而中医药在肺癌特别是在中晚期肺癌的治疗和康复方面有着突出的治疗作用和优势。通过数十年的临证，贾文魁教授总结了肺癌的病因病机及治疗方法，希望能给大家提供一些参考和帮助。

1.1 温阳化气，扶阳以化阴瘤

中医学认为肿瘤的形成与寒和阳气不足有关。《灵枢·百病始生》：“积之始生，得寒乃生，厥乃成积也。”《灵枢·水胀》“寒气客于肠外，与卫气相搏，气不得荣，因有所系，癖而内著，恶气乃起，瘜肉乃生……”。

《素问·阴阳应象大论》：“积阳为天，积阴为地。阴静阳躁，阳生阴长，阳杀阴藏。阳化气，阴成形。”张介宾注为“阳动而散，故化气；阴静而凝，故成形”，指出阳气主动而具有发散、推动、温煦的化气功能；阴气主静而具有下降、收敛、凝聚的形成质体的功能。所以说“阳化气，阴成形”是对一切肿瘤病因病机的高度概括，阳化气障碍是肿瘤发病本质，阴

成形太过是肿瘤表现。

《内经》云“益火之原，以消阴翳”。温阳法是治疗肿瘤的根本大法。《外科证治全生集》论及“阴疽”治法时指出“非麻黄不能开其腠理，非肉桂、炮姜不能解其寒凝……”。贾文魁教授临床治疗肺癌多以四逆汤、阳和汤、麻黄附子细辛汤、金匮肾气丸为底方温阳化气，以消阴瘤。此外在温补阳气的同时，还要注意阴阳的互生关系，要善于阴中求阳，阳中求阴。如果患者出现舌面裂纹、舌体嫩瘦、脉细弱等就在扶阳的基础上加用培阴益阳、阴中求阳的治法，常用的培阴药有山茱萸、枸杞子、熟地黄、菟丝子、肉苁蓉、麦冬等。

1.2　紧扣肺癌基本病机虚和痰调治

肺癌的临床表现可以说是复杂多变，但总体离不开两大基本病机，即虚和痰。虚主要为肺脏阳虚、气虚、阴虚，痰主要表现为寒痰、湿痰、脓痰。补虚常用方有升陷汤、加味麦门冬汤、甘草干姜汤、资生汤、薯蓣丸等；化痰常用方有苓桂五味姜辛汤、三子二陈新加汤、千金苇茎汤、葶苈大枣泻肺汤等。

升陷汤出自《医学衷中参西录》，“治胸中大气下陷，气短不足以息；或努力呼吸，有似乎喘；或气息将停，危在顷刻；其兼证……”临床对于气虚明显之证，气短不足以息、动则气喘、神疲乏力之肺气虚及全身气虚之证用之常屡试屡效、效如桴鼓。方中生黄芪的剂量是本方使用成功的关键所在，针对大气下陷之证，剂量多以 45 克起步，逐渐增加至 60 克、90 克、120 克、150 克，最大可用至 250 克，贾文魁教授常加制附子 30 克，山茱萸 60 克，以防补升中气时消耗肾中之气。

加味麦门冬汤是在《金匮要略》麦门冬汤的基础上加五味子而成，是贾文魁教授调补肺阴的基本方。对于肺癌出现的口干、咽干、干咳、呛咳、痰少而黏、不易咳出、痰中带血等肺阴虚的症状有明显治疗和缓解作用。

甘草干姜汤出自《金匮要略》，“肺痿吐涎沫而不咳者，其人不渴，必遗尿，小便数，所以然者，以上虚不能制下故也。此为肺中冷，必眩，多涎唾，甘草干姜汤以温之”。贾文魁教授常用此方治疗肺寒出现的咳嗽、咳痰、痰液清稀、形寒肢冷、小便频数等证。

此外薯蓣丸、资生汤也是贾文魁教授常用的调补肺癌之方。薯蓣丸出自《金匮要略·血痹虚劳病脉证并治》，指出“虚劳诸不足，风气百疾，薯蓣丸主之”。资生汤出自《医学衷中参西录》治阴虚劳热方，原文指出“治劳瘵羸弱已甚，饮食减少，喘促咳嗽，身热脉虚数者”。薯蓣丸、资生汤调补治疗作用平和，多用于肺癌患者经过一段时间治疗，病情平稳阶段或肺癌早期调补，且常用此二方为底方加减制作膏方给患者长期服用，可以起到调补肺气、化痰散结的作用。

苓桂五味姜辛汤是由《金匮要略》苓甘五味姜辛汤加桂枝而成，是贾文魁教授治疗肺癌寒饮留肺所致咳、痰、喘基本方，其温化痰饮，止咳平喘的效果可以说是立竿见影。此外射干麻黄汤、小青龙汤也是贾文魁教授温化痰饮常用方。

三子二陈新加汤是在三子养亲汤、二陈汤基础上加白僵蚕、杏仁而成。正所谓“脾为生痰之源，肺为储痰之器”。贾文魁教授根据多年临床实践经验得出，慢性肺病的治愈一定要从运化脾胃入手。本方是运化脾胃治疗肺脏痰湿、痰多的常用方。

葶苈大枣泻肺汤、千金苇茎汤出自《金匮要略》，“肺痈，喘不得卧，葶苈大枣泻肺汤主之”“治咳有微热，烦满，胸中甲错，是为肺痈。”从多年临床经验来看，此二方在治疗痰涎壅盛、气短喘促，或肺癌后期肿瘤破裂、腐烂，排痰、排脓、排浊中应用机会很多。

1.3 软坚散结化肿瘤

古代医籍有“诸般怪症，皆属于痰”之说，《丹溪心法》提出“凡人身上中下有块者，多是痰”。痰凝郁结在肿瘤的病机中占主要方面。“结者散之”，化痰散结必然成为恶性肿瘤最常用的治法。薯蓣消瘤丸是贾文魁教授治疗肺癌，调补正气、软坚散结常用方，药味有黄芪、党参、炒白术、清半夏、茯苓、陈皮、守宫、生牡蛎、浙贝母、猫爪草、橘核、荔枝核、细辛、甘草，用薯蓣粉制为丸，临床效果肯定。此外治疗肺癌常用的软坚散结药有半夏、玄参、牡蛎、浙贝母、天南星、夏枯草、山慈姑、海藻、白芥子、猫爪草、荔枝核、橘核等，临床可根据患者病情灵活选用。

1.4　一扶三保的治病思想贯穿肺癌治疗始终

世界卫生组织（WHO）和全球专家有一个共识：肿瘤发生是一个漫长的过程，2006 年 WHO 已将肿瘤定位为一种可控的慢性疾病。只要能做到早期诊断、积极治疗，一定可以使肿瘤成为和高血压、心脏病一样可控的慢性疾病。癌症的治疗应该是一个长时间、全方位的治疗，不能一味地攻伐肿瘤，不顾人体的反应，一定要处理好肿瘤和人体本身的关系，治疗肿瘤的目的一定是让患者活得更好、活得更长。

“一扶三保”的治疗思想是根据肿瘤患者的实际情况，尤其是晚期肺癌复杂的病理状态提出的，“一扶三保、留人治病”是治癌的基本原则。具体措施包括扶正气、保胃气、保精神、保睡眠。补正气扶阳气，使正气足，邪自去，阳气足，阴瘤自化。通过“保胃气以资化源、保睡眠以养精神、保精神以养形体”，从而达到肿瘤病“一扶三保、本标兼顾、留人治病”的进一步治疗目的，为最终实现“人瘤共存，带瘤延年”医疗战略提供基础。（王钏钏等）

2. 胃癌术后治疗经验

胃癌是胃黏膜上皮和腺上皮发生的恶性肿瘤，是最常见的恶性肿瘤之一，由于体质因素、环境因素、社会因素及生活习惯等原因，我国每年胃癌患者的发病率和病死率居高不下。胃癌属于中医学中的“积聚”“胃脘痛”“胃反”等范畴。贾文魁教授从事肿瘤的中医药干预相关研究，有着丰富的临床经验，现简要介绍如下。

2.1　谨守病机，审机论治

胃主受纳腐熟水谷，脾主运化水谷津液，二者合为后天之本、气血生化之源。脾胃虚损，水谷精微不得运化，则脏腑组织失养，经脉空虚，气血生化无源，终致正气日虚，而变生诸病。中医认为胃癌的发生，多为忧思恼怒日久，情志不遂；或饮食不节，导致肝失疏泄，胃失和降；或久病损伤脾胃，运化失职，痰凝气滞，热毒血瘀，交结于胃，积聚成块而发病。其次脾胃气机的升降出入逆乱，中焦水湿输布受阻，久聚则为痰，痰气交阻，就会导致胃癌的产生。正如明代方隅《医林绳墨·脾胃》中所言："脾胃一虚，则脏腑无所禀受，百脉无所交通，气血无所荣养，而为诸病。"中晚期胃癌患者经过手术治疗后，进一步损伤了脾胃功能，导致脾胃虚弱，升降失宜，表现为胃脘胀满，食后作胀，纳呆，恶心等脾胃虚弱之象。所以治疗上应以脾胃虚弱、痰气互阻作为胃癌的核心病机。如脾胃气虚，可用香砂六君子汤加减治疗，以木香、砂仁、陈皮、半夏理气化痰止呕，人参、白术、茯苓、甘草使脾胃之气健旺，酌加旋覆花、高良姜、九香虫；脾胃阴虚可用益胃汤加减治疗，如用沙参、麦冬、生地黄、玉竹滋养胃阴等，酌加橘皮、竹茹、蛤粉。

2.2　因人制宜，辨质论治

中医学强调"因人制宜"，而体质因素是疾病发生的内在基础。清代叶天士《临证指南医案》曰："凡论病，先论体质、形色、脉象，以病乃外加于身也。"而体质具有可调性，为从改善体质入手恢复机体健康提供了前提条件。体质学说在治疗学上的意义，主要体现在"治病求本"的治疗原则上。所谓的本，从某种意义上说即患者的体质。如《景岳全书》中说："当识因人因证之辨。盖人者，本也；证者，标也。证随人见，成败所由。故当以因人为先，因证次之。若形气本实，则始终皆可治标；若形质原虚，则开手便当顾本。"如肝胃阴虚，可用一贯煎等加减治疗，以沙参、麦冬和养胃阴，生地黄、枸杞子滋养肝阴胃液；脾胃虚寒可用理中汤合四君子汤加味，常用药有制附子、炮姜、砂仁、肉豆蔻、人参、白术、茯苓、黄芪等；气阴两虚者可用橘皮竹茹汤等加减，常用药有橘皮、竹茹、人参、生姜、甘草等。

2.3 辨病论治，扶正祛邪

胃癌患者的症状表现除有气机升降出入失常，还有特有的病灶即癌肿。因此胃癌是一种全身性疾病的局部表现，其病机总以本虚标实为主，治疗应遵循攻补兼施的原则。扶正的方法有益气健脾法、益胃养阴法、温补脾肾法等。祛邪的方法有化痰软坚法、活血化瘀法、清热解毒法等。常用的扶正药物有制附片、人参、炒白术、灵芝、红景天、九香虫等；常用的健脾化痰药有半夏、茯苓、陈皮等；常用的清热解毒、消肿散结药有猫爪草、白花蛇舌草、山慈姑等毒性相对偏小的药。临床和实验研究结果表明，扶正药物能够增强机体的免疫力，提高癌症患者的免疫功能，改善人体的防御功能，有利于抑制癌细胞的生长，延长癌症患者的生存期，提高患者的生存质量。祛邪药物能抑制病原性微生物的生长，改善人体的血液循环，疏通人体的气机，减少肿瘤的形成和转移。

2.4 保护胃气，勿伐正气

人以胃气为本，因此在胃癌的治疗中要始终顾护胃气，《素问·玉机真脏论》中说："五脏者皆禀气于胃，胃者五脏之本也。"正所谓"胃气衰败，百药难治"。《素问·平人气象论》中有"平人之常气禀于胃，胃者平人之常气也。人无胃气曰逆，逆者死"。同时用药要考虑药物的剂量、药味的多少，使胃腑得以受纳，以免攻伐胃气，要善用甘药补脾，如党参、白术、大枣、山药等。由于胃癌的治疗是一个长期的过程，为了防止胃败不纳，还应尽可能选用味单、效廉的药物，若药味繁杂，胃腑不耐，便无取效可言。胃癌的手术切除是最有效的治疗方法，但术后会引起消化、吸收等功能的变化。因此，胃癌术后的饮食调理也很重要。少食多餐是饮食上的基本原则，饮食宜清淡、高维生素、高蛋白质，富于营养，易消化。

2.5 病例

张某某，女性，53 岁，2011 年 9 月 13 日初诊。患者平日饮食不规律，2 个月前无明显诱因出现上腹胀痛，伴恶心、呕吐。于 2011 年 7 月行胃大部分切除并胃空肠吻合术，病理示胃窦部贯穿性溃疡伴癌变。刻下症：精神差、面色黧黑、脘腹胀满、恶心、嗳气、两胁痛、腰困痛、气短乏力、行走困难、舌质红、苔白、脉沉细弦。西医诊断：胃癌。中医诊断：积聚，中焦虚寒，胃气上逆。治则：补气健脾，温中祛寒。选方：旋覆代赭汤合理中汤加减。药用：制附片12克，人参24克，干姜9克，炒白术10克，旋覆花12克，代赭石12克，半夏10克，生姜15克，灵芝15克，红景天15克，九香虫12克，大枣12克，炙甘草6克。水煎服，每日1剂。以上方加减治疗半年，患者病情稳定，卡氏评分升至60分以上，为巩固疗效，改上方制水丸，每次9克，每日3次，继续服用，定期复查。

按语：患者的主症为腹痛、恶心、呕吐，又以面色黧黑、舌质红、苔白、脉沉细为重要体征。因患者平素脾胃虚弱，饮食不节，故可明其病机为脾胃阳虚，寒自内生，故脘腹疼痛；中焦虚寒，健运失司，升降反作，故恶心、呕吐；舌淡苔白，脉沉细为阳虚有寒的体征，脾胃受损，脾失健运，痰涎内生，痰气阻滞，故胃脘胀满；肝气郁结，经脉不利，则两胁疼痛。患者为胃癌术后，治法以补气健脾、温中祛寒为主，选用合方旋覆代赭汤合理中汤加减。九香虫理气止痛，温中助阳，用于胃寒胀痛、肾虚腰膝酸痛。现代研究证实，灵芝可以促进白细胞介素-2等内源性抗癌物质的生成，可以促进单核巨噬细胞的吞噬功能，还可以提升人体的造血能力尤其是白细胞的指标水平，对癌细胞进行抑制，成为抗肿瘤、防癌以及癌症辅助治疗的优选药物。红景天苷能有效地提高T淋巴细胞转化率和吞噬细胞活力，增强免疫力，抑制肿瘤生长，使白细胞升高，并对癌症患者病后体虚有很好的辅助康复作用。全方补气健脾，温中祛寒，保护胃气，有利于抑制癌细胞的生长，减轻患者的病痛，提高患者的生存质量，延长患者的生存期。

2.6　对胃癌术后规范治疗的思考

在胃癌的不同治疗时期，应运用审机论治与辨质论治的方法。审机论治应攻补兼施，稳定时期则应着重于辨质论治，疾病的相对稳定时期还应缓则治其本。用药所应遵循的原则为调补脾胃以扶正气；祛邪药不应大剂量使用，种类也不应烦冗，以免对胃刺激过大而克伐胃气；注意胃的受纳腐熟功能，如使用神曲、谷麦芽、山药、砂仁等。胃癌的治疗重点应是调节体质，缓解不适症状，时刻不忘保护胃气：一是健脾胃以生气血，保饮食以资化源；二是临证用药要注意勿伐胃气；三是要如《千金要方》所说“常欲小劳，但莫大疲及强所不能堪”。饮食水谷既是养生之本，又是致病之源，肿瘤病后一味追求膏粱厚味，饮食失节、过饥过饱、五味偏嗜、进食不洁、畏病不动均能致病。劳累过度则扰动心神，耗散精气，损伤皮肉筋骨；过度安逸则精神涣散，气血壅滞，筋骨懈怠弛纵。胃气的保养康复，要通过各方面的综合调养方能得以实现。（李永霞等）

3. 从心论治虚劳的临证经验

虚劳是以脏腑元气亏损、精血不足为主要病机的一类慢性虚损性疾病的总称。临床医家多根据《黄帝内经》中“虚则补之”“劳者温之”“形不足者，温之以气；精不足者，补之以味”等理论为指导，以补虚之法治疗该病。从阴阳气血论治，包括阴虚补阴、阳虚补阳、气虚补气、血虚补血；从五脏虚损论治，包括补益心、肝、脾、肺、肾等。如《难经》提出：“损其肺者，益其气；损其心者，调其营卫；损其脾者，调其饮食，适其寒温；损其肝者，缓其中；损其肾者，益其精。”《类经·虚损治法》言：“是以气虚者宜补其上，精虚者宜补其下，阳虚者宜补而兼暖，阴虚者宜补而兼清。”在治疗虚劳过程中，历代医家尤其重视补益脾、肾二脏。宋·许叔微对虚损之证强调“治从脾肾”；明·薛立斋则指出晨服理脾胃之剂可培补后天脾土，晚服补肾命之品可滋养化源；明·汪绮石《理虚元鉴》对虚劳的病机、论治大法、预防措施有专门论述；清代医家王旭高主张从肝论治虚证。明·张景岳提出了“凡劳伤虚损……惟心脏最多”“五脏之伤，惟心为本”的虚劳病机学说，从而奠定了虚劳病从心论治的理论基础。现代医家多以气、血、阴、阳为纲，以五脏虚候为目，辨治该病。

贾文魁教授认为虚劳虽有肝、心、脾、肺、肾五劳之分，但心为君主之官、五脏六腑之大主、主神明，居核心地位，心之气、血、阴、阳亏虚则可累及其余四脏，反之其余四脏之虚也可直接或间接影响到心。“心者，生之本，神之变也。”心主血脉，人体各脏腑功能之盛衰，皆仰仗此君主之官提供之物质基础；“血者，神气也。”意即血为精神活动的主要物质基础，若心血失养则精神萎靡，疲乏无力。贾教授指出，虚劳性疾病多由人之气血受损而致，故调治虚劳注重对心血之调护尤为重要。心主血包括生血与运血，而二者之间存在着转化关系，血得运则养，失运则败，而血运又赖于血之生为其提供动力之源。故从心入手，滋养心血、扶助心气实乃治疗虚劳病之要务。心血之运，赖气以运之，血运瘀滞而易为患，故贾教授临证中强调，调心在于益心气、养心血、通心络，心气足则血运有力，心血充则神识清明，心络通则气血得畅，而劳损自复。

3.1　虚劳的病因及表现

虚劳的形成原因有多种。如先天禀赋不足，或后天失养，以致体质薄弱；或积劳内伤，形神过耗，渐至气血阴阳虚衰；或年老体衰，脏腑功能衰弱，气血生化不足；或罹患恶疾顽证，邪气太盛，脏气过伤，一时难复；或病邪久羁，痰饮留滞，气结血瘀，正气日耗；或用药偏颇，寒凉伤阳，辛燥伤阴；或施治手段戕伐太过，殃及元气；或诊治不及时，或病久失于调护，造成身体虚弱等。

虚劳因其虚损病位不同、性质有别及轻重程度有异，临床表现多有不同，但以“病势缠绵，诸虚不足”为特点。运用四诊总括其证候，包括以下几点。①问诊：体倦乏力，怠惰懒言；或心悸、心烦，气短、喘息，自汗、盗汗；或易惊、健忘，少寐、多梦，头晕、眼花，视物不明；或口燥、咽干，眼干、耳鸣；或食欲不振，纳谷不馨，怯寒怕冷，大便溏泄，排便无力；或肠鸣腹痛、喜温喜按，腹中冷凉、下利清谷；或体虚易感，腰脊冷痛，阳痿、遗尿；或周身浮肿、按之没指等。②望诊：精神委顿，形体消瘦，行动缓慢，唇甲色淡；面色㿠白，或苍白，或萎黄；舌质淡，或淡嫩，或淡红；舌苔白，或薄，或少；舌形瘦小，或胖大，或齿痕等。③闻诊：声音低弱，咳喘无力等。④切诊：脉虚弱，或软弱，或细弱，或虚细，或虚大无力，或沉细无力，或细弱无力，或结代等。

3.2 从心论治虚劳病机

《素问·灵兰秘典论》言："心者，君主之官也，神明出焉……故主明则下安……主不明则十二官危……。"《灵枢·邪客》言："心者，五脏六腑之大主也，精神之所舍也。"明确指出心在五脏六腑的核心地位。《素问·六节藏象论》言："心者，生之本，神之处也。"心主神明，主导人体生命活动，维持人的精神状态。虚劳患者体倦乏力，怠惰懒言，心悸，气短，健忘，少寐，精神倦怠，萎靡不振，行动缓慢，反应迟钝等为神气不旺的表现。心主血脉，心气、心阳正常，营气、血液充盈，脉道及经络通利，则心主血脉之功能正常。若出现脉虚弱，或软弱，或细弱，或虚细，或虚大无力，或沉细无力，或细弱无力，或结代等，为心气不足、心阳不振、心血亏虚、血脉不充、心脉不畅、经络瘀滞的表现。心其华在面。《灵枢·邪气脏腑病形》言："十二经脉，三百六十五络，其血气皆上于面而走空窍。"心气旺盛，血脉充盈，则面部红润光泽。若心气虚，则见面色㿠白；心血虚，则见面色无华；心血瘀，则见面色紫暗。心开窍于舌，舌为心之苗。《灵枢·忧恚无言》言："舌者，音声之机也。"虚劳患者语声低微，气息无力，舌质淡（或淡嫩，或淡红），舌苔白（或薄，或少），舌形瘦小（或胖大，或齿痕），舌下络脉迂曲（或紫暗，或怒张）等表现为心之气血不足或心血瘀阻不通之证。

3.3 从心论治虚劳治法

鉴于心在虚劳发病中的重要意义，根据"气能生血、行血""气为血之帅，血为气之母""气行则血行，气滞则血凝""血得热则行，血遇寒则凝"等理论，贾文魁教授从心论治虚劳，以益心气、养心血、通心络为治则，自拟养心振颓汤，临床收效良好。养心振颓汤由人参、黄芪、红景天、五味子、当归、丹参、鸡血藤、桂枝、炙甘草等中药组成，方中人参可大补元气，强身补虚，益肺健脾，扶正益智，为君药；"五味子、红景天、黄芪”补益药组与“当归、鸡血藤、丹参”活血药组共为臣药，其中五味子可益气生津，补肺益肾，养心安神；红景天可补气，养心，益智，散瘀；黄芪可补气升阳，益卫固表；当归可补血活血；鸡血藤可补血行血；丹参可活血化瘀，安神；桂枝温通心阳，以助血行，为佐药；炙甘草调和诸药，为使药。桂枝、甘草合用，取桂枝甘草汤之义，以补益心阳。临床可根据相兼及兼夹证候等不同随证加减。

3.4 病案

案例1：王某某，男性，47岁，2017年9月28日初诊。主诉：精神疲惫、少气懒言5年余，近日加重。患者5年间先后行肾癌、肺癌手术治疗（具体不详），术后寻求中医中药调养，医者多从肝肾亏虚、脾肾亏虚、肺肾气虚等方面论治，效果不佳，患者症状时轻时重，近日加重。刻下症：精神疲惫，少气懒言，心悸气短，腰膝酸软，体形消瘦，面色㿠白，怕冷怕热，动则息促，睡眠易醒，情绪低落，食欲不振，小便不利，大便5日一行，排便无力，舌淡红，伴齿痕，苔薄润，脉沉弱无力。中医诊断：虚劳；证型：阴阳两虚。治法：益气养阴、温阳通络，方药组成：人参10克，黄芪45克，红景天15克，五味子12克，当归10克，丹参30克，鸡血藤45克，桂枝10克，炙甘草10克，生牡蛎45克（先煎），山茱萸30克，山药20克，泽泻12克，茯苓30克，牡丹皮15克，生地黄30克。7剂，水煎，日1剂，早晚分服。

2017年10月6日二诊。患者精神好转，睡眠及食欲好转，二便调，腰膝酸软等肾虚症状仍在，舌脉同前。上方加炒杜仲10克，补骨脂10克。继服7剂，服用方法同前。

2017年10月14日三诊。患者腰膝酸软等肾虚症状改善，舌脉同前。上方人参加至15克，黄芪加至60克。7剂，服用方法同前。

2017年10月23日四诊。患者诸症状明显好转，嘱其继服三诊方2个月，定期检查肝肾功能。

2018年3月6日五诊。患者精神饱满，体力良好，但不能进行重体力劳动，余如常人，嘱其继服三诊方1个月以巩固疗效，定期复查。

按语：本案患者症见心悸、气短，是心气不足、血虚不能养神体现；腰膝酸软、二便不调，是肾虚表现；精神疲惫、少气懒言、食欲不振，是脾虚表现；睡眠易醒、情绪低落，是肝虚表现；气短、动则息促，是肺虚表现；患者因肿瘤手术2次，全身气血阴阳损耗，系五脏俱虚之虚劳。心为五脏六腑之大主，治疗以养心为主，兼调其他脏腑，从而缓解症状。自拟养心振颓汤与六味地黄汤合方治疗。

案例2：张某某，男性，58岁，2017年9月28日初诊。主诉：倦怠乏力、精神疲惫1月余。患者有高血压、糖尿病病史近10年，1个月前因发作性胸憋、胸痛，急诊行冠状动脉造影及支架植入术，术后胸憋、胸痛等症消失，但日感身软乏力，精神倦怠，少气懒言，动则息促，且症状逐渐加重，入睡困难，夜眠不安，噩梦易惊，纳谷尚可，大便次数较多，粪便不成形，四肢酸困不适，烦扰不安，无精打采，面色不华，舌淡红，苔薄白，脉细略涩。中医诊断：胸痹，虚劳；证型：气血亏虚。治法：益气通络、养心安神。方药组成：人参15克，黄芪30克，五味子9克，红景天15克，当归10克，鸡血藤15克，丹参18克，桂枝9克，龙骨30克，牡蛎30克（先煎），首乌藤18克，炒酸枣仁18克，茯神15克，炙甘草12克，大枣3枚。7剂，日1剂，水煎，早晚分服。

2017年10月6日二诊。患者精神略显好转，睡中噩梦减少，舌脉同前。上方加琥珀4克。7剂，服用方法同前。

2017年10月14日三诊。患者症状改善，舌脉同前。上方人参增至24克。7剂，服用方法同前。

2017年10月23日四诊。噩梦消失，睡眠正常，精神转佳，舌淡红，苔薄白，脉缓略涩。继服上方20剂，巩固疗效。

按语：患者身软乏力，精神倦怠，少气懒言，动则息促，系心气不足；入睡困难，夜眠不安，噩梦易惊，面色不华，乃心血亏虚，故予益气养血、养心安神等治疗，药后心气得益，心血得补，心阳得运，心络得通，心脏得养，心神得安，诸症得以改善。胸痹患者除胸痛症状外，常伴有心悸，乏力，精神萎靡，肢软倦怠，耐力降低及遇事常感力不从心等不适，服用西药或行支架植入治疗后仍可存在。贾教授认为，胸痹可由心气不足、心阳不振所致，冠状动脉介入治疗可在一定时期内使痰瘀阻滞的血管再通，缓解心胸痹痛的症状，但不能改变心气不足的病理基础，故虚损羸弱表现仍在，且介入治疗后易再发心绞痛、冠状动脉狭窄。

虚劳多因先天不足、后天失养、积劳内伤、年老体衰等原因所致，而心为一身之主宰，人身一有所动，则心首当其冲。同时，心之气血具有生理上的易损性，其耗损对于该病的病理变化、病程发展又起到了至关重要的作用，故贾教授认为，治疗上当选用益心气、养心血、通心络之法，使心气足、心血充、气血畅，则心主之神得以化育涵养，心君自能号令百官，一身之气方能正常有序，虚劳一病方可逐渐恢复。（梁晶晶等）

4. 扶阳强壮灸姑息治疗晚期肿瘤临证治疗经验

扶阳强壮灸法是指选用含有附子、肉桂、干姜等温阳作用的艾条，对身体具有强壮作用的穴位，如足三里、关元等局部施灸（或用艾炷隔附子饼灸），从而治疗阳虚、寒盛一类病症的外治方法。恶性肿瘤严重危害人类健康，发病率逐年增高。大部分肿瘤患者在确诊时已属晚期，患者不同程度地出现虚弱、虚损等症状，临床呈现本虚标实、虚实夹杂的证候。在“以人为本，首重扶正；补攻结合，兼顾标本；人病同治，姑息权衡；益寿延年，带瘤生存”的中医抗癌康复理念指导下，山西省中西医结合医院在进行中西药综合治疗的同时，配合使用扶阳强壮灸法，取得了一定的疗效。

4.1　选穴

临床常用主穴为足三里、关元、大椎、气海，临证根据情况可选加百会、身柱、脾俞、肾俞等。

4.2　配穴

肺癌加肺俞、膏肓俞；食道癌、贲门癌加中魁、内关、膻中；胃癌加中脘、胃俞；肝癌腹水加神阙、三焦俞、三阴交，胁痛加肝俞、期门；肠癌加天枢、大肠俞；膀胱癌加委阳、三焦俞。

4.3 灸法

早灸大椎、身柱、脾俞、足三里，晚灸百会、肾俞、关元、气海。隔日 1 次，每穴灸 3 ~ 5 分钟，至皮肤稍起红晕为度。

4.4 病案举例

闫某某，女性，51 岁，2011 年 10 月 12 日上午由家属用轮椅推入诊室。家属代诉，患者主因上腹胀痛伴恶心、呕吐 1 个月，于 2011 年 7 月 24 日住入北京某医院，入院后经各项检查初步诊断为十二指肠壶腹部占位，于 7 月 28 日行胰、十二指肠切除术。术中切除胆囊，行胃空肠吻合术。术后病理结果为“十二指肠壶腹绒毛管状腺瘤，伴腺上皮高级别上皮内瘤，局部癌变为腺癌，中－高分化，并累及胆总管，癌组织仅限于黏膜内，手术切缘未见癌。胰腺及胃组织未见癌。胃大弯侧淋巴结未见转移癌（0/9）。慢性胆囊炎，未见癌。免疫组化：CK1/3（++），CEA（++），CA199（+），CerbB-2（+），P53（+），Ki-67（30%+）。术后患者出现恶心食少、精神倦怠等症，在该院输液治疗月余效果不显著，且日渐消瘦，腹部切口不愈合。手术切口敷料周围 B 超探查提示右下腹腹腔内未见明显液性无回声区。医生建议回家疗养，于 2011 年 9 月 8 日出院。回家途中路经太原前来就诊。刻下症：患者形体消瘦，面色黧黑，精神萎靡，呼吸短促，语声低微，恶心纳呆，畏寒肢冷，腰痛如折，夜不能寐。舌质淡红，苔白，脉细弱无力。辨证属少阴阳虚证，以四逆汤加味，处方：制附片 24 克，干姜 18 克，人参 15 克，九香虫 6 克，砂仁 12 克，木香 9 克，生黄芪 30 克，莪术 9 克，炙甘草 9 克，生姜 24 克，颗粒剂，14 剂，日 1 剂，开水溶化，分 2 ~ 4 次服。2011 年 10 月 28 日家属电话告知服药后饮食、精神略有好转，恶心减轻，仍感气短、腰痛，睡眠差。因路途较远，难来就诊。嘱上方再服 2 周。

2011 年 11 月 1 日二诊：精神、气色较前好转，恶心减轻，饮食稍增，仍腰痛、气短，舌淡红，苔白，脉沉弱。处方：干姜 15 克，炒白术 12 克，茯苓 24 克，九香虫 12 克，砂仁 18 克，红参 24 克，灵芝 12 克，红景天 30 克，炒神曲 30 克，代赭石 9 克，炙甘草 9 克，生姜 30 克，30 剂，颗粒剂，用法同前。

2011 年 12 月 4 日三诊：精神、气色明显好转，饮食渐增，自觉腰困，入夜尤甚，睡眠欠佳，舌淡红，苔白，脉象较前和缓有力。处方：茯苓 30 克，干姜 18 克，炒白术 12 克，制附片 15 克，红参 20 克，九香虫 15 克，砂仁 15 克，川续断 18 克，炒杜仲 18 克，巴戟天 12 克，炙甘草 9 克，30 剂，颗粒剂，用法同前。同时配合扶阳强壮灸法：早灸大椎、身柱、中脘、足三里，晚灸百会、脾俞、肾俞、关元，隔日一次，每穴灸 3 ~ 5 分钟，至皮肤稍起红晕为度。

2012 年 2 月 2 日四诊：腰困减轻，用餐后略感气短，左肩关节疼痛，活动受限，舌质淡，苔白厚，脉沉细略缓。B 超复查示：十二指肠乳头癌术后，肝囊肿。上方制附片、红参增至 30 克，加苍术 12 克，狗脊 10 克，用法同前。继续配合扶阳强壮灸法治疗。

2012 年 11 月 6 日五诊：一般情况均好，时感口苦，大便偏干，自觉背困，眠差，腹部切口一直未愈，其间曾赴京住院复查及治疗，医生考虑伤口不愈是因腹腔内胰管漏所致，建议二次手术。患者惧于手术之苦且怕术后伤口仍难愈合而未同意手术，转来要求中药治疗。诊见舌淡红，苔白，脉沉细。处方：党参 24 克，生白术 20 克，当归 15 克，陈皮 9 克，生黄芪 60 克，升麻 3 克，柴胡 6 克，炙甘草 9 克，合欢花 15 克，30 剂，日 1 剂，水煎，早晚分服。同时继续配合扶阳强壮灸法治疗。

2013 年 6 月 30 日六诊：患者已经上班。1 个月前内窥镜检查提示：残胃炎，胃底息肉。取活检（胃底 1 块，吻合口 2 块）。6 月 2 日病理诊断结果显示：胃底交界型黏膜轻度慢性炎，局部腺体不确定不典型增生；吻合口幽门型黏膜呈增生性息肉改变，间质水肿，较多中性粒细胞 / 淋巴细胞、少量嗜酸性粒细胞浸润，局部腺体显著肠上皮化生。建议随访。

2013年12月19日随访：上法治疗2月余，腹部伤口日渐缩小，现如小米粒大，分泌物消失。活动后稍感气短，进食生冷则腹部不适，大便稀溏，入睡较慢。建议继续灸疗，朝服补中益气丸，晚服附子理中丸。

2014年3月25日随访：腹部伤口完全愈合。面色仍暗，但较前有光泽。有时心慌、眠差，进食生冷则胃脘不适。继续前法调治。

2014年12月4日随访：证情稳定，胃镜检查示胃息肉摘除术、残胃炎。

2015年10月8日随访：生活、工作基本正常，目前正在办理退休手续。

灸法是把艾炷或艾条点燃后局部熏灼体表穴位以防治疾病的一种传统疗法，具有温经通络、行气活血、温阳补气、回阳固脱、祛湿散寒、消瘀散结等作用，临床应用广泛。扶阳强壮灸法所选穴位如足三里、关元、大椎、气海、百会、身柱、脾俞、肾俞等，都是对身体具有强壮作用的穴位。针灸名家谢锡亮先生认为，足三里“有理脾胃、调气血、主消化、补虚弱之功效，灸足三里能调整消化系统使之功能旺盛，吸收营养增加能源，对全身各系统都有强壮作用”。关元“别名丹田，是生命之田的意思……有培肾固本、调气回阳、主生殖、主原气之功效，长期施灸元气充足，虚损可复”。脾俞“有调理脾气、运化水谷、渗利除湿、和营统血之功效”。肾俞“有调理肾气、强健脑脊、聪耳明目、健身体、壮元阳之功效……”。穴位施灸对于癌症患者来说，还有减轻放疗、化疗不良反应，减轻胃肠道反应及骨髓抑制，改善临床症状，提高患者生活质量等作用。除此之外，在治疗甲状腺功能减退、冠心病、慢性阻塞性肺病、消化性溃疡、溃疡性结肠炎、慢性肾功能衰竭、中风后遗症及失眠、体虚感冒等疾病时，配合使用扶阳强壮灸法，也有较好效果。(贾文魁等)

四、“以偏纠偏，以平为期”——方药篇

1. 三味药组治疗噎膈临证经验

噎膈是以吞咽障碍为主要临床表现的一种疾病。噎即噎塞，指吞咽时哽噎不顺，食物阻塞不下，吞咽困难。膈即隔拒，指饮食不下，或吞食即吐。贾文魁教授认为噎膈病位在食管、胃脘及胸膈，病机与肝脾肾密切相关。发病以气、阴亏虚为本，以气滞、血瘀、寒凝、痰阻及热毒壅积为标。治疗则以益气养阴为主，兼以行气、化瘀、消痰、散寒及清热、解毒等法。

三味药组是以三味药组成一组，如同三足鼎立，互为犄角。其组合理论来源于《黄帝内经》：“君一臣二，制之小也”“君一臣二，奇之制也。”具体应用初见于《伤寒杂病论》，经金元四大家李东垣发挥，至明清温病学派日益完善。贾文魁教授临床善用三味药组成方、三味药组配方、三味药组偏方等治疗各科疾病，如不寐、胸痹、皮肤瘙痒、胃脘痛、噎膈等，经验丰富，疗效显著。

1.1 常用药组

1.1.1 莪术、黄芪、九香虫

莪术、黄芪、九香虫为补气化瘀常用三味药组，主要用于气虚血瘀者。莪术辛、苦，温，归肝、脾经，破血行气、消积止痛，《日华子本草》载：“治一切血气，开胃消食，通月经，消瘀血，止扑损痛，下血及内损恶血等”。黄芪甘，微温，归脾、肺经，补气健脾、升阳举陷、托毒生肌。张锡

纯《医学衷中参西录》云“黄芪……补气之功最优，故推为补药之长”。国医大师朱良春认为“黄芪能补五脏之虚，莪术善于行气破瘀消积。两者同用，可奏益气化瘀之功，病变往往可以消弭于无形”。九香虫咸，温，归肝、脾、肾经，理气止痛、温肾助阳。《本草纲目》言“治膈脘滞气，脾肾亏损，壮元阳”。

1.1.2 旋覆花、代赭石、姜半夏

旋覆花、代赭石、姜半夏为降气和胃常用三味药组，主要用于胃气上逆者。出自《伤寒论》旋覆代赭汤，主治“心下痞硬，噫气不除”，是治疗痰气痞的经典处方。旋覆花苦、辛、咸，微温，归肺、胃经，降气化痰、降逆止呕，《本草三家合注》记载其“主结气，胁下满，惊悸，除水，去五脏间寒热，补中，下气”。代赭石苦，寒，归肝、心经，重镇降逆，《神农本草经》云其主治“腹中毒邪气”，为重镇降逆要药，《医学衷中参西录》载：“降胃之药，实以赭石为最效。”半夏辛，温，归脾、胃、肺经，燥湿化痰、降逆止呕、消痞散结。

1.1.3 丹参、砂仁、木香（郁金）

丹参、砂仁、木香（郁金）为化瘀止痛常用三味药组，主要用于气滞血瘀者。来源于《时方歌括》丹参饮，主治心胃诸痛，兼胸闷脘痞，为行气化瘀止痛之良方。方中丹参苦，微寒，归心、心包、肝经，祛瘀止痛、凉血消痈，为活血化瘀之要药，“一味丹参，功同四物”。砂仁辛，温，归脾、胃、肾经，化湿行气、温中止泻，为醒脾调胃之要药。原方中檀香调气止痛，尤能治气滞脘腹作痛，贾文魁教授有时以颠倒木金散中的木香、郁金代替。郁金辛、苦，寒，归肝、胆、心经，活血止痛、行气解郁、清心凉血、利胆退黄。木香辛、苦，温，归脾、胃、大肠、胆、三焦经，行气止痛、健脾消食，《本草求真》说“木香，下气宽中，为三焦气分要药。然三焦则又以中为要……中宽则上下皆通，是以号为三焦宣滞要剂”。偏于气滞者用木香、偏于血瘀者用郁金。

1.1.4　吴茱萸、红豆蔻、煅瓦楞子

吴茱萸、红豆蔻、煅瓦楞子为制酸止痛常用三味药组，主要用于泛吐清水、泛酸者。吴茱萸辛、苦，热，归肝、脾、胃、肾经，散寒止痛、降逆止呕，《本草纲目》云其“开郁化滞，治吞酸”。红豆蔻辛，温，归脾、胃经，温中散寒、行气止痛。煅瓦楞子咸，平，归肺、胃、肝经，消痰软坚、化瘀散结、治酸止痛，是中和胃酸的要药。

1.1.5　苍术、厚朴、陈皮

苍术、厚朴、陈皮为燥湿健脾之经典三味药组，主要用于脾虚湿滞者。来源于平胃散。苍术辛、苦，温，归脾、胃、肝经，燥湿健脾、祛风散寒。厚朴苦、辛，温，归脾、胃、肺、大肠经，燥湿消痰、下气除满。陈皮辛、苦，温，归脾、肺经，理气健脾、燥湿化痰。三味药共奏燥湿运脾、行气和胃之功，是治疗湿滞脾胃之主方。

1.1.6　干姜、党参、白术

干姜、党参、白术为温中祛寒之经典三味药组，主要用于脾胃虚寒者。来源于《伤寒论》理中丸。干姜辛，热，归脾、胃、肾、心、肺经，温中散寒、温肺化饮。党参甘，平，归脾、肺经，补脾肺气、补血、生津。白术甘、苦，温，归脾、胃经，益气健脾、燥湿利水。三味药功效为温中祛寒，补气健脾。

1.1.7　沙参、麦冬、玉竹（石斛、山药）

沙参、麦冬、玉竹（石斛、山药）为益胃生津之经典三味药组，主要用于胃阴不足者。来源于《温病条辨》沙参麦冬汤。沙参甘、微苦，微寒，归肺、胃经，养阴润肺、益胃生津，《本草汇言》引林仲先医案：“治一切阴虚火炎，似虚似实，逆气不降，清气不升，为烦，为渴，为胀，为满，不食，用真北沙参五钱水煎服。”麦冬甘、微苦，微寒，归胃、肺、心经，养阴润肺、益胃生津。玉竹甘，微寒，归肺、胃经，养阴润燥、生津止渴。石斛甘，微寒，归胃、肾经，益胃生津、滋阴清热，《本草纲目拾遗》说石斛“清胃，除虚热，生津，已劳损”。山药甘，平，归脾、肺、肾经，益气

养阴、补脾肺肾。《本草三家合注》说山药“补中，益气力，长肌肉”。三药合用，功在生津润燥、清养胃阴。

1.1.8 郁金、鸡内金、威灵仙

郁金、鸡内金、威灵仙为化瘀消积的经典常用三味药组，主要用于瘀积肿块者。郁金辛、苦，寒，归肝、胆、心经，活血止痛、行气解郁。《本草备要》说郁金“行气，解郁，泄血，破瘀”。鸡内金甘，平，归脾、胃、小肠、膀胱经，消食健胃，《滇南本草》云鸡内金“宽中健脾，消食磨胃。治小儿乳食结滞，肚大筋青，痞积疳积”。威灵仙辛、咸，温，归膀胱经，通络止痛、消骨鲠，本品辛散走窜，《本草汇言》载“大抵此剂宣行五脏，通利经络，其性好走，亦可横行直往。追逐风湿邪气，荡除痰涎冷积，神功特奏”。

1.1.9 冬凌草、乌梅、白屈菜

冬凌草、乌梅、白屈菜为解毒消积之常用三味药组，主要用于热毒壅盛者。冬凌草苦、甘，微寒，清热解毒、活血止痛。乌梅酸、涩，平，归肝、脾、肺、大肠经，《本草纲目》言乌梅“敛肺涩肠，止久咳泻痢，反胃噎膈，蛔厥吐利”。白屈菜苦，凉，归肺、心、肾经，镇痛、消肿、解毒，具有很强的抗肿瘤活性，临床用于治疗多种肿瘤，如食道癌、胃癌、肝胆肿瘤、直肠癌和各种中晚期肿瘤转移等。

1.1.10 枳实、白术、砂仁

枳实、白术、砂仁为健脾行气之经典三味药组，主要用于脾虚气滞者。来源于《金匮要略》的枳术汤，主治“心下坚，大如盘，边如旋盘，水饮所作”。枳实苦、辛、酸，温，归脾、胃、大肠经，破气消积、化痰除痞。白术甘、苦，温，归脾、胃经，益气健脾、燥湿利水。砂仁辛，温，归脾、胃、肾经，化湿行气、温中，为醒脾调胃之要药。

1.2 病案举例

病案1：闫某某，男性，57岁。2018年1月4日初诊。主诉：食管癌化疗后4月余。患者于2017年9月6日在西京医院诊断为“食管癌、胃底息肉、慢性萎缩性胃炎”，定期化疗。刻下症：纳呆食少，泛清水，胃脘胀满，舌暗，苔白，脉细缓无力。辨证为脾胃虚寒、气血瘀滞。治以补虚温中、行气化瘀。处方：党参 12 克，干姜 30 克，炒白术 10 克，吴茱萸 6 克，红豆蔻 9 克，炒瓦楞子 18 克，九香虫 6 克，生黄芪 45 克，莪术 9 克，砂仁 12 克，木香 10 克，炙甘草 9 克，大枣 4 枚为引。7 剂，日 1 剂，水煎，早晚分服。

2018 年 2 月 1 日复诊，药后泛酸消失，纳谷转馨，二便正常，进食坚硬食物后胃脘窒塞感，舌暗苔薄，轻微裂纹，脉细缓无力。处方：党参 30 克，干姜 30 克，炒白术 10 克，莪术 10 克，吴茱萸 6 克，红豆蔻 10 克，煅瓦楞子 20 克，威灵仙 15 克，炒鸡内金 12 克，丹参 30 克，郁金 10 克，砂仁 12 克，九香虫 6 克，山药 15 克，石斛 10 克，生黄芪 30 克，炙甘草 9 克，仙鹤草 45 克，7 剂，日 1 剂，水煎，早晚分服。

2018 年 3 月 6 日三诊，可进流食，食后胃脘发凉，唇舌暗，苔薄，轻微裂纹，脉细弦。处方：党参 30 克，干姜 45 克，炒白术 12 克，生黄芪 45 克，莪术 15 克，丹参 30 克，郁金 10 克，威灵仙 18 克，砂仁 24 克，鸡内金 15 克，九香虫 9 克，荜茇 12 克，高良姜 24 克，吴茱萸 9 克，炙甘草 12 克，伏龙肝、大枣为引。21 剂，日 1 剂，水煎，早晚分服。

按语：该患者根据病史诊断为噎膈，辨证为脾胃虚寒、气血瘀滞。治以补虚温中，行气化瘀。方中党参、干姜、白术温中祛寒；黄芪、莪术、九香虫与砂仁、木香行气化瘀；吴茱萸、红豆蔻、煅瓦楞子制酸止痛；威灵仙、炒鸡内金与郁金三味药行气化滞、消食化积；山药、石斛益胃生津；仙鹤草强壮补虚；荜茇、高良姜温胃散寒。根据病情变化可灵活加减，而总以理中丸方挂帅。

病例 2：李某某，男性，77 岁。2018 年 8 月 7 日初诊，主诉食管癌术后 5 年。刻下症：吞咽障碍，纳谷不馨，食少消瘦，颜面两足浮肿，舌暗红，苔水滑。脉左细右弦细。留置导尿，其他诊断：低蛋白血证。辨证为气阴两虚、瘀血内阻。治以补气养阴，化瘀行气。处方：太子参 24 克，生山药15克，石斛9克，玉竹9克，清半夏9克，砂仁12克，丹参24克，枳壳7克，炒鸡内金9克，黄芪30克，莪术6克，九香虫6克，郁金9克，木香7克，威灵仙12克，炙甘草9克。7剂，日1剂，水煎，早晚分服。

2018年8月16日复诊，噎膈症状改善，食后胃脘不适，大便量少色黑，小便困难，舌淡红，苔厚，脉细略弦。处方：人参12克，生山药15克，石斛9克，玉竹9克，清半夏18克，砂仁12克，丹参30克，枳壳7克，炒鸡内金15克，黄芪45克，莪术9克，九香虫9克，郁金9克，木香7克，威灵仙15克，炙甘草9克。14剂，日1剂，水煎，早晚分服。

按语：该患者根据病史诊断为噎膈，辨证为气阴两虚、瘀血内阻。治以补气养阴，化瘀行气。初诊见患者食少消瘦，颜面两足浮肿，舌暗红，苔水滑，此为气阴两虚、瘀血阻络之征，方中太子参、山药、石斛、玉竹益气生津，莪术、九香虫与砂仁、木香行气化瘀，威灵仙、炒鸡内金与郁金、枳壳行气化滞、消食化积，配合清半夏化痰散结，黄芪利尿消肿，丹参活血化瘀，炙甘草调和诸药，共奏补气养阴、化瘀行气之功。复诊时患者噎膈症状改善，但小便仍难，故上方去太子参，改用人参12克，以增强补气之功，加大清半夏、丹参、鸡内金、莪术、九香虫、威灵仙用量，以增强行气化瘀之功，加大黄芪用量以增强利尿消肿之力。

病例3：郭某某，女性，60岁。2015年3月19日初诊，主诉食管癌术后1年。刻下症：进食时略感气短，自觉有痰，食欲尚可，二便正常，舌淡红，苔白，脉左细右缓。辨证为脾胃气虚，痰湿内阻，治以益气健脾，燥湿化痰。处方：生黄芪24克，莪术9克，九香虫6克，太子参24克，炒白术12克，茯苓15克，山药12克，木香9克，砂仁12克，陈皮10克，半夏10克，炒鸡内金9克，炙甘草6克。14剂，日1剂，水煎，早晚分服。

2015年5月14日复诊，精神、食欲及二便均可，进食过快则有窒塞感，舌淡红，苔白，舌下络脉色暗，脉缓。处方：生黄芪45克，莪术12克，九香虫9克，太子参24克，炒白术12克，茯苓24克，山药18克，木香9克，砂仁12克，陈皮10克，半夏15克，炒鸡内金24克，旋覆花12克，代赭石12克，炙甘草6克。14剂，日1剂，水煎，早晚分服。

按语：该患者根据病史诊断为噎膈，辨证为脾胃气虚，痰湿内阻，治以益气健脾，燥湿化痰。选方以黄芪四君子汤加减，方中四君子汤配以半夏、陈皮、砂仁、木香可奏香砂六君子汤之效以理气化痰、宽胸利膈，黄芪、山药合用可益气补虚，莪术、九香虫与砂仁、木香行气化瘀，辅以鸡内金等消食药，以理气通腑、消食化积，起补而不滞之功用。根据病情变化，复诊时加用旋覆花、代赭石以降气化痰、降逆止呕。（曹玮等）

2. 升降消痰汤辨治肺结节经验

贾文魁教授长期从事中医药防治恶性肿瘤及手术、放化疗等所致不良反应方面的研究，提倡在中医理论指导下“中西互参，病证结合”，主张“生命在于平衡”，注重标本同治。

肺癌发病率及死亡率居全球各类癌症之首，严重危害人类身心健康。随着肺癌筛查的推广、全民体检的普及、低剂量CT及高分辨率CT的广泛应用及其他影像学技术的进步，肺结节检出率逐年增高。肺结节是指影像学表现为肺内直径小于或等于30mm的局灶性、类圆形、密度增高的实性或亚实性阴影，可单发或多发，伴或不伴肺不张、肺门淋巴结肿大和胸腔积液，恶性率由高到低依次为部分实性结节、磨玻璃密度结节、实性结节。部分肺结节存在恶变可能，早筛早治是改善预后的关键，但目前西医针对肺结节的诊断治疗多以穿刺活检、手术切除、随访观察为主，手术切除易对良性病变造成过度治疗，仅随访观察则有错过最佳干预时机的风险，许多患者难以接受并深陷焦虑。中医药着眼于整体辨证结合治未病理念个体化施治、无创干预，在肺结节治疗方面有独特优势。

2.1　肺结节的形成

中医古籍中并无“肺结节”的系统论述，仅有相似疾病记载，例如《难经》载“气之所积，名曰积；气之所聚，名曰聚”“肺之积，名曰息贲”；《杂病源流犀烛》云“邪积胸中，阻塞气道，气不得通，为痰……遂结成形而有块”；元·朱丹溪言“痰夹瘀血，遂成窠囊”。故现代医家根据肺结节发生发展特点及临床表现，多将其归属于“息贲”“积聚”“窠囊”“痰核”“咳嗽”等范畴。目前中医对肺结节病因病机尚无统一定论，贾文魁教授认为肺结节的形成及相关临床表现与肺结节肺脾肾失调、肺络伏邪、外感邪气三者息息相关，且三者常互相影响恶性循环，基本病机为肺脾肾失调日久致正虚、气痰瘀壅伏于肺络成积，肺结节大多无临床症状，基于病机复感外邪促使患者出现症状。

2.1.1 肺脾肾失调是肺结节形成始发要素

肺为华盖，乃五脏之长，百脉之宗，司清浊之运化，主一身之表，保护诸脏机体抵御外邪。肺亦为娇脏，易受先天禀赋和（或）后天环境影响，受损于内外各种因素，肺气亏虚则肺津失布、血行不畅，易聚津成痰、血凝为瘀阻滞肺络。随着人们日常饮食多元化，贪食肥甘厚味、偏嗜寒凉、起居无常，或过用抗生素、输液等，易伤脾伤肾。脾虚则水谷精微运化失司，一则聚湿成痰，所谓“脾为生痰之源”，母病及子，痰浊上干于肺，所谓“肺为贮痰之器”；二则四肢百骸失于充养，日久则正虚无力抵抗外邪。肾阳虚则温化不足，无以温煦气津，蒸腾布散失司，金水相生、子病及母，最终使肺津输布无力，停聚成痰，发为积聚，正如《景岳全书》所云：“凡脾肾不足，及虚弱失调之人，多有积聚之病。”综上可见肺脾肾任一脏失调均能产生无形之邪，基于五行理论三脏相互影响，机体失于平衡，最终转化为有形之物。

2.1.2 气痰瘀壅伏是肺结节形成病理要素

基于肺脾肾失调，人体气机宣降、津液布散失常。气为血之帅，气虚则无力推动肺脉血液运行，血壅则瘀于肺脉；气郁则郁久化火，灼伤肺津，炼津成痰凝于肺；津液失布聚而成湿，湿浊沉降于肺。痰瘀湿浊等有形之邪进一步发展，胶结壅滞伏于肺络，痹阻肺络，肺络不畅，影响肺的气机宣降，二者互为因果，形成恶性循环，最终络息成积形成肺结节。

2.1.3 复感外邪侵袭是肺结节形成致病要素

《素问》言“正气存内，邪不可干”“邪之所凑，其气必虚”，说明发病与否取决于人体正气与外邪的强弱。《素问·宝命全形论》载“天地合气，命之曰人”，天地之间四极之内四时不正之气皆为邪气，亢则为害，淫而为病，说明人生于天地之间必受其气之扰。外感除风寒湿等六淫之邪外，亦可是工业化社会的产物如环境污染、致癌食物、各种感染等，贾文魁教授认为这些工业化副产物大多有火、热、燥、寒、湿的属性，可称为“新型”六淫之邪。肺结节患者大多无临床表现，是人之正气尚能与肺络伏邪抗衡不发为病，但当复感六淫之邪引动肺络伏邪进展，破坏机体平衡则发而为病。例如基于正虚伏邪，若复感风邪，风为阳邪易袭阳位，善行数变，引动肺络伏邪之痰浊，进一步加重气道壅塞，气机彻底失于平衡，肺气上逆则表现为咳嗽、咳痰、胸闷等。

2.2 肺结节的辨治

2.2.1 谨守病机，治病求本

贾文魁教授认为肺结节发生发展过程变化多端、虚实互见，需谨守正虚邪伏核心病机，不轻视复感外邪致病环节，指出以祛外邪、扶正气、清伏邪为治疗总则。临证时审因求本，若无临床表现，则着眼于肺脾肾虚与肺络伏邪，固本扶正与清透散结法并施，恢复肺中气机升降平衡，痰湿瘀浊有路可祛，使有形之邪得散；若有咳嗽、咳痰、胸闷、喘息等症状，则着眼于复感外邪机体失衡，祛邪为先以治标，兼扶正清伏以治本，正气恢复平衡有力鼓邪外出，则癥消积散。具体辨治思路为：关于正虚，肺虚则益气补肺为主，一则巩固肺卫抵御外邪，二则恢复肺气宣降；脾虚则健脾化湿为要，以绝生痰之源；肾虚则温阳纳气为主，温煦气津以强肺行津动力。关于肺络伏邪，气滞、气郁、血瘀、痰浊往往互相影响，故并施行气开郁、化湿祛痰、通络逐瘀、软坚散结法，以达清透肺络伏邪之目的。关于复感外邪，在辨证基础上运用祛风疏风、清热清火、化湿利湿等法祛邪外出。

2.2.2 据法遣方，随症加减

根据上述肺结节中医病因病机与治则治法，贾文魁教授参古人经典结合临证经验，自拟升降消痰汤治疗肺结节，该方是以升降散、二陈汤、消瘰丸为主要底方加减化裁而来的经验方，其中升降散取自《万病回春·瘟疫门》，清·杨栗山在《伤寒瘟疫条辨》中推其为治温病郁热内伏之总方；清·陈修园曾在《时方歌括》中言二陈汤为“祛痰之通剂”；消瘰丸取自《医学心悟》，为治瘰疬痰核之名方。升降消痰汤药物组成为：黄芪、半夏、白术、茯苓、陈皮、僵蚕、蝉蜕、姜黄、熟大黄、山慈姑、浙贝母、牡蛎、桔梗、防风、甘草。方中黄芪为君药，可补肺健脾、益卫固表，《本草求真》言其“入肺补气，入表实卫，为补气诸药之最”。半夏化痰散结，明·李中梓言其“下气止呕吐，闭郁散表邪，除湿化痰涎，大和脾胃”；茯苓健脾渗湿，《世补斋医书》云“茯苓一味，为治痰主药。痰之本，水也，茯苓可以行水。痰之动，湿也，茯苓又可行湿”。白术可益气燥湿，《本草汇言》言其“扶植脾胃散湿除痹”；陈皮理气，《本草纲目》言其“下气消痰”，四药共为臣药，共奏理气健脾化湿之效，以绝生痰之源。僵蚕咸辛性平，气薄体轻而浮升，善祛风散热、散逆浊结滞之痰；蝉蜕甘寒质轻，升浮宣透，可涤热解毒、开宣肺窍，《玉楸药解》言“蝉蜕轻浮发散，专治皮毛”，与僵蚕均为虫类药，可搜剔肺络伏邪；姜黄善理血中之气，通络解郁，《本草经解》载其“除气血凝结之积”。贾文魁教授将升降散原方生大黄易为熟大黄，药性相对缓和，可使逐瘀通络之效更专，直达病所，又免生大黄性寒生猛攻伐过度伤脾耗气；山慈姑、浙贝母均能化痰散结，牡蛎软坚散结，三药专治瘰疬痰核、癥瘕痞块；防风可化湿，擅走表散邪，以助黄芪固表而不留邪，以上诸药共为佐药，既升清降浊以复气机平衡，又祛肺络伏邪之气痰瘀浊使肺络得畅。桔梗与甘草共为使药，桔梗苦辛性平，为舟楫之剂，既宣肺祛痰，又为肺之引经药载药上行，甘草调和诸药。诸药合用攻补兼施、寒温并用，共奏益肺健脾、利气化痰、祛邪散结、通络导滞之功。

贾文魁教授临证时常结合病情变化适当加减，对复感风寒湿热等外邪致病者，酌情配荆芥、柴胡、刺蒺藜以祛（疏）风；配肉桂、花椒、淫羊藿以散寒；配薏苡仁、苍术化湿利湿；配黄芩、白屈菜、半枝莲以清热（火）。

2.2.3　中西互参，病证结合

随着现代生活、饮食、环境等日益多元化，疾病病种及临床表现也随之发生了变化。贾文魁教授认为在临证中若面临“无证可辨”，则需圆机活法，在中医理论指导下“中西互参，病证结合”去辨治，遵守治则治法遣方用药之余，可适当参考现代药理以提高疗效。例如肺结节起病隐匿，患者初期常无任何临床表现，则无证可辨，但可将肺结节影像学、病理学表现作为间接中医望诊，根据肺结节分类评估病情良恶、体质偏颇等情况遣方用药，参考药理结合患者病情、体质以调整用药轻重。

现代药理研究显示：黄芪可抑制促炎细胞因子表达，增强机体免疫力、抗肿瘤；半夏可镇咳祛痰、抗肿瘤，其炮制品法半夏可明显减轻气道炎症、减少气道黏液分泌；茯苓、白术、防风所含成分可增强免疫、抗肿瘤；陈皮挥发油可刺激性祛痰，其所含川陈皮素可减少炎症因子表达，减轻肺组织损伤；僵蚕可抗肿瘤、抗血栓，其水提液可平喘；蝉蜕可抗炎、镇咳祛痰、改善微观血瘀状态；姜黄素可抗炎、抗肿瘤；熟大黄可下调血浆黏度、延长凝血酶原时间及凝血酶时间；山慈姑可诱导肿瘤细胞凋亡，提高机体免疫；浙贝母可止咳祛痰平喘、抗炎、抗肿瘤；牡蛎低分子活性物质可有效抑制肺癌细胞增殖；桔梗可引导抗癌药发挥更好治疗效果；甘草可抗炎、增强免疫，生甘草含甘草酸较多，解毒、调和药性及镇咳祛痰效果佳。

2.3　病案

孙某某，男性，64岁，2023年1月10日初诊。主诉：发现肺结节2年余，咳嗽、咳痰伴胸闷1周。患者2020年5月19日于某省人民医院体检，胸部CT示：左肺上叶舌段及双肺下叶可见小结节影，大者直径约8mm，建议定期复查；后分别于2020年5月、2021年3月复查胸部CT，均示肺部结节较前变化不大；2022年3月复查示较前新增右肺下叶胸膜下微小结节影。1 周前外出后开始咳嗽、咳痰，痰白有沫易咳，伴胸闷不适，夜间尤甚，无发热、身疼，略感疲困，偶尔口苦；此次就诊主要是因咳嗽咳痰、胸闷，且不确定肺结节是否进展成肺癌，于 2023 年 1 月 5 日复查胸部 CT 示双肺多发结节状高密度影，最大直径约 13mm，建议 CT 引导下经皮肺穿刺活检评估病理性质或继续定期复查，本人及家属均拒绝穿刺活检，故决定尝试中医治疗。患者新冠病毒核酸检测阴性，肿瘤呼吸 10 项检查未见异常。既往有高脂血症史，间断吸烟近 30 年，每日 20 支，已戒烟 2 年余，偶饮酒。刻下症：咳嗽，咳痰、痰白略黏，活动后稍胸闷，略疲困，口略苦，纳可，眠差，小便可，大便有排便不尽感，舌略暗，苔薄，舌下络脉略迂曲，左关脉弦，右脉弦略涩。四诊合参，中医诊断：痰核，证型：肺脾亏虚，痰瘀阻络；治法：补肺健脾、化痰逐瘀；方以升降消痰汤化裁，处方：黄芪 18 克，柴胡 10 克，黄芩 10 克，法半夏 9 克，茯苓 12 克，陈皮 9 克，僵蚕 9 克，蝉蜕 6 克，姜黄 12 克，熟大黄 6 克，山慈姑 9 克，浙贝母 12 克，牡蛎 24 克，桔梗 10 克，甘草 6 克。7 剂，日 1 剂，水煎，早晚分服。

2023 年 1 月 17 日二诊：患者诉咳嗽、咳痰次数较前减少，口苦、胸闷症状稍缓解，睡眠欠佳，纳可，余症状无明显变化，舌脉同前。处方：上方黄芪改为 24 克，加炒紫苏子 12 克，夏枯草 12 克。21 剂，日 1 剂，水煎，早晚分服。

2023 年 2 月 14 日三诊：患者诉夜间胸闷症状明显缓解，睡眠改善，疲困感较前减轻，偶咳嗽咯痰，痰质较前稠，但易咯出，纳可，二便调，舌质红，苔薄，舌下络脉迂曲程度减轻，脉弦有力。效不更方，继服 14 剂，煎服法同前。

2023 年 3 月 2 日四诊：患者诉无明显不适，纳眠可，二便调，舌红苔薄，舌下络脉正常，脉弦。处方以二诊方黄芪 18 克，姜黄 6 克，去熟大黄、炒紫苏子，加炒白术 10 克，防风 9 克。30 剂，煎服法同前。嘱患者不必连服，可每服一周停一天。

2023 年 4 月 11 日五诊：患者自诉无不适，于 2023 年 4 月 3 日复查胸部 CT 示：对比 2023 年 1 月 5 日胸部 CT，双肺多个结节影消失，仅右肺下叶胸膜下散在微小结节影，最大直径约 4.3mm，炎性结节可能。继服四诊方 14 剂巩固，若无不适，不必复诊。嘱患者避风寒、畅情志、节饮食，定期复查胸部 CT。

按：患者肺结节由少变多，由小变大，提示肺结节病情在进展，结合初诊时患者的临床表现，不排除肺结节有恶变可能。患者年老，且肺结节病史长，易消耗人体正气，病位在肺，外出受风后咳嗽、咳痰，感疲困，提示肺脾亏虚；咳嗽、咳白痰、胸闷，提示痰浊壅滞；舌略暗、苔薄、舌下络脉略迂曲、右脉弦略涩，表明瘀血内阻；患者外出受邪，且自诉刚发病时痰为泡沫白痰易咳，就诊时痰白略黏，加之胸闷肺气不畅、口苦，恐有肺气壅滞、少阳枢机不利郁而化热之征。贾文魁教授综合患者症状，辨为肺脾亏虚，痰瘀阻络证，治以补肺健脾以扶正、化痰逐瘀以清肺络伏邪，兼疏风以祛外邪。予黄芪补肺健脾、益卫固表；以柴胡、黄芩、法半夏为三味药组通达上下、疏利气机；法半夏、茯苓、陈皮寓二陈汤之意以健脾化痰散结；僵蚕、蝉蜕疏风散邪，搜剔肺络以散结通络，姜黄行气化瘀，熟大黄逐瘀浊之邪，四药合用有升有降，恢复肺中气机平衡；以山慈姑、浙贝母、牡蛎为三味药组消痰散结；桔梗宣肺止咳祛痰，载药上行于肺，甘草调和诸药。二诊处方调整黄芪用量以增强健脾之力，减轻疲困症状；加紫苏子改善患者仍有的咳嗽、咳痰及胸闷症状；加夏枯草，意在与半夏联合可燮理阴阳，改善睡眠。三诊药后反馈诸症均缓解，说明方药对证故效不更方。四诊调整姜黄用量，去熟大黄以防逐瘀之力太过以伤正；加炒白术既可补气益脾养胃以防长期服药败胃，又可增强黄芪益气固表之力；加防风走表散邪，使固表不留邪。五诊无不适且影像学表现病灶明显缩小，故继服前方以巩固疗效。本案采用扶助正气、清透伏邪、辅以疏风之法，运用补肺健脾之品以扶助正气，巧用三味药组以化痰逐瘀、解毒散结，联合虫类药共清伏邪、祛外邪，正复邪去结散后再少佐益肺健脾之品以巩固卫表抗邪之力，最终肺结节缩小疗效显著，有效抑制病情进展。

2.4 结语

肺结节起病隐匿，发病机制尚不明确，西医与中医对其均没有统一的系统论述。目前中医药治疗肺结节，多围绕正虚痰瘀辨治。贾文魁教授认为肺结节虽病因病机复杂、进展变化多端，但其病理本质归根为痰瘀胶结，辨治时需中西互参，圆机活法，临证以肺结节形成和肺结节出现症状两个阶段为切入点。肺结节形成阶段，大多无临床表现，此为人体正气尚能与已有的肺络伏邪相抗衡；出现咳嗽、咳痰等症状时，多为复感“新旧”六淫之邪引动伏于肺络的痰湿瘀浊等邪，打破机体平衡发而为病。治疗以祛外邪、扶正气、清伏邪为总则，常用调补肺脾肾之药扶正固本，用疏风药祛外邪，巧用三味药组清透肺络伏邪，强调正复邪去结散后需少佐巩固卫表抗邪之药，方能有效缩小甚至消散肺中积聚，从而有效控制肺结节病情进展。（陈燕等）

3. 晚期肿瘤异病同治辨证用药规律分析

20 世纪 80 年代 WHO 提出，姑息治疗应尽早贯彻到肿瘤诊治的始终。WHO 对姑息治疗的定义为：“对那些对治愈性治疗无反应的患者的完全的主动的治疗和护理，控制疼痛及有关症状，并对心理、社会和精神问题予以重视，其目的是为患者及家属赢得最好的生活质量。”在我国，中医药被广泛用于晚期恶性肿瘤患者的治疗中，在姑息治疗方案中占有一席之地。广大中医学者运用中医药的独特优势治疗肿瘤成绩斐然，学者们通过多年的临床工作及实验研究认为，将中医药运用于肿瘤治疗的全过程对提高患者生活质量、促进肿瘤患者康复具有积极的作用。有资料表明，2/3 以上的恶性肿瘤患者在接受现代医学治疗的同时应用中医药治疗。中医药治疗肿瘤的最大优势是能提高放化疗的敏感性，减少化疗药物对人体的毒性作用，改善患者生活质量，延长生存期。然而中医姑息治疗在临床实际运用中也存在较多差强人意的地方，如西医医院、西学中人员囿于对中医理论的认识，未能达到好的治疗效果，并有增加发生相关病变的风险。基于以上原因，探讨规范化辨证施治、优化药物配伍及方剂组合意义深远。其根本在于探寻肿瘤晚期各病种之间是否存在相同的病机变化，其演变过程及选方用药是否具有规律性。规范用药有助于正确指导临床，扩大适用范围，减轻经济负担，造福肿瘤患者。

笔者回顾分析了国内医学期刊上发表的有关中医药治疗肺癌、胃癌及大肠癌的辨证用药特点，对其规律性进行了初步的归纳总结，现报道如下。

3.1　症状出现频率

3 种晚期肿瘤病变中涉及的共有症状均为虚损表现，包括乏力、消瘦、纳差，其出现频率均超过 90%。3 种晚期肿瘤病变的共性表现随病种不同有轻重程度的差别。随病种不同又各有其相应的特殊表现。其中肺癌有乏力症状的 469 例（93.6%），有纳差症状的 488 例（97.4%），有消瘦症状的 492 例（98.2%）。胃癌有乏力症状的 311 例（92.6%），有纳差症状的 330 例（98.2%），有消瘦症状的 333 例（99.1%）。直肠癌有乏力症状的 273 例（91.3%），有纳差症状的 270 例（90.3%），有消瘦症状的 281 例（93.9%）。

3.2　应用中药概况

从药物使用的频数分析，可以看出补虚药的使用频率最高，其次为清热药、利水渗湿药、收涩药、化痰止咳平喘药等。由此可见，对于晚期肿瘤的治疗仍以补益为主，体现了“虚则补之”的治疗原则，但又会根据证候的变化随证化裁，配伍相应的药物。

3.3　结论

通过对近 10 年中医药治疗胃癌、肺癌、大肠癌的临床文献回顾分析，可以看到，不同肿瘤均可出现相同的临床症状，晚期肿瘤中医姑息治疗辨证以虚为主，即气、血、阴、阳亏损，并与脾虚密切相关，进而导致湿、瘀、毒等病理产物的出现。在临床用药方面，使用频率高的药物中，以健脾益气类中药占据明显优势，远高于其他种类药物的应用，健脾可以间接起到调节气、血、阴、阳不足的作用，进而配合解毒、化瘀、祛湿类药物，起到提高生活质量、改善生存期的作用，这也印证了“有瘤必体虚，有虚首健脾”的观点。现代药理学研究表明，健脾药物具有减低细胞毒性、抗癌增效、反突变、抗转移等作用，同时健脾中药还具有诱导细胞凋亡、调节红细胞免疫功能等多种功效，在减轻化疗不良反应、提高机体免疫功能、改善生存质量等多方面起到了重要的作用。

同时也应该看到，这些结论是对于文献的二次分析，不可避免地存在各种偏倚。因此，还需进行大规模的流行病学调查，使研究更加深入、细致、科学、严谨。（段春鹏等）

4. 癌症患者化疗不良反应的中医药应对措施

化学治疗是治疗肿瘤的常用方法，但现有的化疗药物大多选择性不强，全身用药毒性较大，在抑制杀伤肿瘤细胞时对正常组织细胞，尤其是增殖旺盛的细胞（如骨髓、胃肠道上皮、头发根部等）也具有抑制、杀伤作用，因此化疗药物在一般治疗剂量应用时就可引起机体不良反应。

4.1 消化道反应

消化道反应包括恶心、呕吐、厌食、口腔黏膜炎、腹泻、便秘等，几乎一半以上的化疗药物使用后都有消化道反应。恶心、呕吐反应以使用顺铂最明显，5-FU 及其衍生物可引起腹泻，长春碱类药可引起便秘、麻痹性肠梗阻，MTX、5-FU 和 ADM 可出现口腔黏膜炎或溃疡。

4.1.1 恶心呕吐

患者在化疗中出现恶心呕吐症状，系药物影响使胃失和降、气逆于上而致，和胃降逆是基本治则。肿瘤患者多有正气虚损，故用药时应兼顾扶正，以健脾益气、温中散寒、滋阴和胃等法治之。患者若出现突然呕吐，并伴有胸脘满闷，苔白腻者，治宜芳香化湿、理气和中，以藿香正气散为主方；若出现呕吐酸腐，脘腹胀满，嗳气厌食，得食愈甚，吐后反快，大便臭秽或溏薄或秘结，苔厚腻者，治宜消食化滞、和胃降逆，以保和丸为主方；若出现呕吐清水痰涎，脘闷不食，头眩心悸，苔白腻，脉滑者，治宜温化痰饮、和胃降逆，方用小半夏汤合苓桂术甘汤加减；若出现呕吐时作时止，伴面色青白，倦怠乏力，口干而不欲饮，四肢不温，大便溏薄，舌淡者，治当温中健脾、和胃降逆，方用理中丸加减；若出现呕吐反复发作，时作干呕，口燥咽干，似饥而不欲食，舌红少津，则以滋养胃阴、降逆止呕为治疗原则，方用麦门冬汤酌加石斛、玉竹、竹茹之类以加强滋养胃阴之功效。此外肿瘤患者在注射化疗药时，应有充分的思想准备，进食不宜太多，少食生冷辛辣食物，多吃半流质易消化食物。呕吐最严重的2 ~ 3天里，口服中药尽量少量多次，频频下咽，如一次服用中药量太多，反而会引起呕吐。

4.1.2　便秘

便秘与大肠传导功能失常有关，与脾胃及肾脏关系甚为密切。患者若出现大便干结，小便短赤，口干、口臭，甚或腹胀腹痛，属中医之热秘，治宜清热润肠通便，药用麻子仁丸合增液汤加减；若出现大便不通，欲便不能，嗳气频作，或腹中胀痛，纳食减少，则属中医之气秘，治宜顺气行滞，方用六磨汤加减；若出现大便困难，虽有便意但难于排出，肢体困倦，气短懒言，为体虚之人所见之证，因肺脾气弱、中气不足、传导无力而见便秘，治宜补气健脾，方用黄芪汤加减；若出现大便干结，面色苍白无华，头晕眼花，心悸健忘，系血虚便秘，因血分不足，不能滋润大肠而致。治宜养血润燥，方用润肠丸加减。

4.1.3　腹泻

腹泻是以排便次数增多、粪便清稀为特征。一般而言，若大便清稀，中多泡沫，臭气不甚，肠鸣腹痛，舌淡，苔薄白，多属寒湿泻，治宜芳香化湿、散寒和中，方用藿香正气散加减；腹痛甚，里寒重，加木香、干姜以理气温中、散寒止痛；夹有食滞者，去甘草、大枣，加焦山楂、焦神曲消食导滞；小便短少加泽泻、猪苓渗湿利尿。若出现大便稀溏，夹有食物残渣，气味酸臭，或如败卵，脘腹胀满，便前腹痛，泻后痛减，腹痛拒按，嗳气酸馊，或有呕吐，不思饮食，夜卧不安，舌苔厚腻或微黄，多为伤食泻，治以消食导滞为主，方药用保和丸加减。腹胀腹痛较重者，加木香、厚朴、槟榔理气消胀止痛；呕吐者，加藿香、生姜和胃止呕。若患者出现大便水样，或如蛋花汤样，泻下急迫，量多次频，气味臭秽，或见少许黏液，腹痛时作，食欲不振，或伴呕恶，神疲乏力，或发热烦扰，口渴，小便短黄，舌红，苔黄腻，多为湿热泻，治宜清热利湿，方用葛根芩连汤加减。若热重于湿，加连翘、马齿苋、马鞭草清热解毒；湿重于热，加滑石、车前子、茯苓、苍术燥湿利湿；腹痛加木香理气止痛；口渴加生石膏、芦根清热生津；呕吐加竹茹、半夏降逆止呕。若大便稀溏，色淡不臭，多于食后作泻，时轻时重，面色萎黄，形体消瘦，神疲倦怠，舌淡苔白，多属脾虚泻，治法以健脾益气、助运止泻为主，方用参苓白术散加减。胃纳不振，舌苔腻，加藿香、陈皮、焦山楂以芳香化湿，理气消食助运；腹胀不舒加木香、枳壳理气消胀；腹冷舌淡，大便夹有不消化物，加干姜以温中散寒、暖脾助运；久泻不止，内无积滞者，加肉豆蔻、诃子、石榴皮以固涩止泻。若出现久泻不止，大便清稀，完谷不化，或见脱肛，形寒肢冷，面色㿠白，精神萎靡，睡时露睛，舌淡苔白，当属脾肾阳虚，治宜补脾温肾、固涩止泻，方用附子理中汤合四神丸加减；脱肛重者，加炙黄芪、升麻升提中气。

4.1.4 厌食

厌食又称纳呆，是指食欲不振，纳谷欠馨，饮食减少，不饥不纳，或食不知味等，是食欲减退的一种证候。若见纳呆腹胀，嗳腐吞酸，治当消食导滞、调和脾胃，方用枳实导滞丸加减。若见纳呆腹胀，嗳气则舒，治宜疏肝理气、和胃健脾，方用柴胡疏肝散加减。若见纳呆口黏，身重倦怠，治宜祛湿运脾、顺气宽中，方用苍白二陈汤加减。若见纳呆便溏，气短乏力，治当益气健脾、升清降浊，方用六君子汤加减。若见纳呆便溏，肢冷腰酸，多属脾肾阳虚，谷难腐熟，升降失调，治宜温补肾阳、益气健脾，方用金匮肾气丸合四君子汤。若见纳呆嘈杂，口干便秘，多属脾胃阴虚，失于濡润，纳化无常，治当养阴益胃、健脾助运，方用益胃汤加减。

4.2 骨髓抑制

多数抗肿瘤药物均有骨髓抑制作用，表现最多的是白细胞下降，也有血小板、血红蛋白下降或三者均下降，出现疲乏无力、面色苍白、皮肤黏膜瘀点、瘀斑及尿血、便血等，且骨髓抑制出现的时间因不同的化疗药物而不同，对骨髓抑制的轻重也因不同的化疗药物而不同。

从化疗引起的骨髓抑制诸症状来看，当属中医的“虚劳”“血虚”等范畴。中医认为“血者，水谷之精也，生化于脾；若脾虚则血之生化无源”“肾主骨、生髓”“肾藏精，血为精所化”；若肾虚，则髓不能满，血不能化，骨髓抑制造成的血细胞下降与脾、肾功能关系最为密切，治法以扶正补益为主，即补气养血、健脾和胃、滋补肾精。若患者乏力懒言，面色萎黄，口淡乏味，胃纳不佳，舌淡，苔白，治法以益气健脾为主，代表方剂有四君子汤。若患者形体虚弱，眩晕耳鸣，眼花，心悸易惊，面色少华，舌淡少苔，则以养血和血为法，代表方剂有四物汤。若患者以口燥咽干，肌肤干燥，尿少，大便秘结，舌红干，苔少或无苔为主，治法当养阴生津，方用生脉散。若患者面色苍白，畏寒肢冷，腰膝酸软，舌淡，苔白，治法当益气温阳，方用肾气丸。若患者面色晦暗，疼痛如刺，痛处不移，入夜更甚，爪甲有瘀点，舌质紫暗，有瘀点、瘀斑者，治法当活血化瘀，方用血府逐瘀汤。此外有临床研究报道作用于白细胞的中药有黄芪、太子参、黄精、枸杞子、冬虫夏草、女贞子、鸡血藤、生熟地黄、白术、淫羊藿、丹参等。作用于红细胞、血红蛋白的中药有党参、太子参、红参、阿胶、龟板、鹿茸、当归、紫河车、龙眼肉等。作用于血小板的中药有紫河车、花生衣、仙鹤草、黄芪、鹿角胶、五味子、麦冬等。临床可行针对性的加减。对于其他症状，如放疗后出现的尿血、便血等，可用中药地榆炭、槐花、仙鹤草、小蓟、云南白药等治疗。

4.3 神经毒性

抗肿瘤药物可造成周围神经和中枢神经的损伤，以周围神经损伤较常见，代表药物有紫杉醇类、长春碱类，表现为指（趾）端麻木、腱反射消失、感觉异常、便秘、麻痹性肠梗阻等。

中医认为麻木一症属于气血的病变，指的是四肢肌肤感觉减退或消失。若手足麻木，倦怠少食，少气懒言，语声低微，便溏尿清，舌质淡，属气虚麻木，治宜补气养血，方以四君子汤加味。若肢体麻木，面部、口唇和指甲淡白，眩晕眼花，舌淡，为血虚引起，治宜补血通络，方以四物汤加味。若患者出现麻木不仁，痛觉消失，口唇青紫，肌肤甲错，舌质紫暗或有瘀点瘀斑，脉涩，属瘀血阻络之症，治宜活血化瘀为主，方用桃红四物汤加减。

4.4 脱发

抗肿瘤药物损伤毛囊，可导致毛囊内增殖较快的细胞死亡，引起不同程度的脱发，以蒽环类、CTX、鬼臼碱衍生物影响较明显，特别是在联合应用时。

中医认为发为血之余，肾之华在发，久病正虚，精血不足，加之化疗、放疗引起瘀毒内阻，气血通达不利，使头皮生发能力不足，从而引起脱发。临床上轻则头发稀疏，重则脱光。若伴神疲乏力，心悸，气短，失眠，舌质淡红，苔薄，脉沉细无力，此为肝肾亏虚，治以滋补肝肾为主，方用生血丸合七宝美髯丹加减。若伴头晕目眩，健忘恍惚，夜寐多梦，失眠，舌淡，苔薄白，脉细，此为心脾两虚，治宜补益心脾、养血安神，方用归脾汤、养心汤等。此外有气滞血瘀者，包括部分斑秃和全秃，常伴气滞胸闷，头皮胸胁胀痛、发麻，舌质紫暗或有瘀斑，苔薄，脉弦细，治宜疏肝理气、活血化瘀、祛风通络，方用通窍活血汤、逍遥丸等。若伴神疲乏力，头晕，面色苍白，形体消瘦，舌质胖嫩，脉细数等，多属气血两虚，治宜健脾益气，养血祛风，方用人参养荣汤、十全大补汤等。若脱发缓慢，头发细短软，无光泽或头顶裸露，头皮屑多，瘙痒，舌质淡，苔薄白，脉弦或浮数，为血虚风燥，治宜养血润燥、祛风止痒，方用养血祛风汤等。此外在以上证型用药的基础上还可以加何首乌、黑芝麻、侧柏叶、益智仁、黄精等。

化疗引起的其他实质脏器的损害，如肝损伤（转氨酶升高、胆红素代谢异常、皮肤黏膜黄染等），肾功能损害（轻者出现尿量减少，重者出现浮肿、蛋白尿，甚至无尿等肾功能衰竭的症状），心脏毒性（心慌、气短，心电图改变、心律失常、心功能衰竭等），肺毒性（轻者表现为咳嗽、咳痰，重者因肺纤维化造成呼吸功能障碍出现胸闷、气短、呼吸困难）及对血管造成损害（穿刺部位红肿、疼痛、破溃，严重时可引起组织坏死），临证可根据情况辨证治疗。（贾文魁，梁晶晶，胡明丽）

5. 放疗所致放射性损伤的中医药调治方法

放射治疗是治疗恶性肿瘤的主要手段之一。放射治疗是给一定体积的肿瘤准确的、均匀的剂量，而周围正常组织剂量很小，因此在正常组织损伤很小的情况下，根治了恶性肿瘤，这样既保证了患者生存，又保证了患者的生存质量。

放射治疗对人体产生的电离辐射是损伤肿瘤细胞的主要作用机制。电离辐射对任何生物体的照射都将启动一系列的变化过程，大致可分为物理、化学、生物变化三个阶段。这个过程可作用于人体干细胞，使得干细胞被杀灭，因干细胞的丢失使正常组织在受照射后的头几周或头几个月出现损伤的表现，如皮肤黏膜破损、肠黏膜裸露和造血系统损伤。在正常组织和肿瘤内部都存在细胞杀灭的继发效应，即代偿性的细胞增殖；在较后的一些时间，受照射的正常组织会出现晚期反应。20 世纪 80 年代，我国开始进行有关中医药防治放疗不良反应的研究，大量临床研究表明中医药配合肿瘤放疗应用，具有减轻放射性炎症损伤、减轻消化系统反应、提高放疗完成率等辅助作用。贾文魁教授在中医治疗放疗不良反应方面经验丰富。

5.1　放射性肺炎

放射性肺炎系由于肺癌、乳腺癌、食管癌、恶性淋巴瘤或胸部其他恶性肿瘤经放射治疗后，在放射野内的正常肺组织受到损伤而引起的炎症反应。轻者无症状，炎症可自行消散；重者肺脏发生广泛纤维化，导致呼吸功能损害，甚至呼吸衰竭。

放射性肺炎的发生、严重程度与放射方法、放射量、放射面积、放射速度均有密切关系。放射野越大发生率越高，照射速度越快，越易产生肺损伤。其他影响因素如个体对放射线的耐受性差，肺部原有病变如肺炎、气管炎、慢性支气管炎、慢性阻塞性肺部疾病及再次放射治疗等均易促进放射性肺炎的发生。某些化疗药物亦可能加重肺部的放射治疗反应。老年人和儿童对放射治疗的耐受性差，多于放射治疗后 2 ~ 3 周出现症状，常有刺激性干咳，伴气急、心悸和胸痛，不发热或低热，偶有高热。气急随肺纤维化加重呈进行性加剧，容易产生呼吸道感染而加重呼吸道症状。

中医认为放射线是一种毒热性杀伤因素，属热毒之邪，灼伤肺脏，耗伤阴液。癌症患者正气不足，痰瘀内结。放射治疗使热邪伤阴，热毒之邪与痰瘀互结耗伤肺阴，灼伤肺络，影响肺的宣发与肃降，产生咳喘气促、呼吸困难，甚至紫绀等呼吸道症状。本病属本虚标实。贾文魁教授认为，阴伤、气虚、血瘀、热毒是放射性肺炎的基本病机，治疗时根据不同阶段可采取滋阴、益气、化瘀、解毒等治法。若见咳嗽少痰，咳声低微，气短无力，动则喘促，易汗出，食欲不振，形体消瘦，舌淡或舌质红，苔少，脉细弱，此系气阴两伤证，治当益气养阴、扶正固本，方用生脉饮合百合固金汤加减。若见胸胁胀满，胸痛如针刺，痰中带血或咯血，每遇情绪变化时症状加剧，舌质暗红，有瘀斑，苔薄，脉细弦或细涩，为气滞血瘀证，治法当以行气活血、理气止痛为主，方用金铃子散合血府逐瘀汤加减。若见咳嗽痰少或无痰，或痰中带血，胸痛，心烦寐差，低热盗汗，或热势壮盛，久稽不退，口干，便秘，舌质红，舌苔黄，脉细数或数大，此为阴虚毒热证，治以养阴清热、解毒止咳为主，方用沙参麦冬汤合五味消毒饮加减。若见咳嗽、咳痰、气憋、痰黏稠、痰白或黄白相间，胸闷胸痛，神疲乏力，舌淡，苔白腻，脉滑，属痰湿蕴肺型，方用二陈汤合瓜蒌薤白半夏汤以健脾燥湿、化痰止咳。

病案：张某某，女性，56 岁，2016 年 8 月 23 日初诊。主因“胸腺瘤术后3个月，放疗后半个月”就诊（患者为左前上纵隔B2型胸腺瘤，伴有颈部多发淋巴结转移）。现症见：咳嗽，咳痰，痰色黑，量不多，不易咳出，胸闷气短，活动后明显，感反酸、烧心，纳差，眠可，二便调，舌红，苔少，脉弦细。既往史：患者有甲亢病史5年。证属：燥热伤肺，肺肾阴虚；治则：清热润肺，补益肺肾。方选：百合固金汤加减。药用：百合30克，生地黄10克，熟地黄10克，山药20克，桔梗10克，浙贝母10克，川贝母6克，瓜蒌皮15克，薤白10克，猪苓30克，炮山甲6克，鳖甲10克，生龙骨15克，生牡蛎15克，夏枯草10克，煅瓦楞子15g，鸡内金30克，生麦芽30克，黄连12克，吴茱萸6克，生甘草10克。颗粒剂，14剂，日1剂，水冲，早晚分服。

按语：胸腺属于免疫器官，胸腺瘤患者常伴免疫功能低下，贾文魁教授常以肾虚论治，再加放射线之火热毒邪伤阴，更加重肺肾阴虚。故治以补益肺肾，采用百合固金汤以补益肺肾之阴。患者胸闷气短，故以瓜蒌皮、薤白、猪苓以宽胸通阳利水；生龙骨、生牡蛎、浙贝母、夏枯草、穿山甲、鳖甲以软坚散结而消癥；以左金丸并煅瓦楞子清肝泻火、降逆止呕以制胃酸；以鸡内金、生麦芽以健脾和胃消食。患者3个月后复诊，各症状均有不同程度的改善。

5.2　放射性食管炎

放射性食管炎常发生于肺癌及纵隔等胸部恶性肿瘤的放疗过程中或之后，亦间接发生于口咽部恶性肿瘤的放疗过程中。放疗大于30Gy可引起食管神经肌肉的损伤，导致食管蠕动减弱，甚至消失。随着放射线剂量增大，食管损伤愈重，放射线本身的电离作用可使食管上皮细胞损伤、坏死。在此基础上，又由于食管蠕动减慢，造成有害物质通过食管时间延长，加重了这种损伤。此外，放疗可引起机体白细胞减少，机体免疫力减低，从而引起食管感染，出现食管的炎症性改变。口咽部恶性肿瘤的放疗，有时也会引起放射性食管炎，这与放射线导致涎腺萎缩、唾液分泌极度下降有关。

放射性食管炎的典型症状为咽下疼痛或胸骨后疼痛，常于放疗后1周或数周内出现，一般症状较轻。严重者可出现胸部剧痛、发热、呛咳、呼吸困难、呕吐、呕血等，应警惕食管穿孔或食管气管瘘的发生。在治疗方面，西医主要采用激素治疗，大量应用激素虽可有效缓解症状，但其不良反应也是明显的，如停药后的反跳、加重或诱发感染等。应用中医辨证治疗不失为一种有益的探索。

中医虽无放射性食管炎的病名，但从中医学范畴来讲人体接受辐射性的放射线照射时，亦为外感六淫邪气中的“火”之属，“火”为热之炽盛，并有炎上、消灼津液之特征，常使机体耗伤气阴，脾胃受损，影响气血生化。癌症患者属正气不足，痰瘀内结。放射治疗使热邪伤阴，正不胜邪，热毒之邪与痰瘀互结。本病属本虚标实，贾文魁教授认为，热毒损伤是其基本病机，故清热解毒是贯穿始终的基本治则，治疗时根据不同阶段可辅以滋养气阴、活血化瘀、清热解毒等治法。若症见吞咽不利或吞咽时疼痛，口干咽燥，潮热盗汗，舌质红或绛红，少苔或无苔，脉弦细数，属火热伤阴证，方用增液汤加减治疗，酌加白头翁、野菊花、牡丹皮清热解毒，元胡、白芍、甘草止痛；若症见吞咽不利或吞咽时疼痛，口干咽痛，进食烧灼感，咳吐黄痰，舌红，苔黄腻，脉弦滑，属痰热证，方用小陷胸汤加减治疗，酌加苦参、薏苡仁、茯苓以清热燥湿化痰，元胡、川楝子以理气止痛；若症见吞咽不利或吞咽时疼痛，面白，乏力，气短，或咳吐白色黏液，舌淡，苔白腻，脉滑，属气虚痰湿证，方用香砂六君子化裁以益气化痰、理气止痛。

病案：韩某某，男性，55 岁，主因“食管癌放疗后半个月”就诊。刻下症：放疗后感吞咽疼痛，胸骨后憋闷、烧灼感，夜间明显，舌淡红，齿痕，苔白厚，脉细略弦。证属：气虚痰湿；治则：补益脾气，化痰除湿。方选：香砂六君子汤加减。药用：党参 30 克，炒白术 9 克，茯苓 18 克，炙甘草 9 克，法半夏 18 克，陈皮 12 克，木香 12 克，砂仁 24 克，九香虫 6 克，乌梅 30 克，炒鸡内金 24 克，蒲公英 12 克，枳壳 9 克，生黄芪 60 克，莪术 12 克，旋覆花 12 克，红高粱米、生姜、大枣引。颗粒剂，7 剂，日 1 剂，水冲，早晚分服。

按语：目前多数中医认为“热毒炽盛，耗阴伤津”是放射性食管炎的主要病机。在此病机的基础上，可能出现血瘀、血热、气虚、痰湿气滞、胃失和降等证型，尤以血瘀证型在放射治疗后期多见。针对这些证型分别使用清热解毒法、养阴生津法、补气法、活血化瘀法等治则。其中，清热解毒药物最常用金银花、连翘、白花蛇舌草、山豆根；养阴生津药物最常用麦冬、生地黄、玄参、沙参；补气药物最常用黄芪、太子参、党参；凉血药物最常用生地黄、玄参、牡丹皮、赤芍；活血化瘀药物最常用当归、红花、莪术；消肿生肌药物最常用白及、紫草；理气化痰药物最常用茯苓、半夏、白术、贝母；和胃降逆药物最常用半夏、陈皮。方中党参、茯苓、白术、木香、砂仁、陈皮、半夏为香砂六君子，联合枳壳、九香虫、黄芪、旋覆花益气健脾、理气化痰；蒲公英、莪术消肿散结；乌梅、甘草酸甘化阴；红高粱米、生姜、大枣为引，增强补益之功。

5.3　放射性肠炎

放射性肠炎是盆腔、腹腔、腹膜后恶性肿瘤经放射治疗引起的肠道并发症，分别可累及直肠、结肠和小肠，故又称为放射性直肠炎、放射性结肠炎、放射性小肠炎。根据肠道遭受辐射剂量的大小、时间的长短、发病的缓急，一般分为急性和慢性两种。早期肠黏膜细胞更新受到抑制，之后小动脉壁肿胀、闭塞，引起肠壁缺血，黏膜糜烂。晚期肠壁引起纤维化，肠腔狭窄或穿孔，腹腔内形成脓肿、瘘管和肠粘连等。在 5 周内照射量超过 5000cGy 时，约 8% 的患者发生放射性肠炎。

早期症状：由于神经系统对放射线的反应，早期即可出现胃肠道症状。一般多出现在放疗开始后 1 ～ 2 周内，常见恶心、呕吐、腹泻，排出黏液或血样便；累及直肠者伴有里急后重；持久便血可引起缺铁性贫血；便秘少见；偶有低热。痉挛性腹痛则提示小肠受累，乙状结肠镜检查可见黏膜水肿、充血，严重者可有糜烂或溃疡。

晚期症状：急性期的症状迁延不愈或直至放疗结束 6 个月至数年后始

有显著症状者，均提示病变延续，终将发展引起纤维化或狭窄。晚期症状，早的可在放疗后半年，晚的可在 10 年后甚至 30 年后才发生。

结肠炎、直肠炎：常出现于治疗后 6 ～ 18 个月。症状有腹泻、便血、黏液便和里急后重，大便变细和进行性便秘或出现腹痛者提示肠道发生狭窄。

小肠炎：小肠受到放射线严重损伤出现剧烈腹痛、恶心呕吐、腹胀、血样腹泻。晚期表现以消化吸收不良为主，伴有间歇性腹痛、脂肪泻、消瘦、乏力、贫血等。

治疗：急性期应卧床休息。饮食以无刺激、易消化、营养丰富、多次少餐为原则。限制纤维素摄入。腹泻严重者可采用静脉高营养疗法。西药治疗多以抗生素及激素为主，久用会有较多的不良反应。

本病在中医多属“泄泻”“肠癖”等证的范畴。在辨证时，首先应区别寒、热、虚、实。初起证见腹痛，里急后重，便下脓血黏液，舌苔黄腻，脉弦滑而实者，多为实证、热证。泻下日久，则多为虚证，食少神疲，四肢不温，腰膝酸冷，舌淡，苔薄白，脉沉细而弱，为脾阳虚衰之证。治疗当根据寒热虚实，热者清之，寒者温之。初起实则通之，久则虚而补之。寒热交错者，温清并用；虚实夹杂者，通涩兼施。贾文魁教授指出，当始终辨明祛邪与扶正的辨证关系，照顾胃气为本。若疾病早期见泻下赤白、肛门灼热、腹痛，小便短赤，舌苔黄腻，此系湿热下注，治当清热利湿，调气行血，方用葛根芩连汤加减。若出现泄泻清稀黏液，腹痛肠鸣，里急后重，饮食乏味，头重身困，舌质淡，苔白腻，则系寒湿内停，治宜温化寒湿，健脾行气，方用胃苓汤加减。若大便时溏时泻，水谷不化，饮食减少，脘腹胀闷，面色萎黄，肢倦乏力，舌淡苔白，脉细弱，此乃脾胃虚弱证，治当健脾益胃，方用参苓白术散加减。若出现临厕腹痛里急，泻下时发时止，大便有黏液或见赤色，面色无华，倦怠嗜卧，舌质淡，脉虚大，是因气血两虚、宿滞不化所致，治以益气养血、消滞健脾为主，方用真人养脏汤加减。

病案：李某某，男性，64 岁。主因“直肠癌放疗后 1 个月”就诊。刻下症：腹痛，腹痛则泻，泻后痛稍减，一日数次，手足麻木，畏寒，舌淡红，苔黄，脉弦滑。证属：脾虚湿困；治则：健脾扶正、解毒抗癌。方选：枳术丸合补中益气汤加减。药用：炒白术 15 克，枳实 10 克，生黄芪 30 克，太子参 15 克，茯苓 15 克，山药 15 克，陈皮 10 克，益智仁 20 克，土茯苓 20 克，生薏苡仁 20 克，半枝莲 20 克，五味子 10 克，炒山楂 10 克，炒神曲 10 克，炒麦芽 10 克，肉桂 5 克，肉豆蔻 5 克，山茱萸 15 克，补骨脂 10 克，甘草 6 克。

按语：本案患者为直肠癌术后、放化疗后放射性肠炎。癌症多得之于正气不足，外邪侵扰，病久正气益虚，正虚邪盛表现更加明显，放射线火毒之邪损伤肠络，气滞血瘀，脾肾先后天被伤，湿热蕴结下焦，腹痛泄泻出现；此时顾护正气在治疗过程中显得尤为重要。本案患者正虚症状较著，故扶正之为稍强，期正气得复，脾肾功能渐强，提高抗邪之力，方为枳术丸合补中益气汤加减。方中白术、山药、枳实、益智仁、黄芪、太子参、茯苓健脾扶正；土茯苓、生薏苡仁解毒抗癌；肉桂、补骨脂、山茱萸温阳散寒；陈皮、炒山楂、炒神曲、炒麦芽健脾和胃消食；甘草调和诸药。诸药合用，共奏健脾扶正、解毒抗癌之功。

5.4 放射性口腔黏膜炎

放射性口腔黏膜炎是因放射性电离辐射引起的口腔黏膜急慢性损伤，是头颈部恶性肿瘤放疗常见的并发症，其发生率高，约为 46.0% ~ 78.1%；其病理过程复杂，包括起始损伤、起始损伤反应、损伤信号放大、溃疡形成和溃疡愈合 5 个阶段。放射性口腔黏膜炎的病情严重程度既与放疗部位、类型、剂量等有关，也与个体性别、年龄、营养状况、口腔清洁度等有关。目前，西医对于放射性口腔黏膜炎的治疗多以抗炎、补液、营养支持、局部对症等为主，疗效欠佳。中医认为，放射性口腔黏膜炎虽发病在口腔，但涉及五脏，尤其与肺、脾、胃关系密切。在治疗上，贾文魁教授强调，既要重视局部的损伤，又要注重局部与脏腑的关系，故其治疗应是整体和局部的统一，具体包括内治法和外治法。

放射性口腔黏膜炎属于中医“疮疡”范畴。依据中医理论：射线为外来火热毒邪，火热毒邪为阳邪，进入人体可引起机体阳气过盛，同时阳盛易耗气伤阴，导致机体阴虚。阳盛阴虚则生内热，邪热累积血分，搏血为瘀，而致血瘀。同时，瘀血的形成可致邪热更胜，最终热瘀互结，更加耗伤阴液。因此，虚（气虚和阴虚）、火（实火和虚火）、瘀（气滞血瘀和气虚血瘀）是该病主要的病理变化。放射性口腔黏膜炎可因外来邪气和个体差异表现出不同类型，目前常见证型有火热炽盛、肺胃阴虚、气虚血瘀及气滞血瘀。通过多年临床实践经验的积累，在益气养阴、清热解毒、破瘀散结的治疗大法下，贾文魁教授常以生脉散、五味消毒饮、二至丸等为基础方，辨证与辨病相结合治疗放射性口腔黏膜炎，临床疗效颇佳。组方常包括太子参、麦冬、生地黄、山药、茯苓、灵芝、女贞子、墨旱莲、生牡蛎、夏枯草、紫花地丁、蒲公英、莪术、全蝎、半枝莲、重楼、白花蛇舌草、甘草等。

病案：赵某某，男性，44 岁。主因“右颈部肿物放疗后 1 周”就诊，患者于 2016 年 7 月 6 日无意发现右颈部肿块就诊于某医院，完善右颈部淋巴结穿刺活检，结果提示：（鼻咽）倾向非角化性癌，予 DDP 60mg Qw 化疗 6 周期并同步放疗 29 次后，查鼻咽部 MRI，鼻咽诸壁未见明显增厚，双颈部多发小淋巴结。刻下症：口干咽燥，舌体干灼，口腔溃疡，饮水、进食时咽痛，咳嗽少痰，纳差，寐欠安，大便干结，小便正常。舌暗红，苔白少津，脉弦细。证属：气阴两虚、瘀毒内结。治则：益气养阴、清热解毒、破瘀散结。方选：沙参麦冬汤合五味消毒饮加减。用药：太子参 15 克，山药 15 克，生地黄 10 克，女贞子 10 克，墨旱莲 15 克，麦冬 10 克，茯苓 10 克，夏枯草 15 克，紫花地丁 15 克，蒲公英 15 克，莪术 9 克，全蝎 3 克，生牡蛎 30 克，重楼 9 克，半枝莲 30 克，白花蛇舌草 30 克，甘草 5 克。颗粒剂，14 剂，日 1 剂，水冲，早晚分服。经治疗，患者诉口干、咽痛症状较前明显减轻，鼻腔内偶有疱疹，平素易疲乏，纳寐可，二便调，舌红，少苔，脉细弱。患者服用上方后口干、咽痛症状明显缓解。

按语：方中重用太子参、麦冬、生地黄等滋阴润肺之品以缓解放射性口腔黏膜炎的不良反应。其中，养阴润肺、清心除烦、益胃生津之麦冬可有效缓解患者热病津伤、口干舌燥等不适。且“鼻为肺之窍”，放疗中易致肺燥津伤，麦冬清润之功并用，常获奇效；方中生地黄既善清营凉血又能养阴生津，为清热凉血之要药；佐以太子参补气生津、益气养阴。贾文魁教授认为，本病不可单纯以清热或滋阴为法，在滋阴的同时应兼以清热，以免热盛加重阴伤，清热时要顾护阴液，以防阴损热更盛，故常在处方中加紫花地丁、蒲公英、重楼、半枝莲、白花蛇舌草等清热解毒、破瘀散结药物，配合生牡蛎、夏枯草等软坚散结之品兼顾原发肿瘤，防止鼻咽癌复发及转移。火热毒邪壅滞经脉，导致气滞血瘀热结，瘀血既是病理产物，也是致病因素，贾文魁教授常以莪术、全蝎等破血祛瘀药物与清热解毒类药物同用，增强攻坚除积、破血消癥之效。

5.5 泌尿系放射性损伤

盆腔肿瘤及子宫颈癌、前列腺癌、直肠癌的放射治疗，膀胱是不可避免的受照射器官之一，膀胱黏膜的放射敏感性虽低于肠道黏膜，但经大剂量照射后，引发放射性膀胱炎仍属难免，发生率为 2.48% ~ 5.6%。放射性膀胱炎的发生与放射总剂量、放射治疗技术及个体放射敏感性差异有关。放射性膀胱炎主要是放射线引起的血管损伤、小血管闭塞、黏膜充血水肿等形成溃疡，周围有明显水肿，常合并感染、出血。溃疡愈合后残留有白色瘢痕，其周围可见网状血管扩张，血管破裂造成反复出血，甚至放疗后10 多年还可出现血尿。由于放射线引起的小血管病变（动脉闭塞、血管壁纤维化及硬化）缓慢进行，组织处于缺血状态，形成黏膜、黏膜下组织、肌肉萎缩及纤维增生，形成慢性膀胱萎缩，导致容量减少（常只有 50mL 左右），可引起尿频、尿失禁，且容易合并感染。

症状：①轻度：仅有轻度症状及体征，如尿急、尿频、尿痛等。膀胱镜检查可见黏膜混浊、充血、水肿。②中度：除上述症状外，尚有膀胱黏膜毛细血管扩张性血尿，可反复发作。膀胱镜检查可见黏膜水肿，相当范围的纤维膜、毛细血管扩张，可伴有溃疡出现，病变常在膀胱三角区后壁及输尿管间的皱褶处。③重度：女性可形成膀胱阴道瘘。

治疗：西医治疗较局限，主要采用保守疗法，如抗生素消炎、止血及对症治疗，以缓解膀胱刺激症状。

泌尿系放射性损伤就其症状而言归属中医的“淋证”。贾文魁教授认为，该病初起或在急性发作期，多为实证、热证，治以清热利湿、凉血止血、通淋和疏利气机；经久不愈者，多为虚证，当以健脾补肾益气为原则。若患者表现为腹部刺痛、尿痛、血尿或有瘀块、舌暗红或瘀点斑、苔黄，当属于瘀毒内结，治以清热解毒、活血化瘀，选用三七、益母草、牛膝、丹参、赤芍、黄柏、半枝莲、白花舌蛇草、蒲公英、白茅根、石苇等药物。若患者表现为小便频数，灼热刺痛，淋漓不畅，尿液黄浊，少腹拘急胀痛，或有恶寒发热，头身痛，口苦，大便秘结，苔黄腻，则为热淋，治当清热泻火、利湿通淋为主，方用八正散。若出现小便涩滞，淋漓不畅，少腹满痛，苔薄白，脉沉弦，则属气淋之实证，治法以利气疏导为主，方用沉香散。若少腹坠胀，尿有余沥，面色白，舌质淡，苔薄白，脉虚细无力，当属气淋之虚证，治法以补中益气为主，方以补中益气汤为主。若患者出现小便混浊如米泔，置之沉淀如絮状，上有浮油如脂，或夹有凝块及血液，尿道疼痛热涩，舌红苔黄腻，脉濡数，当属膏淋之实证，治法当清热利湿、分清泌浊，方用程氏萆薢分清饮。若患者久病不愈，反复发作，淋如膏脂，尿时轻度涩痛，形体日渐消瘦，头昏无力，腰膝酸软，舌淡苔腻，脉细弱无力则属膏淋之虚证，治法当补虚固涩，方用膏淋汤。

病案：陈某某，女性，65岁，主因“宫颈癌放化疗后3天”就诊。刻下症：腹部隐痛不适，伴有腹胀，偶有恶心、进食少，时有口苦咽干，偶有发热，眠差，大便时干时稀，小便频数，夜尿多，时感尿痛。舌质淡红，苔薄黄，边有齿痕，脉滑。证属：湿热蕴结；治则：清热利湿通淋。方选：八正散加减。药用：生地黄20克，小蓟15克，滑石15克，车前子15克，瞿麦 10 克，淡竹叶 10 克，焦栀子 10 克，炒黄柏 15 克，苦参 15 克，天花粉 20 克，葛根 20 克，大腹皮 15 克，炙香附 15 克，炙延胡索 20 克，炒川楝子 10 克，砂仁 10 克，炒鸡内金 15 克，酸枣仁 30 克，甘草 10 克。

按语：患者因宫颈癌放疗后出现尿频尿痛、腹痛腹胀等症状来诊，四诊合参，属湿热蕴结证。以生地黄、小蓟清热养阴为君药；滑石、车前子、瞿麦清热利水通淋，通利下焦，使湿热之邪有出路为臣药；淡竹叶、焦栀子、炒黄柏清三焦畅气机，苦参清热燥湿解毒为佐药；加大腹皮行气宽中以消胀，炙香附、炙延胡索疏肝理气止痛，炒川楝子入膀胱经，有泄热止痛之功，患者病久，情志失调，肝郁脾虚，时口苦，大便时干时稀，三者合用以疏肝理气，合砂仁以温脾理气，化湿开胃；加炒鸡内金以健胃消食，还可助君臣通淋之功，酸枣仁生津，且宁心安神以助眠，为佐药；甘草既能补脾益气、缓急止痛，且能调和诸药为使药。

5.6　放射性皮炎

对于急性放射性皮肤损伤，西医治疗疗效不确切，中医医家有各自的一些观点及治疗方法，多从清热解毒、益气养阴、活血通络等角度出发。贾文魁教授认为，急性放射性皮肤损伤病机为阴虚为本、燥热为标，自制放疗 1 号（冰片、滑石、黄芩等份磨粉）外涂于急性放射性皮炎处清热解毒，在一定程度上预防了皮肤损伤的发生。放射线作用于肌肤，化毒化火，火热之毒积聚，血败肉腐发为痈疡，考虑病机为热毒伤阴、气血运行受阻，瘀久生热，热盛腐蚀血肉为疮疡，因此内治在养阴生津、凉补气血的基础上，重用清热解毒、活血通络之品，应用生地黄、玄参滋养肾阴，天冬、麦冬、沙参、石斛等养胃阴，太子参、白芍、当归等补气养血，同时配合金银花、半枝莲、蒲公英、白花蛇舌草等清热解毒、散结，内外同治，减少急性放射性皮肤损伤。

病案：王某某，女性，53 岁，2019 年 11 月 7 日就诊。患者平素情绪抑郁、心烦。2019 年 4 月因右乳外上象限肿物行彩超下穿刺活检确诊右乳局部浸润性癌，行新辅助化疗 4 个周期，化疗后行外科手术治疗，

T2N2M0Ⅲa 期，三阴型，放疗期间诉口干，咽干，尿赤，大便干，舌红，苔少，有裂纹，脉沉细。胸壁照射野处皮肤可见片状红斑，皮肤干燥，瘙痒、脱屑、红肿灼痛。证属：气阴两虚；治则：益气养阴润燥、降逆散结。方选：增液汤合参苓白术散加减。药用：太子参 30 克，麦冬 15 克，生地黄 15 克，生黄芪 20 克，陈皮 9 克，当归 15 克，竹茹 10 克，沙参 10 克，石斛 10 克，玄参 20 克，天花粉 15 克。颗粒剂，7 剂，日 1 剂，水冲，早晚分服；同时给予放疗 1 号外用，放疗前后均敷于照射野皮肤。患者服药后全身症状较前缓解，局部皮肤症状未见明显加重。之后一直随诊，随证加减，病情相对稳定。2019 年 11 月 15 日复诊，放疗后患者胸壁照射野处皮肤可见暗红色斑，未见脱皮、溃烂，仍有口干、咽部不适。采用增液汤合沙参麦冬汤加减，方药如下：太子参 30 克，生地黄 20 克，麦冬 15 克，生黄芪 20 克，沙参 15 克，玉竹 10 克，生甘草 6 克，桑叶 10 克，麦冬 15 克，扁豆 10 克，天花粉 10 克，红花 10 克。颗粒剂，7 剂，日 1 剂，水冲，早晚分服。用药后患者胸壁放射性皮损可见少量色素沉着，口干、咽部不适明显好转，情志舒畅。

按语：乳腺癌多疗程化疗及手术后，拟行放射治疗，放疗前期患者正气亏损，治则以扶正培本为法；放疗期予益气养阴润燥、降逆散结；放疗后期予补虚扶正、清热透解伏邪。另外，放射损伤在养阴润燥的同时可辅以行气解郁、清热解毒、活血化瘀。阴伤、燥热邪毒、血瘀三者是一组矛盾的共同体，临证用药不可顾此失彼。（贾文魁，王洪艳）

6. 癌症患者常见精神症状的中医辨治思路

肿瘤是严重威胁人类生命健康的疾病，由此引发的精神心理问题十分常见，其重要性愈来愈被临床医生所认识，但许多精神心理问题常不能得到及时准确的识别。肿瘤患者的精神症状以焦虑最为突出，其次是抑郁，其他精神症状也可以发生。

6.1 失眠

肿瘤患者因手术、化疗、放疗等治疗耗伤气血，得知病情后，思想负担加重，思虑过度，夜不能寐而致失眠，造成白天精神萎靡，加之食纳不振、偏食厌食，化学药物对肝功能损害、纳食减退，体内微量元素、多种维生素、矿物质及各种营养物质缺乏造成失眠症状加重。长期失眠会影响肿瘤患者的体力恢复及预后，人体细胞分裂时间在夜间睡眠时，由于失眠，人体神经系统控制细胞分裂的功能失控，导致细胞发展成癌细胞，肿瘤患者长期失眠及免疫功能低下，促使肿瘤复发及转移，因此治疗肿瘤的同时必须治疗失眠。

中医称失眠为“不寐”“不得眠”“不得卧”“目不瞑”，是以经常不能获得正常睡眠为特征的一种病证，病因有七情内伤、饮食失节、劳倦内伤等，病位主要在心，涉及肝、胆、脾、胃、肾，主要病机是阴阳失调、阳不交阴。《灵枢·本神》言：“肝藏血，血舍魂。”《普济本事方》谓：“平人肝不受邪，故卧则魂归于肝。神静而得寐，今肝有邪，魂不得归，是以卧则魂扬若离体也。”慢性失眠反复不愈，耗伤正气，气虚无力推动血行而有血瘀，血脉郁阻，心神失养，以致寤寐异常。症见胸胁胀满，善太息，入睡困难，甚则彻底不寐，心烦口干，食少腹胀，舌红苔黄，脉弦或涩者，证属肝气郁结化火，上扰心神所致，治以疏肝理气、解郁安神，方用丹栀逍遥散加减。胸闷、胁胀较甚者，加郁金、香附以助疏肝解郁；肝胆火盛者，合龙胆泻肝汤以清泻肝火。若见于年老久病患者，多属肾精不足，水火不济，虚火扰心而致不寐，临床可见失眠多梦，五心烦热，心悸不安，眩晕耳鸣，腰膝酸软，舌红少苔，脉细数，治当滋阴降火、养心安神，方用知柏地黄丸加减；低热者加地骨皮、白薇、生地黄以滋阴清热；汗多者加浮小麦、生牡蛎、麦冬以滋阴敛汗。若患者失眠，梦多易惊，心中惊惕，头晕目眩，气短倦怠，舌淡，脉细数或细缓，此系心神失养、神魂不宁而致，治以益气镇惊，定志安神，方用安神定志丸合酸枣仁汤加减。气虚者加黄芪、白术以益气健脾；阴虚加生地黄、麦冬、柏子仁以滋阴养心。若患者多梦易醒，四肢困倦，食少便溏，面色少华，心悸健忘，头晕目眩，舌质淡、边有齿痕，脉细弱，此为心脾两虚而致失眠，治以补气健脾、养心安神，方用归脾汤加减。脾虚有湿者，加陈皮、半夏以健脾化痰；失眠严重者，加合欢皮、生龙骨以养血镇静安神。若患者失眠日久，耗伤正气，气虚帅血无力，瘀血阻滞，心失血养而表现为不寐日久，多梦易醒，心悸乏力，或有头部刺痛，痛有定处，舌质紫暗，脉象沉涩，治当活血化瘀，宁心安神，方用血府逐瘀汤加减。心神不安，不寐易醒者加龙骨、牡蛎以镇静安神，失眠严重者加五味子、柏子仁以养心安神。

6.2 焦虑

肿瘤患者焦虑的主要原因是癌症可能带来的伤残和疼痛、威胁生命、有关治疗可能带来的痛苦、经济方面的损失、家庭关系的稳定、尊严的削弱或丧失、对前途的影响等。焦虑有两种主要的表现形式，一为急性焦虑障碍（惊恐发作），一为广泛性焦虑，两者均可伴有明显的自主神经功能紊乱症状。

6.2.1 急性焦虑障碍（惊恐发作）

急性焦虑障碍起病急，多发生在等待确诊或初步诊断为癌症或病情发生突然变化时。患者有难以自制的惊慌、恐惧、紧张不安，可能有濒死感、窒息感、失去控制感、大祸临头感或不真实感，可伴随下列自主神经功能紊乱症状：①心悸，②呼吸困难，③胸闷、胸前压迫感或不适感，④喉部阻塞或透不过气，⑤头昏、头晕或失去平衡感，⑥手脚发麻或肢体异常感，⑦阵发性冷热感，⑧出汗，⑨晕厥，⑩颤抖。发作期间可能有明显的运动症状，如踱步、搓手顿足、惊叫、呼救或抓住他人不放。发作常在几分钟至 2 小时，很少超过 2 小时。发作间隙可能正常，也可能有少许焦虑症状。

6.2.2 广泛性焦虑

癌症患者常同时存在焦虑和恐惧，如病痛使患者恐惧，同时又为生活、工作而焦虑。恐癌症是一种特殊的焦虑症，多发生于康复期，在此期间，患者时刻担心癌症复发或转移，不断地看医生，要求得到绝对无癌的保证，对于这些患者，身体任何微小的不适，都会引起恐慌。

以上病症可参照中医惊悸、怔忡及脏躁、百合病等诊治。如表现为心慌心悸，心神烦乱，坐卧不安者，治宜镇心安神，方用朱砂安神丸加减；如表现为胸闷不适、胁肋疼痛者，治宜疏肝行气，方用柴胡疏肝散加减；如有喉部阻塞感或异物感者，治宜理气化痰，方用半夏厚朴汤加减；如表现为寒热时作、头晕、汗出、口苦咽干者，治宜和解少阳，方用小柴胡汤加减。也可根据实际病情选用逍遥散、越鞠丸、四逆散等加减。如表现为精神恍惚、欲卧不能卧、欲行不能行、食欲时好时差及口苦、尿黄、脉微数者，为百合病，治宜清心润肺，方用百合地黄汤加减；如表现为精神忧郁、神志恍惚、烦躁不宁、悲忧善哭、喜怒无常者，病属脏躁，治宜养心安神，方用甘麦大枣汤加味。

6.3　抑郁

抑郁多发生于肿瘤患者病情晚期，常伴有睡眠障碍、胃纳减退、性欲低下、便秘、体重下降等躯体性障碍，需要与肿瘤引起的躯体症状认真加以鉴别。部分癌症患者可能会掩饰自己的抑郁情绪，有意表现出乐观，但活动减少，回避人际交往和社会活动，注意力不集中，兴趣丧失、早醒、情绪焦躁、易发脾气，故以抑郁自评量表自评时可能会有部分癌症患者的抑郁情绪漏诊。深入检查则会发现患者的悲观和绝望心境，这种隐匿性抑郁情绪在临床上易被忽视，因此以汉密尔顿抑郁量表了解癌症的抑郁情绪更为可靠。在晚期特别是伴有疼痛的肿瘤患者中，抑郁可能是主要的症状。癌症患者的抑郁，80% 得不到重视和治疗，若患者家属发现症状则需要积极协助配合治疗。

中医对此类疾病的治疗有其独特疗效，一般患者出现诸如多愁善虑、悲观厌世、情绪不稳、唉声叹气、失眠多梦，兼见两胁胀满、腹胀痛泻、身倦纳呆，舌淡红，苔薄白，脉弦细，当属肝郁脾虚证，治宜疏肝健脾、理气开郁，方用顺气导痰汤加味。痰结气郁化热者，宜清热化痰，用黄连温胆汤加减。表情呆滞，痰迷心窍者，可用苏合香丸芳香开窍。出现情绪抑郁，自杀倾向或行为，心情烦躁，思维联想缓慢，运动迟缓，兼见面色晦暗，胁肋胀痛，舌质紫暗、有瘀点，苔白，脉沉弦，属肝血瘀滞，治宜疏肝理气，活血化瘀，方用癫狂梦醒汤加减。兼寒者，加干姜、附子助阳温经。若有失眠、健忘，兴趣缺乏，心悸易惊，善悲易哭，倦怠乏力之症状，兼见面色淡白或萎黄，食少腹泻，舌质淡，苔白，脉细弱，属心脾两虚，治当益气健脾、养血安神，方用养心汤加减。如见畏寒肢冷，下利清谷者，属肾阳不足，宜加温肾补阳之品，如补骨脂、巴戟天、肉苁蓉等。

6.4 其他精神症状

6.4.1 易激惹

治疗无望使患者灰心丧气而易激怒，反过来又使情绪呈现更大的波动，患者每因小事而激动、发怒、气愤、悲伤、哭泣，如家属未按时间前来探视、饮食可口与否都可能引起患者的极大不满，给人以难以相处的感觉，而患者则感到别人在故意疏远他，甚至对周围的人抱有敌视态度，也有患者对人特别亲热，爱倾诉病中痛苦，以博取别人的同情。

6.4.2 孤独感、无助感

与周围人有隔阂、孤独无助、社会信息剥夺和依恋亲人的需要不能满足是患者产生孤独的主要原因。患者若认为自己对所处环境没有控制力，就会有无助感——一种无能为力、无所适从的情绪，进一步泛化即为抑郁。与无助感相联系，患者往往有自怜和自卑情绪，内心中有无数的冤屈需要发泄，或处于梦游样状态，做些对人对己都毫无意义的事情。如有的患者时而面对镜子进行自我告别，回首往事，顾影自怜。

6.4.3 记忆障碍

早期常为近事记忆减退或近事遗忘，过去经历的记忆也不能复现，甚至记忆发生歪曲，但即时记忆可相对保持良好，病情进一步发展经常出现定向障碍。

6.4.4　情感障碍、知觉障碍

患者对外界事物漠不关心，神情呆滞，缺乏主动性。此外，还可见到患者无故哭笑，情绪不稳，烦躁不安，易怒、焦虑、抑郁或反常的欣快；有时患者可见感觉过敏或消失及感知综合障碍。

6.4.5　幻觉错觉

特征为意识水平降低，定向障碍，有早轻晚重的现象。患者常有精神运动性兴奋，如兴奋不宁、不停地扭动身体，或随意触摸；对提问多不回答或答非所问；有时喃喃自语，且思维不连贯；可能伴有幻觉或错觉；在无明显意识障碍情况下突然出现大量的幻听、幻视，内容多为恐怖性，故有恐怖表情和逃避反应。接受或准备接受化疗的患者，尚易发生幻嗅、幻味。

临床症见患者情绪高涨，易激惹，思维奔逸，言语滔滔不绝，躁动不安，喊闹不休，昼夜少眠，兼见大便干结，小便黄，舌质深红，苔黄燥，脉弦洪数者，属肝火内扰，治当清肝泻火涤痰宁心，方用生铁落饮合龙胆泻肝汤化裁。若见情感活跃，易激惹，联想加速，言语增多，夸大、自负，精力充沛，动作增多，睡眠减少，兼见大便干结，小便色黄，舌质红，苔黄，脉弦数者，当属肝胆郁热，治则以清利肝胆、安神宁志为主，方用龙胆泻肝汤合涤痰汤化裁。彻夜难眠者，加柏子仁、酸枣仁宁心定志。若见患者情绪饱满，言语、动作较多，但易疲惫，注意力不集中，兼见大便干，体质较弱，舌质红嫩，少苔，脉弦细数者，此属热盛伤阴，治当滋阴降火、安神定志，方用二阴煎送服定志丸。（梁晶晶，贾文魁）

7. 小柴胡汤治疗原发性成年型甲状腺功能减退症经验

原发性成年型甲状腺功能减退症属于中医学“瘿劳”范畴，即由成年人甲状腺腺体自身病变导致甲状腺激素合成分泌减少或组织利用不足的一类综合征，通常表现为身体代谢效率降低和交感神经兴奋性下降。患者经常出现畏寒乏力、手足胀痛、困惑、记忆力减退、出汗少、关节疼痛、体

重增多、大便秘结、月经不调、不孕不育等症状。该病起病隐匿，病程较长，随着年龄的增长，发病率增加，大约占甲状腺功能减退症的95%，以女性多见。中医对“瘿劳”的研究源远流长，病机清晰，积累了丰富的临床辨证治疗经验，并取得了很好的效果。贾文魁教授认为少阳枢机不利导致气机升降出入失常和气血津液输布障碍是原发性成年型甲状腺功能减退症病机的关键，灵活运用小柴胡汤调畅枢机、补虚散结治疗瘿劳良效颇多。

7.1 病机

7.1.1 气机运行与瘿劳

气机运行与瘿劳的发生关系密切。如《诸病源候论》云：“瘿者，由忧恚气结所生。”《圣济总录》云：“忧、劳、气（瘿）则本于七情，情之所至，气则随之，或上而不下，或结而不散是也。”《济生方·瘿瘤论治》云：“夫瘿瘤者，多由喜怒不节，忧思过度，而成斯疾焉。大抵人之气血，循环一身，常欲无留滞之患，调摄失宜，气凝血滞，为瘿为瘤。”说明由于忧思日久、劳逸过度、情志不舒等因素，导致人体肝气郁结，气机郁滞，津液不能正常疏布，脉道不能畅行血液，气郁、痰凝、血瘀等病理产物壅结于颈前，形成瘿劳。《医醇賸义》言：“虚劳内伤，不出气血两途。”说明气血同源，阴阳互根，气血运行不畅日久，不能濡养各脏腑，脏腑之间气血阴阳亏损，形成瘿劳。贾文魁教授认为瘿劳病机应为本虚标实，其产生是由于肝失条达，气机输泄不利，忧思伤脾，气血生化乏源，在内造成脏腑形体失去气血津液的滋养，无力鼓动气机运行，加重郁滞，在外则呈现一派羸弱之象，此为本虚；同时劳逸失节、五志过极等因素，导致气机郁结，气血津液滞留，化生气郁、痰凝、血瘀等病理产物结于颈部，此为标实。

7.1.2 少阳枢机与气机运行

《灵枢·根结》言：“太阳为开，阳明为阖，少阳为枢。”少阳包括手少阳三焦经和足少阳胆经，是人体气机升降出入的枢纽，为三阳中的根本。如《类经·阴阳离合》云：“少阳为枢，谓阳气在表里之间，可出可入，如枢机也。”指出少阳是沟通六经表里脏腑之间的通路，为转输表里脏腑阴阳的枢纽。《医学求是》云："枢轴运动，中气得以运行，脾升胃降，有赖少阳之转枢焉。"依靠少阳枢机的转输作用，气机运行通畅，脾主升清、胃主降浊功能得以正常维持。《难经》中记载"三焦主持诸气"且为"水谷之道路"，《内科摘要》云"肝主疏泄"。枢机司职，气机调畅，水谷营卫畅行出入，气血津液正常输布，脏腑经络得以濡养。正如《伤寒论・平脉法》云："荣卫不能相将，三焦无所仰，身体痹不仁。"若因外感内伤，邪犯少阳，导致枢机运转不利，气机升降失常，气血津液输布、运行不利，则形成气郁、痰凝、血瘀等病理产物结于颈部。又因病情日久，气血失养，内扰脏腑，外干形体，而呈现羸弱之象。贾文魁教授认为少阳是人体气机升降出入的枢纽，少阳枢机不畅，影响气机升降出入，气血津液输布失常，进而导致病理产物化生和脏腑经络失养，故少阳枢机不利是导致本虚标实病机发生的关键。

7.2　治法

贾文魁教授认为原发性成年型甲状腺功能减退症的病机关键是少阳枢机不利导致气机运行不畅，脏腑经络失养和气郁、痰凝、血瘀等病理产物壅滞颈部，因此调畅枢机、补虚散结是治疗气机升降出入失常、气血精液输布障碍瘿劳的关键。本病好发于中年女性，此年龄段女性面临工作家庭双重压力，饮食睡眠常不规律，思虑过度，情志抑郁，气机郁结导致少阳枢机不利、气血精液输布障碍出现瘿劳。同时，由于甲状腺激素水平过低导致的身体代谢效率下降和交感神经兴奋性降低，又会反作用到工作生活中，增加焦虑和抑郁，从而形成恶性循环，因此，瘿劳患者常见少阳枢机不利证型。此类病证本属于少阳，但因病情日久常累及他脏，临床上常见以下三种兼证：心脾两虚，常伴有心悸、失眠、头晕、乏力等症状，治疗采用调畅枢机、健脾养心；肝失疏泄，横逆犯胃，常伴有口干口苦、胸胁满闷胀痛、不思饮食、大便不畅等症状，治疗采用调畅枢机、运脾和胃；久病累及脾肾阳气，常伴有畏寒、记忆力减退、月经不调、不孕等症状，治疗时应兼顾固扶先后天，调畅枢机、温肾健脾。因此针对少阳枢机不利型瘿劳患者以调畅枢机、补虚散结为总法兼灵活运用健脾养心、运脾和胃、温补脾肾之法使枢机条达，气机升降出入则运行道路通畅，气血阴阳平衡，病症自然痊愈。

7.3 方药

贾文魁教授在临床上强调“整体观念、辨证论治、三因制宜、治病求本”的原则，在治疗瘿劳时，以小柴胡汤为主方。他认为小柴胡汤虽仅由柴胡、黄芩、半夏、生姜、人参、甘草、大枣七味药组成，但掌握其组方结构并在临床中灵活运用，临证加减，可起到疏解少阳、和畅气机、补虚泻实的功效。方中柴胡性味辛苦平，气味清薄，主入肝胆，能疏少阳之郁滞，为君药。黄芩苦寒，亦入肝胆，能清胸腹郁热以除烦满，为臣药。少阳为枢，是人体气机升降出入的枢纽，柴胡升散、黄芩苦降，君臣相和，既可解少阳半表半里之邪，更可畅少阳气机，枢机畅达，气机调畅，水谷营卫畅行出入，气血津液正常输布，脏腑经络得以濡养，气郁、痰凝、血瘀等病理产物则可随枢机运转、气机的升降出入，得以输布消散。半夏苦辛，调理胃气降逆止呕；生姜味辛、微温，加强半夏和胃之效，并可制约半夏毒性。脾得生姜之温则运，胃得半夏之苦通降，两药相合恢复脾胃运化功能，气血生化得源。人参味甘、微苦，微温，有补气培元、生精养血之功。清·陈修园言：“少阳为枢，而所以运此枢者胃也。小柴胡汤中之参枣，是补胃中之正气以转枢。”参枣合用补胃气以助少阳枢转。二药再加甘草，甘温补中，固扶正气，杜绝病邪内传。后五味可健运脾胃补益气血，既可滋养脏腑形体，又可助气机运行，共为佐药。本方辛凉苦寒并用、辛散苦降兼施、辛苦甘温相佐，具有疏解少阳、和畅气机、补虚泻实的功效，被后世称为“少阳枢机之剂”，在临床上灵活运用小柴胡汤调畅枢机、补虚散结，以复气血津液通行之畅，对于治疗少阳枢机不利型瘿劳疗效甚好。

7.4 案例

高某某，女性，52 岁，2019 年 9 月 19 日初诊。患者于半年前与家人争吵后出现颈部不适，随情绪变化加重，未予重视。昨日因工作与人发生矛盾后，颈部不适感加重，遂来我院就诊。2019年9月18日门诊化验血清甲状腺激素示：血清总T3（TT3）测定、血清总T4（TT4）测定、血清游离T3（FT3）测定、血清游离T4（FT4）测定，均低于正常值。西医诊断：原发性甲状腺功能减退症。患者拒绝住院治疗，遂来中医门诊就诊。刻下症：腹胀、便干，口干口苦，纳差，呃逆，舌暗红，苔薄，中心裂纹，脉弦略涩。中医诊断：瘿劳，证属肝气犯胃，治以调畅枢机、运脾和胃。方药：姜半夏10克，太子参9克，柴胡9克，黄芩10克，厚朴12克，陈皮10克，炒莱菔子15克，生三仙各12克，丹参18克，代赭石15克，玉竹10克，炙甘草6克，生姜10克，大枣10克。7剂，水煎，日1剂，早晚分服。二诊，患者腹胀减轻，偶有呃逆，食量增多，仍有口干口苦，舌暗苔白，脉弦细涩；化验TT3、TT4、FT3、FT4均升高。处方：初诊方姜半夏改为15克，太子参改为8克，丹参改为24克，加乌贼骨15克。7剂，水煎，日1剂，早晚分服。三诊，患者药后症减，TT3、TT4、FT3、FT4恢复正常值，继续服前方7剂。患者不适症状消失后停药。后随访复查化验3个月、6个月血清甲状腺激素均正常。

按语：患者中年女性，因工作家庭原因导致情志不舒，少阳内郁、气机郁结，肝气横逆，侵犯脾胃致病，证见腹胀，便干，口干口苦，纳差，呃逆，舌暗红，苔薄，中心裂纹，脉弦略涩。贾文魁教授认为此为肝气犯胃，治以调畅枢机、运脾和胃，选取小柴胡汤加减。柴胡升散，黄芩苦降，柴芩合用疏肝解郁，恢复气机升降；半夏、生姜和胃降逆，太子参、甘草、大枣健脾和胃、助运少阳枢机；患者便干，为气机郁滞、大肠津液不至所致，予太子参补气健脾、生津润燥。厚朴、陈皮理气调中、化痰除满；炒莱菔子、生三仙健脾开胃、消食化滞。舌暗红，脉弦细涩，为气机不畅，血脉瘀滞，予丹参活血通经、清心除烦；代赭石降逆平肝；玉竹清热除烦、养阴润燥；本病为患者情绪易激动所生，三药合用清心平肝，可谓“知标本者，万举万当”。诸药合用，诸症好转。

7.5 结语

近年来，随着女性在社会生活中发挥着越来越重要的作用，生育政策的放开，工作家庭压力大，饮食睡眠常不规律，思虑劳累过度，情志抑郁，气机郁结导致少阳枢机不利，发为少阳证。此病病情绵长，症状不明显，起病时患者常常忽视，多因伴随症状加重就诊，就诊时常以神疲乏力、形寒怯冷、性欲减退等症状作为主诉，辨证时需谨慎，谨防失治误治。贾文魁教授认为瘿劳以少阳枢机不利、气血津液输布失常为病因，故治疗少阳枢机不利型瘿劳以和解少阳、调畅气机、恢复气血津液的正常运行和作用，恢复脏腑功能为关键。在治疗时灵活加减应用小柴胡汤，调畅枢机、补虚散结，可使气血津液通行得畅，瘿瘤得散，精神得复。

此外，贾文魁教授认为小柴胡汤药简力宏，只要抓住“少阳郁结、枢机不利”的病机，谨遵仲景之法，在临床中灵活运用，随证加减，此方不仅局限于瘿劳的治疗，对外感热病、心脑血管疾病、肝胆脾胃疾病、肿瘤疾病等内科杂病均有奇效，体现了中医辨证论治的优势，拓展了经方应用的外延。（赵星伍等）

8. 临床常用验方

8.1 加味参术散

组成：生黄芪 30 克，生山药 30 克，生白术 15 克，云茯苓 24 克，炒薏苡仁 18 克，炒扁豆 12 克，太子参 15 克，制黄精 10 克，莲子 10 克，粉葛根 12 克，桔梗 6 克，柴胡 6 克。

用法：日 1 剂，水煎，早晚分服。

功效：补脾益肺，淡渗利湿，生津止渴。

主治：糖尿病（消渴、脾瘅）辨证属于脾失健运、湿浊内停者。

8.2 益气生津汤

组成：生山药 30 克，生黄芪 30 克，生白术 30 克，生地黄 15 克，西洋参 10 克，天冬 10 克，麦冬 10 克，北沙参 24 克，天花粉 12 克，五味子

9 克，玉竹 10 克，石斛 10 克。

用法：日 1 剂，水煎，早晚分服。

功效：益气养阴，生津止渴。

主治：糖尿病证见气阴两虚者。

8.3　三花逍遥散

组成：玫瑰花 12 克，合欢花 12 克，萱草花 12 克，五味子 9 克，莲子 9 克，柏子仁 15 克，炒酸枣仁 15 克，朱茯神 24 克，炒白术 12 克，醋柴胡 9 克，炒白芍 9 克，全当归 12 克，法半夏 12 克，夏枯草 12 克，生牡蛎 30 克，陈小麦 30 克，炙甘草 12 克，大枣 15 克。

用法：日 1 剂，水煎，早晚分服。

功效：疏肝健脾，舒缓情绪，燮理阴阳，养心安神。

主治：更年期综合征、类更年期综合征等证属脾虚肝郁、心神不安者。

8.4　五花逍遥散

组成：合欢花 12 克，萱草花 12 克，玫瑰花 10 克，月季花 9 克，红花 6 克，柴胡 9 克，白芍 12 克，当归 12 克，炒白术 10 克，茯苓 10 克，甘草 6 克。

用法：日 1 剂，水煎，早晚分服。

功效：舒肝解郁，活血调经。

主治：月经先后无定期之属于肝郁者。症见月经周期不定，经量或多或少，色紫红，有块，经行不畅，胸胁、乳房、少腹胀痛，叹息嗳气，苔薄脉弦。

8.5　三核逍遥散

组成：橘核 12 克，荔枝核 12 克，川楝子 10 克，当归 12 克，白芍 9 克，柴胡 9 克，茯苓 12 克，炒白术 9 克，炮姜 9 克，生麦芽 12 克，夏枯草 15 克，牡蛎 30 克，王不留行 15 克，清半夏 12 克，僵蚕 9 克，山慈姑 9 克，露蜂房 9 克，薏苡仁 15 克，炙甘草 6 克。

用法：日 1 剂，水煎，早晚分服。

功效：疏肝健脾，行气散结。

主治：乳腺癌、乳腺增生、乳腺结节等见肝郁脾虚、气滞痰凝者。

8.6 三仁逍遥散

组成：炒酸枣仁 20 克，柏子仁 15 克，莲子 12 克，龙眼肉 10 克，柴胡 9 克，白芍 12 克，当归 12 克，炒白术 10 克，茯神 18 克，夜交藤 30 克，合欢花 30 克，甘草 6 克。

用法：日 1 剂，水煎，早晚分服。

功效：疏肝解郁，健脾补血，养心安神。

主治：肝郁血虚之失眠不寐者。

8.7 五子逍遥散

组成：预知子 10 克，五味子 10 克，菟丝子 15 克，沙苑子 10 克，莲子 10 克，桂枝 9 克，丹参 12 克，柴胡 9 克，白芍 12 克，当归 12 克，炒白术 10 克，茯苓 10 克，甘草 6 克。

用法：日 1 剂，水煎，早晚分服。

功效：疏肝解郁，健脾补肾。

主治：绝经前后情志抑郁证属肝郁血虚兼脾肾两虚者。

8.8 栀豉逍遥散

组成：焦山栀 10 克，淡豆豉 10 克，炒白芍 10 克，当归 10 克，醋柴胡 9 克，茯神 24 克，炒白术 10 克，八月札 12 克，合欢花 24 克，首乌藤 24 克，炒酸枣仁 15 克，萱草花 12 克，生甘草 6 克。

用法：日 1 剂，水煎，早晚分服。

功效：疏肝解郁，补脾养心，清宣郁热，安神助眠。

主治：肝郁血虚、气郁化火、热扰心神所致的心烦、失眠。

8.9 甘麦逍遥散

组成：炙甘草 10 克，小麦 30 克，大枣 6 枚，柴胡 9 克，白芍 9 克，当归 12 克，炒白术 10 克，茯神 15 克。

用法：日 1 剂，水煎，早晚分服。

功效：舒肝补脾，养心安神。

主治：更年期综合征见脏燥者。

8.10 茵栀逍遥散

组成：茵陈 15 克，栀子 12 克，虎杖 15 克，板蓝根 15 克，柴胡 12 克，白芍 12 克，当归 12 克，炒白术 10 克，茯苓 10 克，太子参 15 克，五味子 9 克，甘草 6 克。

用法：日 1 剂，水煎，早晚分服。

功效：疏肝健脾，清热利湿。

主治：肝功能异常证见肝郁脾虚、湿热蕴结者。

8.11 越鞠逍遥散

组成：香附 9 克，川芎 6 克，焦山栀 9 克，焦神曲 9 克，柴胡 9 克，白芍 9 克，当归 10 克，苍术 10 克，炒白术 10 克，茯苓 10 克，甘草 6 克。

用法：日 1 剂，水煎，早晚分服。

功效：疏肝解郁，燥湿健脾。

主治：六郁以气郁、湿郁为主兼脾虚者。

8.12 舒心忘忧汤

组成：忘忧草（萱草）12 克，玫瑰花 12 克，合欢花 12 克，扁豆花 10 克，预知子 10 克，五味子 10 克，茯神 15 克，莲子 12 克，莲子心 2 克，丹参 12 克，百合 30 克，陈小麦 30 克，炙甘草 10 克，大枣 4 枚。

用法：日 1 剂，水煎，早晚分服。

功效：疏肝解郁，养心安神。

主治：情志抑郁、神志恍惚、烦躁失眠证属肝郁脾虚、心气血不足者。

8.13 芪莪六君汤

组成：炙黄芪 30 克，怀山药 30 克，潞党参 12 克，炒白术 9 克，云茯苓 10 克，清半夏 10 克，广陈皮 9 克，九香虫 6 克，醋莪术 6 克，缩砂仁 6 克，紫丹参 18 克，淫羊藿 30 克，桑寄生 15 克，细桂枝 9 克，制黄精 9 克，炙甘草 9 克。

用法：日 1 剂，水煎，早晚分服。

功效：健脾益气、燥湿化痰。

主治：癌因性疲乏、疲劳综合征等辨证属脾虚挟痰之虚劳者。

8.14 降逆启膈汤

组成：姜半夏 12 克，广陈皮 10 克，炒枳壳 10 克，白茯苓 15 克，代赭石 12 克，旋覆花 15 克，缩砂仁 18 克，醋柴胡 10 克，九香虫 6 克，鸡内金 30 克，生黄芪 18 克，醋莪术 10 克，紫丹参 18 克，广郁金 9 克，威灵仙 15克，乌梅肉 18克，怀山药 30克，太子参 15克，炒白术 9克，炙甘草 6克。

用法：日 1 剂，水煎，早晚分服。

功效：健脾化痰、降逆和胃、理气宽中、破血消瘀。

主治：食管癌、贲门癌等辨证属整体脾胃气虚、局部痰瘀阻隔、吞咽困难、饮食不下之噎膈者。

8.15 一扶三保汤

组成：生山药 10 克，生黄芪 10 克，西洋参 6 克，炒白术 6 克，莪术 6 克，茯神 9 克，灵芝 6 克，紫河车 6 克，阿胶 6 克，黄精 6 克，五味子 6 克，预知子 6 克，琥珀 2 克，合欢花 9 克，萱草花 9 克，砂仁 6 克，鹿角胶 6 克，九香虫 3 克，鸡内金 6 克，炙甘草 6 克，生姜 6 克，大枣 6 克。

用法：日 1 剂，水煎，早晚分服。

功效：补脾益肺，补肝益肾，解郁和胃，养心安神。

主治：肿瘤术后及放化疗后恢复期的患者。

8.16 加减薯蓣丸

组成：薯蓣 30 克，当归 12 克，桂枝 9 克，神曲 15 克，熟地黄 10 克，人参 10 克，川芎 6 克，赤芍 9 克，炒白术 10 克，麦冬 10 克，杏仁 9 克，桔梗 10 克，茯苓 10 克，阿胶 6 克，干姜 6 克，防风 6 克，陈皮 10 克，半夏 10 克，黄芪 30 克，莪术 6 克，甘草 6 克，大枣 5 枚。

用法：日 1 剂，水煎，早晚分服。

功效：益气养血，化痰祛瘀，调理脾胃，扶正祛邪。

主治：肿瘤患者证属气血两虚、肺脾不足者。

8.17 芪蓣葳蕤汤

组成：生山药30克，生黄芪30克，西洋参10克，生白术12克，熟地黄10克，生牡蛎30克，灵芝10克，玉竹10克，百合15克，黄精10克，炒牛蒡6克，茯苓12克，陈皮9克，山慈姑9克，浙贝母15克，红景天15克，炙甘草6克。

用法：日1剂，水煎，早晚分服。

功效：补脾益肺，软坚消癥。

主治：肺癌患者证属肺脾气虚者。

8.18 三子二陈汤

组成：白芥子9克，苏子9克，莱菔子24克，生山药30克，生黄芪30克，五味子9克，红景天18克，茯苓24克，清半夏12克，广陈皮10克，细辛3克，干姜15克，山慈姑9克，蛤粉15克，炙甘草6克。

用法：日1剂，水煎，早晚分服。

功效：补益肺脾，温化痰浊。

主治：肺癌患者证属肺脾气虚、痰浊凝肺者。

8.19 二至地黄汤

组成：女贞子12克，旱莲草12克，紫河车6克，枸杞子12克，菟丝子15克，熟地黄24克，山茱萸12克，山药12克，茯苓9克，泽泻9克，牡丹皮9克，焦神曲9克。

用法：日1剂，水煎，早晚分服。

功效：滋阴补肾。

主治：子宫癌、卵巢癌术后肾阴不足者。

8.20 二仙地黄汤

组成：仙茅9克，淫羊藿12克，鹿角胶6克，龟甲胶6克，熟地黄24克，山茱萸12克，山药12克，茯苓9克，泽泻9克，牡丹皮9克，九香虫6克。

用法：日1剂，水煎，早晚分服。

功效：温补肾阳。

主治：前列腺癌、子宫癌、卵巢癌术后肾阳不足者。

8.21 四物地黄汤

组成：熟地黄24克，当归12克，阿胶9克，紫河车6克，山茱萸12克，山药12克，茯苓9克，泽泻9克，牡丹皮9克，白芍9克，川芎6克，陈皮6克。

用法：日1剂，水煎，早晚分服。

功效：滋阴补血。

主治：子宫癌、卵巢癌术后阴血亏虚者。

8.22 寄续地黄汤

组成：桑寄生15克，川续断15克，炒杜仲15克，怀牛膝15克，熟地黄24克，山茱萸12克，山药12克，茯苓9克，泽泻9克，牡丹皮9克，九香虫6克。

用法：日1剂，水煎，早晚分服。

功效：补肝肾，强筋骨。

主治：肾虚腰痛、腿痛。

8.23 壮骨地黄汤

组成：熟地黄24克，山药12克，山茱萸12克，当归12克，白芍12克，川芎10克，补骨脂9克，骨碎补9克，川续断15克，桑寄生15克，巴戟天12克，威灵仙10克，乳香6克，没药6克，鹿角胶9克，透骨草10克，九香虫9克，炙甘草9克。

用法：日1剂，水煎，早晚分服。

功效：补肾壮骨，活血止痛。

主治：骨质疏松症、癌症骨转移。

8.24 蠲疲地黄汤

组成：淫羊藿30克，桑寄生24克，怀牛膝15克，熟地黄12克，山茱萸9克，山药9克，人参10克，红景天15克，炙黄芪30克，桂枝9克，丹参15克，当归12克，土鳖虫6克，九香虫9克，莪术6克，熟大黄6克，水蛭2克，柴胡6克。

用法：日1剂，水煎，早晚分服。

功效：补肾益气，活血通络。

主治：癌因性疲乏。

8.25　益肾止痒汤

组成：百合30克，山药30克，女贞子12克，旱莲草12克，首乌藤30克，鸡血藤30克，丹参18克，当归12克，柏子仁15克，蝉蜕6克，刺蒺藜6克，连翘10克，甘草3克。

用法：日1剂，水煎，早晚分服。

功效：滋阴益肺，润肤止痒。

主治：皮肤瘙痒症。

8.26　益肾纠瘫汤

组成：生黄芪120克，全当归9克，广地龙6克，天麻15克，法半夏12克，石菖蒲9克，炙远志9克，胆南星6克，全蝎3克，炒白术10克，茯神12克，巴戟天12克，熟地黄24克，山茱萸12克，五味子10克，肉苁蓉15克，鹿角胶10克，怀牛膝15克，丹参15克，鸡血藤15克，炙甘草6克。

用法：日1剂，水煎，早晚分服。

功效：益气活血，补益肝肾，息风通络，化痰开窍。

主治：中风后遗症。

8.27　益肾健脑汤

组成：人参9克，黄芪9克，当归9克，熟地黄9克，黄精9克，山药9克，山茱萸9克，肉苁蓉9克，益智仁9克，柏子仁9克，巴戟天9克，菟丝子9克，淫羊藿9克，鹿角胶6克，龟甲胶6克，法半夏9克，茯苓9克，天麻9克，丹参9克，川芎6克，石菖蒲6克，九香虫6克，合欢花9

克，炙甘草 6 克。

用法：日 1 剂，水煎，早晚分服。

功效：补气养血，益神健脑，祛风活血，化痰开窍。

主治：年老体衰、精血匮乏、痰瘀阻络、髓海失养所致的痴呆。

8.28 养心振颓汤

组成：人参 19 克，黄芪 30 克，红景天 15 克，五味子 9 克，当归 12 克，丹参 15 克，鸡血藤 15 克，桂枝 9 克，炙甘草 9 克。

用法：日 1 剂，水煎，早晚分服。

功效：益心气，温心阳，通心络。

主治：虚劳属心气不足、心阳虚弱、心络不畅者。

8.29 养心复灌汤

组成：西洋参 10 克，紫丹参 15 克，五味子 9 克，麦冬 9 克，广郁金 10 克，生黄芪 30 克，黄精 10 克，降香 6 克，赤芍 10 克，红景天 12 克，琥珀 6 克，柏子仁 15 克，土鳖虫 6 克，九香虫 6 克，桂枝 9 克，炙甘草 9 克。

用法：日 1 剂，水煎，早晚分服。

功效：益气养阴，活血通络，温阳宣痹，养心安神。

主治：冠脉介入治疗后胸痹心痛不减，证属心气不足、心阴亏损、瘀血阻络者。

8.30 燮理阴阳汤

组成：炒酸枣仁 24 克，山茱萸 18 克，生龙骨 30 克，生牡蛎 30 克，五味子 10 克，桂枝 9 克，炙甘草 12 克，紫丹参 15 克。

用法：日 1 剂，水煎，早晚分服。

功效：益阴和阳，交通心肾。

主治：慢性失眠。

第四章 学术成就

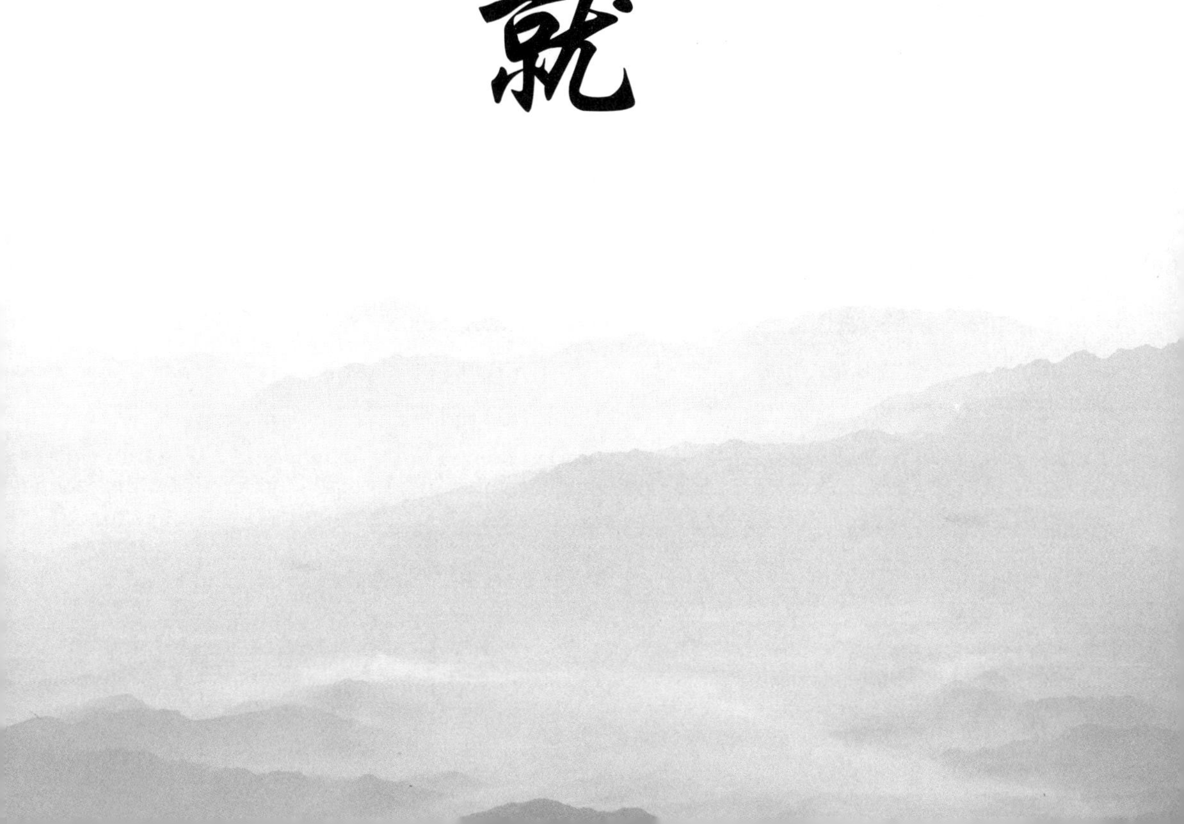

贾文魁教授始终以广阔的学术视野和继承创新的学术精神，不断提升自身专业能力，融继承性、时代性、大视野于一体的学术风范促使其学术成就不断涌现，具体表现在三个方面：一是继承中发展，赋予中医“治未病”学说在肿瘤防治中新的价值，倡导“以人为本，扶保结合；五脏同治，本标兼顾；姑息治疗，带瘤延年”的中医抗癌康复理念；二是“学以致用，学以解当下之急”，在新型冠状病毒肺炎肆虐之时，研究六淫与疫毒的相关性，指出“理在事先，只有充分了解疫毒之因，才能按图索骥遣方用药”；三是坚持逻辑实证主义，做到科研与中医临床二者的高度结合，挖掘思辨主义下中医经验的科学内涵。此外，他还将“热者寒之”的治则用于指导肿瘤早、中、晚期的辨证施治。

一、尊古鉴今，提治癌新思想、新理念、新方法

1. “四思”治未病学术思想在肿瘤治疗中的应用研究

随着肿瘤发病学中癌基因和抑癌基因的发现，已经初步揭示了某些肿瘤的病因与发病机制，同时肿瘤治疗手段的迭代升级，在疗效上也取得了较大幅度的提高。目前临床医生都期望通过放疗剂量的增加，根治性手术范围的扩大，特异性分子靶向、免疫治疗等措施最大限度地消灭肿瘤细胞。然而我们必须面对的现实却是当下许多恶性肿瘤的生存率和治愈率未得到明显改善，新发病率仍难以遏制。面对这种困境，回首传统医学，其基于系统整体观的认识，在肿瘤治疗的策略上强调宏观上调整机体阴阳失衡、气血不调、五脏元真不畅状态，从而提升人体对外界环境的适应力、对损伤组织的修复力，这种理念蕴藏着肿瘤治疗的新思路。

鉴于现有治疗手段无法完全治愈恶性肿瘤，贾文魁教授以中医“治未病”思想为指导，从时间维度重视肿瘤未发期、萌动期、已发期、恢复期不同的生理状态，提出肿瘤防治的“四思”论点，具体内容为未发期思危、萌动期思邪、已发期思全、恢复期思境。

1.1 未发期思危——“关卡前移，延缓衰老”

癌症的发生，非一朝一夕之事，癌症质变的发生必然以长期量变的过程为基础，而这个相对漫长的过程，通常就是中青年阶段认为的“春风得

意马蹄疾，养生那是老来事”，在“吃”“行”“起”“饮”等日常生活方式上“务快其心，逆于生乐”，不仅半百而衰，而且为癌毒之伏邪的发生创造了条件。此外大部分情况下癌症与衰老形影不离，老年人普遍存在癌前病变或肿瘤，这是人类衰老过程中的必然结果，因此需要在肿瘤未发期思癌毒的危患，将关卡前移提前养生，以期延缓衰老、减慢肿瘤发病的时限。

1.1.1 饮食方式调理以“节”为要

肿瘤发病亦是正邪相争的结果，从癌症的发病因素来看，除了衰老、遗传等因素外，在诱发癌症的主要因素中，饮食寒热无节、饥饱不节等不良饮食方式损伤人体正气，也是肿瘤发生的诱发剂。病从口入，口不仅是心之门户，也是病之路径，管住嘴也就在防癌的道路上守住了第一道防线。

《老老恒言》指出养生以适为度，不宜太过，日常饮食方面需要有节制。如《老老恒言·饮食》篇云“量腹节所受”，食不过饱，饮不过多，“凡食总以少为有益，脾易磨运，乃化精液”，故少食以安脾。《素问·痹论》亦云“饮食自倍，肠胃乃伤”，说明饮食过量会导致脾胃受伤，累及消化系统生理功能受损，则易生湿、聚痰、化热，为肿瘤发生埋下伏笔。

饮食寒温适中是养生的一个要素，食入过寒会损伤人体阳气，阳气不能祛邪外出，则癌毒盘踞，隐患日深。食入过热亦不可取，实验研究证实：饮酒和热食、快食等对食道黏膜有一定的灼伤和腐蚀作用，黏膜细胞出现增生性病变，进一步可发生癌变。《医门法律》曰：“滚酒从喉而入，自将上脘烧灼，渐有热腐之象，而生气不存，狭窄有加，只能纳水，不能纳谷者有之，此所以多成膈症。”《医学统旨》指出饮食太热给予机体长期的刺激是食管癌的诱因，其曰：“酒面炙煿，黏滑难化之物，滞于中宫，损伤肠胃，渐成痞满吞酸，甚则噎膈反胃。”

国医大师干祖望的百岁经验之谈是“童心龟欲蚁食”，贾文魁教授也特别推崇“蚁食”在肿瘤防治中的作用，提出肿瘤预防中的“简食”论点，即“人之脾胃如土地，地需休耕，脾胃也需要休息，日常中少量多餐，适当饥饿，胃气不受扰，肿瘤也可远。”

1.1.2　法天应时，自然睡眠

睡眠功能出现障碍会导致肿瘤发生，这其中的发展脉络是：睡眠功能障碍导致紧张和（或）情绪失落，失眠缠绵日久进而出现免疫失衡，不仅驱动抑郁症发病，也会出现炎症相关因子升高，最终人体组织出现炎症病理变化或癌前病变，因此有必要对失眠进行干预和治疗。

“天睡我睡，天醒我醒”的睡眠节律是人类与自然环境昼夜更替周期同步并适应环境的一种生理特征。基于“生物—心理—社会—自然”模式需要对引起失眠的原因进行系统性解决，对疾病导致的继发性失眠，临床中贾文魁教授喜用大剂量半夏汤进行治疗，他说《灵枢·邪客》指出了治疗失眠的“法”与“方”，“黄帝曰：善。治之奈何？伯高曰：补其不足，泻其有余，调其虚实，以通其道而去其邪。饮以半夏汤一剂，阴阳已通，其卧立至。”半夏汤是治疗不寐证之祖方，方中半夏用量宜在 60 克，秫米用量在 90 克，该方有调和营卫、恢复中焦气机作用，能够恢复人体正常睡眠节律。

针对亚健康入睡延迟失眠人群，贾文魁教授倡导“导引以除不寐，服气达助眠”。服气达助眠是指采用佩戴香囊的方法，他常言：“在自然状态下与睡眠相关的两个重要状态是睡眠和觉醒，即寤寐。根据中医‘天人合一’的整体观，人体睡眠节律必须适应自然界的昼夜节律，即日出而作，日落而息。而建立睡眠节律的核心是使卫气随天时交替行于阴阳。因此需要法天应时，自然睡眠，用自然之法养自然之体。”具体可在白天使用开窍提神为主的配方、夜间使用安神定志为主的配方，通过白天夜间交替使用“提神”“助眠”香囊可以帮助亚健康入睡延迟失眠人群恢复睡眠，提升睡眠质量。将中药香囊用于防治失眠不仅赋予了生活情趣，还体现了简效廉验的中医特色。导引以除不寐是指将睡前导引术运用到日常生活中，使睡养导引术生活化，达到舒缓身心、有益睡眠之效。心主宰人体的生命活动，为“君主之官、五脏六腑之主”，失眠患者可在睡前习练“华山十二睡功”第一式“意守心神法”，具体操作步骤：首先需要正身，自然盘坐于床上，两手掌叠放于肚脐上，然后虚腋沉肩坠肘，思想清静，心无杂念，使五脏之神收回体内，调息叩齿36次后根据个人习惯取左或右侧卧位，两手自然放松，小腿需收回，脚趾需收缩挤压涌泉穴，牙齿闭合舌顶上腭。意念需走心经、小肠经两条经脉路线，先走心经路线即极泉穴—少海穴—少冲穴，再走小肠经路线少泽穴—听宫穴，最终将心神归于下丹田。练习此功法一要坚持二要循序渐进，呼吸可根据自身体质以自然呼吸为主，最后才能进入胎息境界；但意念也不能太过强烈，需要合理调控。

1.1.3 “补土”“补肾”皆为抗衰老之常法

“尽终天年，度百岁无疾乃去”是人类的美好愿望，人体在衰老的过程中由于正气渐虚，不仅心脑血管、运动系统疾病增加，肿瘤也渐行渐近。这一阶段，采取积极的方法，适当服用养生长寿方以避免早衰，减少肿瘤发生率，达到健康长寿，是完全可能的。在养生长寿方的选择上宜“脾肾双补”或“有侧重以滋生化之源”，诚如龚廷贤曰：“凡年老之人，当以养元气，健脾胃为主。”

肾为元阴、元阳封藏之所，其藏精，而此精既来源于父母，又赖饮食物之精以填补，精亏则气血衰少，脏腑无以荣，故为先天之本。补肾抗衰老可宗《韩氏医通》的“异类有情丸”之旨，其理在于“以有情之品补虚培元以防无情之癌毒”。药选鹿角霜、鹿茸、龟甲、猪脊髓等品，人体精血本有形，草木无情之物补益，声气必不相应；血肉有情之品补益，声气必相应，可达病之本也！金元医家李东垣重视补脾抗衰老，其论著《脾胃论》曰“凡有此（脾胃）病者，虽不易变生它疾，已损天年”，同时提出“调理脾胃，老年当先”。补脾抗衰老可循缪仲淳《先醒斋医学广笔记》“资生丸”之意，将健脾和胃之药熔于一炉，以达养生长寿之目的。

补土、补肾虽为抗衰老之常法，但不可滥补与峻补，需常存缓补平补之念，用药上不可过偏，即“温而毋燥，补而毋滞”；用药剂量上也不可太过，遣方用药上需“宁可再剂，不可重剂。”

1.2　萌动期思邪——“围追堵截，给邪出路”

萌动期是肿瘤发病过程中的一个病理阶段——癌前病变期，常见的癌前病变有结肠多发性息肉、溃疡性结肠炎、慢性萎缩性胃炎、黏膜白斑、Barrett 食管、乳腺增生等。癌前病变本身并非恶性，但这种病变在某些危险因素作用下，容易变为癌，因此需要对癌前病变积极干预，早发现、早诊断、早治疗，及时把疾病消灭在萌芽状态，延缓甚至阻断其发生恶变。正与邪是矛盾的两个方面，患者在癌前病变期既有正气不足当补的一面，又有实邪的一面，如水湿、痰饮、瘀血等，扶正祛邪当为中医药抗肿瘤之大法，故此期治疗当以祛邪为主线，需要“围追堵截，导邪外出，给邪出路”。

癌前病变的发生根本在于人体气血失调，即“血气不平，癌毒始萌”。《素问·调经论》曰：“血气不和，百病乃变化而生。”临床中气血生化不足或升降出入运行失常都会导致水饮代谢和血液运行的失常。因此治疗上宜采用“导湿”“导瘀”的祛邪法。

1.2.1　导湿以从皮毛出

《素问·举痛论》曰：“百病生于气也。怒则气上，喜则气缓，悲则气消，恐则气下，寒则气收，炅则气泄，惊则气乱，劳则气耗，思则气结。”说明肿瘤患者得病过程中情志多有不畅，而正气不足、外邪侵袭都可影响气的正常运行。气机运行正常则津液输布无所凝滞，气机运行不畅则津液输布不均，因此湿邪是癌前病变期的主要病理产物，由于“湿郁”缠绵难愈，影响脏腑气机，易生他变，导湿实乃必要之法。

《素问·汤液醪醴论》指出治水湿的三个基本原则，即“开鬼门”“洁净府”“去宛陈莝”。贾文魁教授临床倡导补土派“风能胜湿”“风能健脾”“风能畅气机”之论，即“开鬼门法”，指出风药升散，温燥可化湿，“风属木，湿属土，木能克土”，在脏腑辨证基础上必加柴胡、白芷、防风等具升散作用之风药，可起振奋脾阳、补益脾胃、通调气化之功，达到导邪从皮毛而出、内外兼收的双重作用。中药治病是“以偏治偏”的过程，风药多偏燥，用药时需根据湿邪“盛”“微”状态，调整用量，用药时间也不可太久，此外还需重视上、中、下三焦津亏与阴伤症状，配伍清热养阴之品。上焦津液及阴液尚未损伤，采用辛凉轻剂清热邪间接养阴；中焦脾胃阴伤则用平和之甘凉濡润药调补脾胃之阴液；下焦阴精枯竭，肝肾受损，出现肝肾阴虚证候，则采用咸寒育阴、血肉有情之品。

1.2.2 导瘀从络出

癌前病变期即炎症期常病有定位，伴舌紫暗、脉弦涩等表现，除湿邪之外，瘀血内阻脉络也是肿瘤萌动期的病标之一。《灵枢·痈疽》中描述“寒邪客于经络之中则血泣，血泣则不通……故痈肿”；《金匮要略·外科心法》亦云“痈疽原是火毒生，经络阻隔气血凝”，说明肿瘤癌前病变期发生与瘀血密切相关。仝小林教授认为，络有气络与血络之分。肿瘤癌前病变期多为痼疾，由久病入络致络损、络瘀引起。“盖气为血帅，气行则血行，气止则血止，气温则血滑，气塞则血凝，气有一息之不通，则血有一息之不行”，这种观点与传统久病入络观点有迥然差异，气络功能失常必然导致血络异常，故治疗时强调“及时通络，治络贯穿始终”的思想。

临床治疗中需结合血瘀表现导邪从血络出，血与五脏均有密切关系，脾胃为气血生化之源，心主血脉，肝主藏血，肾精可化生血，肺朝百脉。另外可根据患者体质灵活应用“补气活血”“行气活血”之法，气血两虚体质需补脾、益肺、填肾精，滋养心肝之血；气滞血瘀体质则需行气活血，宣肺疏肝。

1.3 已发期思全——“顾护胃气，中和周正”

肿瘤的发生、发展是一个渐进的过程，发病机理并非单纯的正气虚衰、祛邪能力不足或病邪深痼，痰、瘀、毒、湿、热、寒互结，深入络脉，不易祛除，其证候及病机错综复杂，往往是寒热错杂、五脏受损、虚实错杂，多种情形并存。因此，针对肿瘤发病期的辨证论治必须细致，分析要全面，唯有如此，才能找到正确的治疗方法。中医治疗肿瘤的优势主要是对放疗、化疗的增效减毒，延长生存期，提高病患生存质量，达到“人瘤共存”的目的。而这其中最重要的莫过于顾护人体胃气了，因此运用补土派脾胃学说指导下的“围方”治疗肿瘤实为一路径。

围方是将“八法”中的补、攻、消等法熔于一炉，药味种类繁，用量少，力缓而效卓，以多靶点作用为特征。围方也可称大方，《素问·至真要大论》“君一臣二，制之小也；君一臣三佐五，制之中也；君一臣三佐九，制之大也”。裘沛然亦指出：“兼备法并不是一个杂凑的方法，其处方既寓有巧思，其配伍又极其精密，这是中医处方学上一个造诣很深的境界。”肿瘤患者多经放疗、化疗等攻邪方法治疗，五脏元真之气亏耗，后天脾胃功能不足，胃气损之又损，“胃气损一分，生机自然损一份”，服用补土派补中益气汤、升阳益胃汤，组方将补益药、除湿药、祛风药融合，可使气血生化有源，提升脏腑的抗邪力，使受损组织修复力增强。胃气旺则五脏皆得气血，水津四布，受纳恢复，体液渐旺。补土派围方使用时需注意“剂型宜汤、丸兼备”，这是由于围方药味众多，使用汤剂，宜在早期，病有起色则改为丸药。肿瘤作为慢性病，丸药容易服用并可坚持，更容易取得临床疗效且不会滋腻碍脾。“补脾阳需不忘滋胃阴”，补土派擅长补脾阳以升清降浊，补脾阳以养元气，重视脾阳为后天元阳之本的内涵。但肿瘤放疗、化疗过程中多有阴亏症状，徒以补阳于病无益，宜用甘寒濡润之品如石斛、生地黄、沙参、麦冬等；若为热邪偏盛，胃气阴两伤者，需佐以益气养阴之品如西洋参、甘草、白粳米等使胃阴得复。

1.4 恢复期思境——“顺应地域，自然养生”

恢复期患者体质如“家徒四壁”，此期病患治愈或刚好转，实瘤已去，但仍有肿瘤细胞残存，伏邪依旧，伏毒具有隐匿、顽固的特性，正气却已损之又损，人体正气如“星星之火”“涓涓细流”，为了防止复发的风险，不仅可通过长期服用虫类药以达搜毒之久久功效，而且可通过饮食、心理、导引等方式综合徐徐调补，培补脏腑气血，恢复人体阴平阳秘生理状态，防止病后复发。除了以上常规方式，贾文魁教授特别指出随着工业化进程的加快，人类贪婪地向大自然索取，享受物质的红利，大自然也在惩罚着我们，生存环境中的有毒物质不断攻伐人体正气，拖慢了肿瘤患者治愈的时限，甚至会加重病情。他特别强调环境在恢复期的作用，提出“好环境、好体质，顺应地域、自然养生”，如患者素体阳虚，不耐寒性因子，可选择居南方调养；如患者素体阴虚，不耐热性因子，可择北方之地养生，此即“南人北养、北人南调”。

《内经》不仅发现了环境有助于人体长寿即“高者其气寿，下者其气夭”，更在《素问·异法方宜论》较为完善地论述了地理因素对人类健康或疾病的影响，亦提出了不同地区环境、饮食等的差异会导致人体先天体质的不同，常见疾病相应的治疗及调护方法也迥然有异，体现了朴素的医学地理学认知，其曰：“东方之域……鱼盐之地，海滨傍水，其民食鱼而嗜咸……鱼者使人热中，盐者胜血，故其民皆黑色疏理，其病皆为痈疡，其治宜砭石。”国医大师段富津提出，南方由于气候炎热潮湿，按照中医阴阳平衡理论和“热因寒用”的治疗原则，在北方冷凉的环境中进行治疗，可收到较好效果。

肿瘤高发病率的现状及“防重于治”的肿瘤全过程管理理念的提出，将“治未病”思想贯彻肿瘤防治的始终，除了精神上的反刍更是当下肿瘤治疗困境中的补充，“治未病”思想不仅局限于简单的预防与治疗，更是“生物—心理—社会—自然”模式下的生命智慧，中医现代化需要将西医先进的诊疗技术中的“普适性”与中医防治的“个体性”结合，才能更有效地提高肿瘤患者的生存质量，为广大肿瘤患者带来有内涵的防御、有实效的治疗、有温度的关怀。（王洪艳）

2. 中医药在中晚期肿瘤姑息治疗中的应用研究

恶性肿瘤是危害人类生命健康的严重疾病，其发病率逐年增高，而大部分肿瘤患者在确诊时已属晚期，所以姑息治疗的重要性日益显著。WHO对姑息治疗的定义是“对那些对治愈性治疗无反应的患者的完全的主动的治疗和护理。控制疼痛及有关症状，并对心理、社会和精神问题予以重视。

其目的是为患者和家属赢得最好的生活质量”。贾文魁教授根据多年中医临床诊治肿瘤的经验，提出“以人为本，扶保结合；五脏同治，本标兼顾；姑息治疗，带瘤延年”的中医抗癌康复理念。

2.1　以人为本，扶保结合

扶助正气需贯彻肿瘤治疗的始终。具体措施包括保胃气、保睡眠、保愉悦 3 个方面，通过“保胃气以资化源、保睡眠以养精神、保愉悦以畅情志”以提高肿瘤患者生存质量，为实现“人瘤共存，带瘤延年”提供基础。

2.1.1　保胃气以资化源

脾胃为后天之本，气血生化之源；人以水谷为本。恶性肿瘤的治疗是一个较为长期的过程，治疗时要刻刻不忘保护胃气。一是健脾胃以生气血，保饮食以资化源；二是临证用药要注意勿伐胃气；三是要注意饮食的适宜搭配。胃气的保养康复要通过各方面的综合调养得以实现。

2.1.2　保睡眠以养精神

充足及高质量的睡眠有助于癌症患者正气的恢复。癌症患者脏腑阴阳气血失调，加之情志所伤，常常夜不安寐。夜寐不安则心血暗耗，势必更进一步加重已经失调的脏腑阴阳气血。在临证诊治肿瘤的过程中，贾文魁教授提出失眠“实证从六郁论治，虚证从阴阳论治”的指导思想。

《内经》曰：“阴在内，阳之守也；阳在外，阴之使也。”肿瘤患者由于思虑过度，暗耗心血，阴不敛阳，营卫失调，心神浮散于外，故心中空虚，惕惕而动，夜不能眠。贾文魁教授临床上从调整营卫的角度出发，自拟燮理阴阳方（桂枝 9 克，甘草 18 克，生龙骨 30 克，生牡蛎 30 克，山茱萸 30 克，五味子 9 克，炒枣仁 24 克），使卫气正常地出阳入阴，阴阳相交，恢复肿瘤患者的寤寐机制，从而提高肿瘤患者生存质量。

2.1.3　保愉悦以畅情志

情志因素在肿瘤发病中有着十分重要的作用，也是影响恶性肿瘤患者产生诸多临床不适的一个重要因素。《内经》说“百病生于气也”。罹患癌症后，病痛本身对机体的折磨，不良预后对心理的刺激及各种治疗对身心的影响，都很容易使患者七情拂郁，因此应重视患者心理方面的调节，如《灵枢·师传》曰："告之以其败，语之以其善，导之以其所便，开之以其所苦。"指出对患者进行心理疏导，告诉他们疾病的危害，引起患者的重视，并使患者对疾病抱有正确的认识和态度，引导患者接受适宜治疗和养生方法，帮助患者消除消极心理心态。

2.2 五脏同治，本标兼顾

癌症本是脏腑阴阳气血虚损，病因则七情内伤、饮食失调多见，病机上五脏相关，病性是虚实错杂。肺主气，主宣降，朝百脉，通调水道；脾统血，主运化，主升清，为后天之本；心主血脉；肝主疏泄，主藏血；肾藏先天之精，为先天之本、脏腑阴阳之根、生命之源。故治疗上应五脏同治。在肿瘤的治疗过程中充满本虚与标实的矛盾，如瘤块、痰凝、瘀阻、热毒等均体现出标实的病理特征，而免疫力下降、骨髓抑制、正气大伤均体现出本虚之征。故既需顾护体质，培补正气，改善虚衰，又需祛除病邪，改善各种症状，全面提高患者的生存质量。

2.2.1 扶正固本

中医认为"正气存内、邪不可干，邪之所凑、其气必虚"。恶性肿瘤的发病主要是在脏腑阴阳气血虚损的基础上，或外邪入侵，或痰、湿、气、瘀搏结，积滞而成癌症。正虚贯穿整个疾病过程的始终，因此扶助正气应成为肿瘤治疗自始至终的主要治则。

多种因素可导致癌症患者正气虚衰，如癌细胞对机体的侵蚀、手术对气血的耗伤；化疗药物削弱正气、损伤脾胃，放射治疗灼伤真阴等。在患者病情相对稳定的情况下，当"缓则治其本"，视其虚损的病性和病位，予以培补元气、滋养真阴，或补益脏腑气血，尤其是后天之本的脾胃及先天之本的肾阴肾阳，缓解中晚期肿瘤患者的虚弱证候，提高其生存质量。

2.2.2 对症治标

癌症的各种症状极大地困扰着患者的身心，影响其生活质量。对症治标在以人为本、解除疾苦方面具有重要意义。中医中药能显著改善癌症患者的疼痛、纳差、恶心呕吐、便秘、胸腹水、情志抑郁等临床症状。

癌痛的处理当“急则治其标”，按照三阶梯治疗原则进行规范化处理。癌症疼痛的内在病机包括“不通则痛”与“不荣则痛”虚实两方面。实则通利、虚则荣养，正是中医缓解疼痛求本之道。以通利治疗实证的经典古方常用柴胡疏肝散、血府逐瘀汤、失笑散等，可加虫类通络之品如全蝎、蜈蚣、地龙、土鳖虫等行气活血、解痉祛瘀而止痛。虚痛治以补益药物、贴敷疗法，如双柏水蜜散、蟾酥膏等外敷疼痛部位对缓解局部疼痛有较好疗效。

2.2.3　本标兼顾

癌症临床表现为复杂性病证，往往存在着多种矛盾，本虚与标实互为因果，相互为患，治疗中常需兼顾两端。就人体与肿瘤而言，人体是本，肿瘤是标；就病因与症状而言，病因是本，症状是标；就正邪而言，正虚是本，邪实是标。治本是扶正，是“治”人，是根治之法；治标是祛邪，是治瘤，乃权宜之计。治人是中医所长，“谨察阴阳所在而调之，以平为期”；治瘤是西医所长，手术、放疗等手段较多。临证之时应根据患者的具体情况，综合应用中西医的治疗方法，以期达到最佳效果。

2.3　姑息治疗，带瘤延年

在我国，中医药被广泛用于晚期恶性肿瘤患者的治疗，在姑息治疗方案中占有一席之地。有资料表明，2/3 以上的恶性肿瘤患者在接受现代医学治疗的同时应用中医药治疗。中医药治疗肿瘤的最大优势是可提高放疗、化疗的敏感性，减少化疗药物对人体的不良反应，改善患者生活质量，延长生存期。对于无法进行手术及放疗、化疗的晚期肿瘤患者，最佳支持治疗成为该类患者的首选治疗方案。中医在改善患者症状和体质方面有其独到之处。

WHO 指出，从诊断肿瘤一开始，姑息治疗就应该介入到肿瘤治疗中。应当说，对姑息治疗的肯定是现代医学对疾病认识的一大进步。姑息治疗体现了以人为本而不仅是以病为本，这与中医诊治疾病过程中的整体观不谋而合。

总之，中医治疗肿瘤的宗旨是“留人治瘤”。或扶正祛邪、调整阴阳、调整脏腑功能、调整气血关系、因人因地因时制宜；或清热解毒、化痰散结、活血化瘀、扶正培本等，目的是要缓解或消除症状，减轻或消除痛苦，提高患者生存质量。在此基础上，如果能去除肿瘤、恢复健康，当然是上之上者。否则，退而求其次，人瘤共存、带瘤延年亦不失为满意结局。所以我们说：“以人为本”是抗癌前提，“扶保结合”是基本保障，“五脏同治”是整体观念，“本标兼顾”要中西结合，“姑息治疗”乃权宜之策，“带瘤延年”是最终希冀。（王洪艳，胡明丽等）

3. 补肾法在癌症治疗中的应用研究

癌症已成为危害人类健康的常见病之一，通过生生之具恢复人体生生之气达到生生之效的中医药在肿瘤治疗中具有独特的地位。

针对癌症“正虚邪恋，五脏皆损”的基本病机，临床中治疗癌症需根据证型差异灵活采用温补肾阳、滋养肾阴、补益肾气、滋养肾精等一种或几种治法，常可化繁从简，达到“人瘤共存、带瘤生存”的目的。为了丰富补肾法治疗肿瘤的内涵，我们根据“肿瘤之始肾虚为根”的理念应用纯补法，“虚若受补，思祛邪之念”的理念应用通补法，“五脏互根，需肝、脾、肾同治”的理念应用兼补法指导临床取得较好疗效，现将其应用做一简述。

3.1 纯补法——肿瘤之始肾虚为根

“治病，必先察其病机，知其源”，治疗肿瘤需明晰肿瘤发生之病机，才可寻觅治法而用药。人体衰老过程中免疫力的低下导致了肿瘤发生率的上升。关于人体衰老的过程在《素问·上古天真论》《灵枢·天年》中均有论述，后世医家在临床中也根据各自经验提出了预防衰老的临证经验。白兆芝教授指出衰老是机体随年龄的增长出现脏腑功能衰退、气血阴阳失调，发生全身性多系统循序渐进的功能衰退。脏器衰老是人体衰老的必然过程，其中胃衰老占有重要地位。《内经》云“阳明脉衰，面始焦发始堕”，说明胃衰老是导致人体衰老的重要原因。赵建国认为需重视肝这一“将军之官”在衰老中的先导地位，因其对衰老诸生理、病理变化具有“引导、率先”的作用，故为了提升年老体衰之人生活质量，应从肝来延缓衰老。

临床中发现“五脏皆可衰老，但肾虚仍为其根”，如明·张景岳提出五脏有损必然损及于肾，从而导致诸疾发病的规律，故治病之本以治肾为要。《景岳全书·妇人规》曰：“五脏之伤，穷必及肾。此源流之必然，即治疗之要。”《景岳全书·积聚·论治》曰：“肾虚则下焦不化，正气不行，则邪滞得以居之”。明·虞抟《医学正传·医学或问》也说明补肾关乎生命根本，肾气盛则寿。其曰：“是故肾元盛则寿延，肾元衰则寿夭，此一定之理也。”肾虚容易造成人体生理早衰和免疫力低下，肾气是否充足和癌症的发病、发展及转归有着密切的联系，故可认为肾虚是癌症发病的重要因素之一，治疗上应以求肾无虚为目标，即“肾无虚则肿瘤无所盘踞，即便是盘踞的也无所传播”。具体用药上则宜根据肾精的不足及肾气中阴阳亏虚的偏颇辨证施治。

肾所藏之精来源于父母，运用具有补肾填精之血肉有情之品抗肿瘤，其理在于“以有情之品补虚培元以抗无情之癌毒”。《韩氏医通》的“异类有情丸”就是通过血肉有情之品峻补肾精，精足则气血旺，脏腑得荣，癌毒自可得除。叶天士指出血肉有情之品可补益肾精，其曰“夫精血皆有形，以草木无情之物为补益，声气必不相应……余以柔济阳药，通奇经不滞，且血肉有情，栽培身内之精血”。具体药物有紫河车、坎脐、鹿角类、胶类、乳类、髓类、肉类、雄性动物外生殖器官类、乌骨鸡、鸡蛋黄、雀卵、蛤蚧、龟板、鳖甲、淡菜、海参、海马、乌贼骨等。邱泽计为了论证补肾方剂具有提升人体免疫力功效，对老龄大鼠采用补肾阳方和补肾阴方进行干预，实验发现两方均能提高 T 淋巴细胞的增殖能力和巨噬细胞的吞噬能力。胡凯文针对不耐手术、放化疗攻伐肿瘤患者中阴虚内热、肾水亏不能制火的证型常用引火汤，阳虚寒凝患者则投以清代医学家王维德《外科证治全生集》的阳和汤，临床颇具疗效。

纯补法仅适用于证型比较单一或为了防老抗衰预防肿瘤时使用，其中血肉有情之品治疗与预防肿瘤发生时，用量宜从小开始，剂量上宜缓补，服用时间上坚持才可起效。

3.2 通补法——虚若受补，思祛邪之念

肿瘤患者得病日久机体正气已亏虚至极，邪毒、痰凝、湿邪也已成鼎盛之势，此时只投补肾之品病理产物实难祛除，反因补之太过而加重痰湿、瘀血之患，因此若想使虚人受补，则需常思祛邪之念，使邪去则五脏元真通畅，气血津液生化有源且输布正常，此即“寓通于补之法”。具体治法上可根据正虚与邪实的矛盾主次将化痰解毒、清利湿热、软坚散结等祛邪法与补益肾阴、肾阳、肾气、肾精之法结合使用。

3.2.1 扶正则毒可去，亦需施祛毒之法

在肿瘤的形成中体内“痰、瘀、毒”的病理环境起到了推动作用，大部分癌症发生于炎症反应部位。炎性细胞可影响肿瘤微环境，为肿瘤发生、形成和迁移营造了条件。癌毒为有形之邪，为湿、痰、热等病理产物内结而成。因此治疗癌症在扶正的同时宜运用清热解毒法、以毒攻毒法泄实邪，使邪气虚则正气得复。

国医大师周仲瑛教授首倡“癌毒”学说，其主张癌毒系在脏腑功能失调、痰浊、瘀血、湿热的基础上，机体产生的一种猛烈、顽固、易隐匿的反应，是肿瘤发病、恶化与转移的关键。霍达指出癌毒既是肿瘤发生的基本病机，亦是病理产物，因而施以“扶正解毒祛瘀法”，临床效果显著。章永红等指出大部分有毒中药及其有效成分具有较强的抗癌活性，认为清除癌毒是癌症的核心关键问题，以毒攻毒才能去除体内的癌毒。但使用本法，应注意“无使过之，伤其正也”，取徐徐图之为佳。田同德等认为癌毒是一种毒邪，主张用温阳化痰法、活血法、清热解毒法进行治疗。

3.2.2 病痰饮者，需温补肾元兼以祛湿化痰逐饮

津液运行失常可导致痰饮之患。在人体水液代谢运行过程中需要肾、脾、肺协同配合，一脏失司即可生痰饮之病理产物。《素问·水热穴论》曰：

“肾者胃之关也，关闭不利，故聚水而从其类也。”说明津液从胃游溢而出，至肾而终，肾主津液功能异常即会出现痰、饮、湿等病，故人体津液代谢全赖于肾。在人体肿瘤发病过程中，肾气虚在痰饮之邪的积聚中起核心作用。癌肿本属阴邪，不仅伤及形质，而且耗损正气，故临床主要表现为气阴两虚或肾精亏虚。基于以上认识，临床可以温补肾元法为主兼祛湿化痰逐饮，以使肾主水液功能正常，从而恢复脏腑受损伤组织的修复力。

徐志瑛教授指出肺癌基本病机为正虚邪实，在邪气当中，徐教授最注重湿气，认为湿为百病之宗。治疗肺癌以“扶正祛邪、标本兼治”为基本原则，以补虚益肝、防止肿瘤再发与转移为根本目标。用药以解毒利湿、清热宣肺、化痰散结等为主。李晨龙认为，痰湿内阻是肿瘤形成的关键因素之一，其从痰致病的特点入手，探究大肠癌的病因病机、发生转归与痰的关系，认为从“化痰”角度立论防治大肠癌，扶正固本、化痰散结等治则为治疗大肠癌常用方法。

3.2.3　虚深瘀亦深，补肾亦需通络

由于肿瘤迁延日久，故常波及血分，导致络脉瘀阻。《医林改错》曰：“肚腹结块，必有形之血。”《临证指南医案》云：“初病在经，久病在络。”瘀血的形成可由气滞则血瘀，但因虚致瘀实乃主因，如肾阳亏虚可络脉瘀阻，肾阴不足络脉失于濡养而血行凝滞，故络脉瘀阻在肿瘤中非常常见，只不过在不同阶段轻重有所不同。现代医学发现癌细胞周围有大量纤维蛋白的堆聚和血小板的凝结，这与瘀血理论相符合。临床中治疗肿瘤在补肾基础上常可加用活血化瘀药如丹参、莪术等，尽量不用破血之品。

李攻戌认为癌与中医“岩”通，来源于古代医家所述之癥瘕积聚，认为其形成与瘀血关系密切，治疗恶性肿瘤应以活血化瘀为重要原则。现代医学研究称活血化瘀药对抑制血小板凝聚、增强微循环对于基质的降解、抑制肿瘤细胞转移有功效。刘培民指出中晚期肿瘤正虚邪盛，多属本虚标实之证，病情错综复杂，多数患者会出现肾气亏损、气血不足，治疗应结合患者身体情况运用益气化瘀、温阳化瘀、养血化瘀等方法，调节气血阴

阳，扶助正气，同时需顾护脾胃之气。

3.3 兼补法——五脏互根，需肝、脾、肾同治

人体五脏通过生克和胜复机制维持机体的动态平衡，“一荣俱荣，一损俱损”。肿瘤病程中在肾气不足、闭藏功能失司的同时亦可有肝主疏泄功能、脾胃传化功能等的失常，因此肿瘤病位虽然在局部，实际与肝、脾、肾等脏器功能失常密切相关。因此治疗肿瘤在补肾扶正基础上，常需联合健脾化湿、疏肝理气等法，此即兼补法。

3.3.1 补肾填精佐以健脾化湿之品

肾藏精，主生长发育，为先天之本；脾主水谷运化，气血生化之源，为后天之本。先后天互滋互充。肾虚虽是贯穿肿瘤发病、治疗、预后不同阶段的核心要素，但脾虚亦是肿瘤发病过程中的重要影响因子，培补脾肾之精气血实乃肿瘤治疗之常法。肿瘤本身戕伐气血，使得气血生化无源，脾失健运则饮食衰少，五脏俱皆失养。因而晚期肿瘤可佐以《先醒斋医学广笔记》的资生丸等以健脾和胃化湿。“复方大方可疗沉疴痼疾”，基于肿瘤“肾虚脾不得运”的基本病机，可将补肾填精与健脾化湿联合运用，恒以用之方可达效。

刘娜采用温肾健脾法组方治疗晚期肿瘤恶病质，本方由补肾壮阳之淫羊藿、补益中焦之党参为君药，佐以黄芪、女贞子、菟丝子、薏苡仁、茯苓等健脾补肾化湿之品。本方特点在先天后天同治、补肾与健脾药物同用，以提升阳气，增强五脏功能，体现了“精气血同养、温以行之”。临床证明本方是治疗肿瘤恶病质的有效手段，温肾健脾法治疗肿瘤晚期恶病质较醋酸甲羟孕酮分散片具有明显优势。李志明根据晚期大肠癌癌因性疲劳多由脾肾亏虚引起肾不藏精，精不生髓，加之脾不能运化水谷精微，导致营养吸收不良、代谢失调、气血双虚、五脏失养、百病而生的病因，采用健脾补肾法调养正气，使得脾气健运，肾阳充足，从而达到消除疲乏的效果。徐振晔临床治疗恶性肿瘤多以补脾养精法为主，善用黄芪、黄精、山茱萸、女贞子、杜仲、淫羊藿等健脾补肾、补气养精之药。

3.3.2　补肾益气助以疏肝理气之味

癌属中医“癥瘕”“积聚”“岩”等范畴，关于治疗方法,《证治准绳·积聚》指出：治疗积聚需分初、中、末三法，初期治法以行散为主，中期宜攻补交替，末期以补虚为主。中晚期肿瘤是涉及气血津液、多个脏腑相互混杂的复杂疾病，肿瘤日久肝气疏泄功能异常则无以促进肾精再生、贮藏；肾精不足则导致肝血亏虚，肝血不足引起肾精亏虚，终致肝肾亏虚。肝肾同居于下焦，是功能协调统一的整体调控机制，因此补虚以滋肝肾之精血为要。

林丽珠教授认为，肝“体阴而用阳”，“体阴”指肝藏血更涉及寄肾之阴精；肝癌治疗应“体用并治”，疏补共施，即滋肝肾之阴兼疏肝理气，使疏而不散，补而不腻，以柔克刚。具体治疗中晚期肝癌便融疏肝理气、滋补肝肾之法，以固守肝肾之阴，防补阴药之腻，仿滋水清肝饮佐以疏肝药之意，常用药物有熟地黄、山茱萸、龟板、鳖甲、怀牛膝、制首乌等滋阴之品合以柴胡与枳壳、柴胡与白芍、白术与茯苓等疏肝健脾药。柴可群教授临诊注重从肝论治恶性肿瘤，根据精血同源提倡养血化阴以滋养肝体、行气通络以清化癌毒、豁痰祛湿以平衡阴阳，并重视肝与脾、胃、肾之间的运化联系，从而充养精血、调畅情志、振奋阳气、化解邪毒，起到抑制恶性肿瘤进展、延缓恶性肿瘤复发转移的效果。

总之，在肿瘤发生、恶化、转移的整个过程中，“整体正虚、部分邪实”是其基本特征，治疗中应根据肿瘤早期或晚期的体质差异分别辨证施治，早期宜以祛除痰浊、瘀血等病邪为主辅以扶正，晚期宜培补先天之阴阳为先，同时顾及“肾损则五脏皆损”，治疗时应调补五脏之气血使“五脏元真通畅”，此外基于中医未病先防的治则，可针对性及早投以补益肾阴与肾阳之膏、丸剂，未雨绸缪，抗老防衰亦可预防肿瘤的发生，此即“未病先防，常服令精气充”。（王洪艳等）

二、与时俱进、学以致用，探讨新型冠状病毒肺炎发病原因

1. 自然地理环境与新型冠状病毒肺炎发病的相关性探讨

自2019年岁末新型冠状病毒肺炎（COVID-19）肆虐武汉以来，多数中医学者认为可将其归属为以湿邪为主的“疫病”范畴。中医学对疫病的认识由来已久，因其致病具有强烈传染性及流行性的特点，故有关疫病病因学的问题，一直受到人们的广泛关注。本文从全球高发地区的自然地理环境入手，对COVID-19的病机及湿邪在COVID-19发病中的作用进行探讨。

1.1 COVID-19的流行病学特征

冠状病毒一直是人类传染病流行的一个来源，如非典型肺炎（SARS）和中东呼吸综合征都是由冠状病毒引起。据报道，截至2020年3月，COVID-19疫情已在全球范围内爆发，对公共健康构成了严重威胁。2020年2月28日，WHO发布了对于COVID-19的中国考察报告，该报告从人口学特征、动物溯源、传播途径、家庭传播、密切接触者追踪、发热门诊病例检测及易感性7个方面对COVID-19疫情进行调查，结果显示，COVID-19较常见的10大症状为发热、干咳、有痰、呼吸短促、疲劳、肉或关节痛、咽痛、头痛、发寒及恶心或呕吐；发病年龄可出现在各年龄层，中位数为51岁，大多数病例介于30到69岁之间，病死率随年龄的增长而

增加；主要传播途径为呼吸道飞沫传播和接触传播，人际传播主要在家庭中发生；人群对新型冠状病毒普遍易感。

1.2　COVID–19 的中医认识

国家卫生健康委员会和国家中医药管理局印发的《新型冠状病毒感染的肺炎诊疗方案（试行第三版）》已明确将新型冠状病毒肺炎归属于中医“疫病”范畴。历代医家对疫病病因学一直高度重视，从不同层次进行了积极的探索，如“运气致疫”“乖候致疫”“疠气致疫”“邪毒致疫”理论等。其中，《黄帝内经》以五行定五疫，从“五运六气”及“三年化疫”解释五疫的产生。2003 年的 SARS 和 2009 年的甲型 H1N1 型流感流行时的“五运六气”条件均符合《内经》中郁气待时暴发、后“三年化疫”理论。“乖候致疫”的提出，对区分疫病和一般外感病的病因有了指导性意义。“非其时而有其气”和“乖戾之气”均属“乖候之气”范畴。晋代王叔和在《伤寒论 · 序例》中提到“凡时行者，春时应暖而复大寒……冬时应寒而反大温。此非其时而有其气，是以一岁之中，长幼之病多相似者，此则时行之气也”，将疫病流行的原因总结为“非其时而有其气”，同时这也是气候异常致病的经验总结。隋代巢元方在《诸病源候论》中指出“岁时不和，温凉失节”为温病发病因素，“人感乖戾之气”为温病发病原因。宋代庞安时在《伤寒总病论》中亦指出天行温病乃乖候之气所致。以上学说皆为明代吴又可疠气学说奠定了基础，他指出疫之病因“乃天地间别有一种异气所感”，而“非风、非寒、非暑、非湿”。“邪毒致疫”学说从秦汉起，一直被古代医家不断地赋予新的内涵，吴又可疠气学说则使邪毒的含义进一步扩充，他认为毒不仅指六淫之甚，还包括六淫之外的一些特殊致病物质。COVID–19 就是一种新型的时疫烈性传染病。

1.3　自然地理环境是 COVID–19 疫情形成的基本因素

大多数的急性感染性疾病都隶属于“疫病”范畴，其发病的季节性和周期性与当地的地理环境因素有着较为密切的关系。《内经》中提出“三因制宜”学说——“三因”者，“因时、因地、因人”也，认为人是自然界的产物，禀天地之气生，依四时之法成，自然界中天地阴阳之气的运动变化与人体在生理、病理上的表现息息相通。希波克拉底也曾说过“若想掌握医学科学，必须首先考虑一年四季气候的变化会对人体健康产生什么样的影响。不同的季节不但气候特征不同，对人体健康的影响也不同”。人生活在自然界，自然界存在着人类赖以生存的必要条件；同时自然界也对人类产生着重要的影响。吴又可《温疫论·原病》中提到“疫者，感天地之戾气”，明确疫不同于六淫之气，而是自然界疫疠之气。同时指出“疫者……在岁运有多寡，在方隅有厚薄，在四时有盛衰”。其中，“天”即自然界，包括气候如温度、湿度等；“地”即地势、维度等，旨在说明这种疫疠之气与五运六气、地域、季节都有相关性。自全球爆发 COVID-19 疫情以来，全球医学界都对此高度关注，医学人员通过大量研究表明，当地自然地理环境是 COVID-19 疫情形成的基本因素，与中医“疫者，感天地之疠气”思想不谋而合。

1.3.1　气候因素

马里兰大学医学院的研究人员通过研究温度对新型冠状病毒传播的影响，发现此次 COVID-19 疫情大范围集中在北纬 30° ～ 50° 的狭窄区域，如中国、意大利、伊朗、韩国等都处于此区域，同时将此区域与气候上的 1000hpa 温度图相比，发现高发地区依然处于一条线，而这些区域的平均温度（5 ～ 11℃）和相对湿度（47% ～ 79%）存在惊人的相似之处。中山大学公共卫生学院王茂团队在 MedRxiv 上发表首个新型冠状病毒与气候关系的研究，发现当平均气温在 8.72℃时，新型冠状病毒最适合传播，也得出了与上一研究相似的结论。纵观北纬 30° ～ 50° 这一狭窄纬度带所穿过的区域，基本以温带大陆性、温带季风、地中海气候为主，有少部分的亚热带季风和湿润气候，这一气候类型有其共同点，那就是气候温和，舒适宜人。相对于热带地区的炎热及寒带地区的严寒，合适的温度及湿度给病毒的生长传播提供了条件，从而有助于疫情的发生及流行。如武汉入冬以来连续出现低温阴雨寡照，但温度反高（2020 年 1 月大爆发时，其高温在

9 ~ 12℃，低温在 0 ~ 4℃）的异常气候，为病毒的流行提供了条件；意大利北部 12 月 –2 月平均温度 5 ~ 11℃、相对湿度亦在 47% ~ 79% 范围内，恰好满足了有利于病毒传播的气候条件；伊朗德黑兰地区虽属大陆性半干旱气候，但冬季降水多于夏季，大部分降雨都发生在晚秋至春季，全年湿度较平均，也为病毒的传播提供了条件；德国北莱茵—威斯特法伦州地势东南高西北低，西北部海洋性气候较明显，多云雾天气，湿度大，潮气熏蒸弥漫，人体极易感湿。美国西雅图地区气候深受海洋影响，属于温带海洋性气候，全年温和湿润，雨季为每年 11 月至次年 3 月，也满足了病毒传播的气候条件。这些地区的气候条件都符合了上述推断，除此之外，韩国庆尚北道、西班牙马德里亦如是。

1.3.2　地势因素

除温度、湿度外，地势特点也是影响 COVID–19 疫情的重要因素。疫情高发地区周围多有海洋、湖泊围绕，而水源是疫源传播的重要因素之一，如张说《端州别高六戬》："南海风潮壮，西江瘴疠多。"其中所提及的瘴疠大多发生在河、湖、水、井、泉附近，从一个侧面证明水源是疫病传播的重要环节。武汉位于长江中下游、洞庭湖以北。恰如《素问·五常政大论》中"天不足西北……地不满东南"及《淮南子》中"地不满东南，故水潦尘埃归焉"所言，其地处东南，故较温暖，同时其地势卑下，江、河、湖穿流，这就使得空气中水分多，湿度较大。意大利伦巴第地区虽四面陆地环绕，但湖泊众多，湖泊在调节气候的同时，也加大了当地的相对湿度；德国北莱茵—威斯特法伦州除受气候影响外，其大部属莱茵河流域，濒临北海和波罗的海，海岸线长 2390 千米，水气的蒸发，增加了大气的湿度，从而增加降水量，使当地气候湿润。美国纽约市位于纽约州东南部大西洋沿岸，作为美国第一大港口，亦有着海边城市所独有的湿度条件。首尔位于朝鲜半岛中部，地处盆地，汉江迂回穿城而过，距半岛西海岸约 30 千米，距半岛东海岸约 185 千米，使该地降水增多，空气湿度增大。罗马位于台伯河下游平原、地中海沿岸，其市区跨台伯河两岸，属于典型的冬季多雨区。

西班牙河流广布，埃布罗河、杜罗河、塔霍河、瓜迪亚纳河和瓜达尔基维尔河都流经于此，其首都马德里荡漾在曼萨纳雷斯河的碧波中，受地理位置影响，春秋两季多雨，湿度较大，如3月COVID-19处于爆发期时，其平均湿度在69%左右。

由以上分析可知，自然地理环境是此次COVID-19疫情发生和传播的重要基础，而“湿”则是自然地理环境对机体产生影响的关键因素。

1.4 “湿”邪是COVID-19发病的主要因素

国家卫生健康委员会和国家中医药管理局印发的《新型冠状病毒感染的肺炎诊疗方案（试行第三版）》指出：本病病因属性以“湿”为主。从发病的气象环境及病邪性质而言，可归属于湿邪为主的“疫病”范畴。

COVID-19病因之“湿”，可分外感和内生两个方面。外湿为外感天地之湿气，姜春华先生解释为“湿就是空气中含水量的增多”；内湿为内生之湿浊，其本质是脏腑功能的失调，或因本虚，或因饮食、气结所致，既是一种病理产物，也是湿证的致病因素。湿邪存于体内，内湿、外湿相合，体质偏湿，故易感疫病。

根据病因之“湿”侵入人体的途径，可分3种。其一为“自口鼻而入”，先“从上受”，再逐次侵及中焦、下焦。其二为“自肌表侵入”，如《内经》中所言“地之湿气，感则害人皮肉筋脉”，后依次传至经络、脏腑。而肺主气，司呼吸，亦主皮毛，说明此两种侵入途径皆与肺相关。其三为直中，最常见的是直中中焦脾胃，薛生白曾说过“阳明为水谷之海，太阴为湿土之脏，故多阳明太阴受病”，旨在说明湿病的形成，无论感之于外还是生之于内，皆与平素脾虚有关。此外，COVID-19恢复期，也主要是肺脾两虚，天之气经鼻呼吸而通手太阴肺经，地之华经口之食而通足太阴脾经，故病性多为太阴。太阴者，以湿为本，肺脾两脏首当其冲。

根据病因之“湿”的性质及致病特点可知，首先，湿为阴邪，易损伤阳气，伤人普遍、广泛，且带有隐匿性，如肖森茂在研究“湿邪致病”特性时，指出外湿伤人具有普遍性及广泛性。其次，湿性重浊且具有趋下性，易先伤害人体下部，如流注于下，影响肠道分清泌浊的功能，可兼见小便不利，大便稀溏，即所谓“湿胜则濡泻”（《素问·阴阳应象大论》），张伯礼院士团队在天津 88 例 COVID-19 患者中发现“腹泻”症状占到了 45.5%。此外，湿邪为患，病程长且缠绵难愈，易与诸邪相合而为毒，可寒化、热化、燥化。挟风则浸淫肌肤，挟寒则阻滞经络，挟热则郁热闭肺，湿毒化热则耗气伤血。COVID-19 发展到中后期，有少部分患者病势急转直下，传变迅速，虽复杂多变，但多数还是在气分或气营两燔阶段，主要表现为邪毒闭肺和湿毒蕴肺等证。

综上所述，在气候、地势等自然地理环境及人文地理环境、人群体质等多种因素的共同作用下，导致了 COVID-19 疫情的发生和流行，而“湿”则是造成疫病产生和疫情流行的主要因素。

1.5　结语

COVID-19 属于中医以湿邪为主的“疫病”范畴，感受的是天地间的杂气——自然界疫疠之气。这种疫疠之气与气候、季节相关，同时还具有一定的地势特点。本文从自然地理环境入手，通过审气候、辨地势，并结合“湿”的产生、侵入人体的途径、其性质及致病特点等方面分析，发现均符合 COVID-19 起源于“湿”的说法，同时也进一步证实，自然地理环境是本次 COVID-19 疫情形成的基本因素。（曹玮等）

2. 风邪与疫病关系的研究

风邪是常见的致病因素之一，分外风和内风。外风指外感六淫邪气中的风邪，是一切外感疾病的主要病因，具有善行、数变、轻扬开泄等特点。内风是相对外风而言，属于“内生五邪”中的“内风”，指风气内动，体内阳气亢逆，致气血阴阳失调。结合疫病的致病特点，风邪致病内外风均有，但以外风为主，故下文讨论的风邪均指外风。

2.1 风邪的致病特点

2.1.1 风为百病之长

《黄帝内经》最早提出“风为百病之长”，并首次提出辨风需区分正风和贼风。《内经》认为“正气者，正风也”，指的是自然界正常的气候。当风气偏胜，风就可能成为致病因素侵犯人体，此时偏胜的风气则称为“风邪”“贼风”或“虚风”。关于“风为百病之长”的解析，孙广仁主编的《中医基础理论》教材给出解释：其一，风邪常常兼杂其他邪气伤人，是所有外邪致病的先导，如《临证指南医案》中提出“盖因风能鼓荡此五气而伤人，故曰百病之长”；其二，风邪一年四季均可致病，所以发病机会多，风邪可侵犯人体不同脏腑，导致多种疾病产生，故《内经》曰：“风者，百病之始也。”

2.1.2 风性善行而数变

“风性善行”是结合风游走不定的特质来形容的，说明风邪能够游窜到人体不同的部位，可以入皮毛、经络、脏腑等，引起不同部位疾病的发生。“善行”强调风邪可以导致不同病位的疾病，“数变”则强调风邪致病往往起病突然、传变迅速、变化多端，例如风疹，发病急骤，来势迅猛，短时间内能够遍布全身，疹出部位不定，时发时止，体现了风邪致病善行数变的特点。

2.1.3 风性开泄、易袭阳位

“风性开泄”指的是风邪侵袭人体时，容易导致肌肤腠理疏松，毛孔张开，所以风邪犯表，可以导致汗出、恶风等表现。《内经》提出“风为阳邪”，因此风邪袭表时，首先侵犯人体阳性的部位，比如头面、肌肤、咽喉等。风邪极易与它邪兼夹而致病，故外感风邪，常常表现为风寒或风热表证，又因肺为华盖，风邪犯卫，首先犯肺，所以常引起咳嗽、咳痰等肺部的临床不适。

2.1.4 风性易从阳化、易耗气伤津

风为阳邪，所以在风邪致病的过程中，极易阳化。当风邪侵袭，久而

壅滞，逐渐有阳化的趋势，阳化包括化热、化火、化毒。例如痄腮，即风邪化毒、壅滞少阳经脉引起的流行性疾病。风性轻扬，致使腠理开泄，汗出过多则气随汗泄，耗伤正气，汗液流失过多则逐渐伤津。所以风邪致病也会引发口干、口渴等伤津耗气的症状。

2.2 疫病的致病因素

疫病指的是传染性剧烈的一种疾病，能够造成多人易感且同时发病。据文献记载，在古代，疫病又称时行、天行、疠。对于疫病产生的病因，专家通过研究总结，将其归纳为 4 个方面，分别是运气致疫、乖候致疫、邪毒致疫和疠气致疫。而疠气和邪毒可看作疫病的两个主要致病因素，成为治疗疫病的关键所在。

2.2.1 疠气致疫

吴又可首创疠气学说，认为疫病是由感受一种非风、非寒、非暑、非湿的杂气所致，又称为异气。不同的杂气能够引起不同的疫病。在病机上，强调杂气从口鼻而入，伏于膜原，病在半表半里之间；在传变上，待邪气溃散，则有 9 种传变方式。吴又可的疠气学说丰富了中医疫病的病因理论体系。

2.2.2 邪毒致疫

中医认为，邪气是常见的致病因素，比如风邪、寒邪等六淫邪气，当邪气偏胜则为毒。疫病的毒邪，则是造成疫病具有传染性和致病性的直接原因。《内经》提出了寒毒、热毒、大风苛毒等概念。有学者对中医病因学理论的毒进行解析，认为疫疠邪毒是最常被称为毒的病邪之一，因之导致了疫病发病迅速，病情严重，致死率高。所以毒比一般邪气的损伤性更大，具有强烈的致病性和易传染性。

2.3 疫病与风邪在致病特点上的相似之处

2.3.1 大风苛毒致病

《素问·生气通天论》中最早提出“大风苛毒”的概念。苛毒，指小到肉眼看不见的毒物，大风苛毒也属于杂气范畴，是能够伤害人体的致病因素。大风苛毒在风邪致病特点的基础上具有更加强烈的传染性，并且发病迅速，传播广泛，具有致死性。疫病多由于疠气、邪毒等侵袭人体而致病，所以病情要比普通的疾病更加严重，并且来势凶猛，变化多端；因为疠气、邪毒具有传染性和流行性，所以疫病容易在人群中传播，可形成大流行；疠气、邪毒作用于人体脏腑组织，具有特异性，其临床症状虽相似，但每种疠气都有自己的发病规律和临床特点，故有“一气一病，症状相似”之说。结合疫病的致病特点，大风苛毒可以是疫病的致病因素。

2.3.2 疫病的感染途径

风邪具有向上、向外、升发的特性。风邪犯表，容易引起肌肤腠理疏松，进而风邪经疏松的腠理入侵人体。皮肤为人体之表，是人体的第一道防线，风邪侵犯常由表入里。疫病常引起上呼吸道感染，感染途径往往由疠气、邪毒首犯肺表，然后引起一系列呼吸道症状，如咳嗽、咽痛、鼻塞等。

2.3.3 疫病的临床表现

风邪是引起多种疾病发生的重要致病因素，并且常年存在，所以致病机会较多。而疫病多由疠气、邪毒引起，短时间内，疠气、邪毒聚集壅滞，在有限空间内同样可以导致较大的致病概率。并且，风邪常常与其他病邪相兼为患，形成风寒、风热、风湿等不同类型。而疫病分类，在以疠气、邪毒为主的致病基础上，同样可以形成以热病为主的温疫和以寒象症状为主的寒疫。而感染疫病引起的一系列临床表现，和感受风邪后的症状也有相似之处，如发热、恶寒等。

2.3.4 疫病的传变特点

风邪致病具有“病位游走不定”的特性，可以侵犯人体的皮毛、经络和脏腑，引起相关的临床症状；“数变”指的是风邪致病具有变幻莫测和发病急骤的特点。从这两点来看，疫病同样不是单一病位致病，疫病常侵犯肺部，导致咳嗽、咳痰等肺部疾患；也可侵袭肠胃，引起腹泻、腹痛等胃肠反应；也可侵犯心脏、头部等。疫病之所以难以控制，就是因为它具有变化多端的特性，传变迅速，容易变异。由此可见，风邪与疫病之间具有一定相关性。且风为阳邪，易从阳化，容易化火、化燥伤阳；疫病侵袭人体后，传变迅速，多由表入里，化燥伤阴，更有形成火毒之势。此与风邪侵犯人体后，易化热化燥之性相似。

2.4　疫病与风邪致病在病机上的相似之处

风邪为病，四季皆可伤人。风邪常合并其他病邪共同侵犯人体，而其他病邪，也可借风邪袭人时乘虚而入。疫病由自然界中的疠气、邪毒侵袭人体而致病，疠气、邪毒可以通过飞沫、直接接触或受伤的皮肤等对人体进行感染，并且在适宜的条件下可以持续存在于空气中。古继红等认为风是以“气溶胶”的形式存在的，而流感、柯萨奇等病毒可以通过气溶胶的方式传播疾病，所以许多疫病的发生是与气溶胶感染有关的，这一观点正与“风为百病之长”相呼应。风邪致病的善行数变也与疫病发展的不确定性相一致。

导致疫病发生的疠气、邪毒在自然界的存在环境及致病方式符合风邪伤人的特点；疠气感染人体后可以产生多种侵袭性的酶，使人体正气更加虚弱，其他邪毒可以乘机体虚弱时入侵，这同风邪常夹杂其他邪气致病的特点类似；风性善动不居，病位不固定，变化多端，风邪致病，常常首先犯肺，经肌表皮毛、经络等内传脏腑，合并其他病邪则形成风寒、风热、风燥等不同证型。而疠气则通过飞沫或直接接触而侵袭人体，感染途径可经由呼吸道、皮肤或消化道传播，此与风邪致病特点有一致性。

2.5　从风邪论治疫病

正因为风邪同疫病在致病特点、病机上有一定的相似性，所以从风邪的角度论治疫病也许会给疫病的防治提供新思路。李加慧经过研究总结，认为桂枝、麻黄、荆芥等中药，兼具发散风寒和抗病毒的功效，而牛蒡子、升麻、柴胡等发散风热的中药也同时具备抗病毒的特性；敬岳选用疏风宣肺颗粒治疗流行性感冒（风热犯肺型）并进行疗效观察，发现疏风宣肺颗粒在治疗流感初期可以取得明显疗效，并且能够缩短流感病程；张晓阳从风毒理论论治流行性感冒，推荐将金银花、连翘、桑叶、菊花、羌活等风药应用到临床中能取得较好的疗效；近年来，在临床上常使用的连花清瘟胶囊也是把风药和清热解毒药作为主要药物。

2.6 小结

随着现代科技的进步，人们找到了更好的技术和药物来防治疫病，并取得了较好的临床疗效。中医药在疫病的防治上有着数千年的临床经验，所以在治疗疫病的过程中，绝不可忽视中医的力量。根据对风邪致病理论和疫病的探索和研究，我们发现二者在致病特点和病机方面具有一定的相似性。无论是中医基础理论研究，还是现代临床实践，从风邪致病来论治疫病既符合中医基础理论，又有丰富临床研究实践的支撑，对治疗多变的疫病具有临床指导意义。(张静雯等)

3. 大风苛毒与六淫暨疫气的异同及临床意义

中医将疾病发生的原因归为内因、外因、不内外因三类。笔者认为，新型冠状病毒肺炎应属于中医外因中的“大风苛毒”范畴。同属外因的还有“六淫”及“疫气”，六淫致病相当于现代医学中的普通感冒，虽病情不重，但每年发病患者数较多。而疫气致病类似于现代医学中的流行性感冒(简称“流感”)，病情较普通感冒更为严重。三者虽同属外因范畴，但在传染性、致病性、危害性等方面的表现迥然有别。

3.1 历代医家对六淫、疫气、大风苛毒的认识

3.1.1 六淫

六淫的说法首见于宋代陈无择的《三因极一病证方论・三因论》，其云：“六淫，天之常气，冒之则先自经络流入，内合于脏腑，为外所因。”宋代以前无六淫的说法，春秋时期秦国名医医和最早提出六气病因说，六气是指自然界正常的气候变化产生的风、寒、暑、湿、燥、火。正常的六气不会致病，其太过与不及才会成为导致人体产生疾病的原因即六淫。六淫致病各有其特点，《素问・阴阳应象大论》云“风胜则动，热胜则肿，燥

胜则干，寒胜则浮，湿胜则濡泻”，又云“冬伤于寒，春必温病；春伤于风，夏生飧泄；夏伤于暑，秋必痎疟；秋伤于湿，冬生咳嗽”。现代研究将六淫与自然界的气象结合起来，将六淫中的寒、暑、火归于气温范畴，将湿与燥归于气湿范畴，将风归于气流范畴。现代气象学研究出最适宜人体的气温为 15 ～ 27℃、相对湿度为 30% ～ 60%、气压为 240mmHg，超出该范围则会影响人体的生理机能，这一学说与六淫致病理论相符，证明了中医六淫致病的科学性。

3.1.2　疫气

疫气在中医中亦称为疠气、疫毒、乖戾之气、杂气等，是指一类具有强烈传染性的外邪。疫最早出现在周代的文献当中，《礼记》中记载：“孟春行秋令，则民大疫”“果实早成，民殃于疫。”《黄帝内经》当中亦有诸多记载，如《素问·六元正纪大论》云：“气乃大温，草乃早荣，民乃厉，温病乃作”“厉大至，民善暴死”“其病温厉大行，远近咸若。”《素问遗篇·刺法论》云：“五疫之至，皆相染易，无问大小，病状相似。”历代医家对疫气皆有论述，疫气作为病因被系统阐述则见于明代吴又可的《温疫论》：“夫疫者，感天地之戾气也。戾气者，非寒、非暑、非暖、非凉，亦非四时交错之气，乃天地别有一种戾气。”吴又可认为疫气与传统的六淫不同，是天地间别有的一种异气。疫气所致疾病即相当于现在的流感，现代医学认为该疾病主要由微生物导致，如病毒、细菌等，每一种流感都由一种独特的病原体导致。

3.1.3　大风苛毒

“大风苛毒”出自《素问·生气通天论》，其云：“故风者，百病之始也。清静则肉腠闭拒，虽有大风苛毒，弗之能害，此因时之序也。”大风指风邪猛烈；毒者，《说文解字》云：“毒，厚也，害人之草。”《广雅·释诂》曰：“毒，犹恶也。”因此，大风苛毒可被认为是毒性猛烈的邪气，属“外邪”范畴，其起病急骤，传变迅速，易逆传心包，内攻脏腑，病情危重。此次新型冠状病毒肺炎疫情持续时间长、传播速度快、传播范围广、感染人数众多，当属于“大风苛毒”的范畴。此外，20 世纪出现的 3 次大流感——西班牙流感、亚洲流感、香港流感因感染人数众多，亦应属于大风苛毒致病的范畴。

3.2 六淫、疫气、大风苛毒的致病特点

3.2.1 传染性

六淫致病多为现代医学中的普通感冒，以上呼吸道感染居多，多为肠道病毒、腺病毒、呼吸道合胞病毒感染，一般不具有传染性，但若是年老体弱，或素体正气亏虚者，则亦有感染的可能。《素问遗篇·刺法论》中云：“五疫之至，皆相染易，无问大小，病状相似。”可见，疫气致病传染性强，多为感染流感病毒引发，人群对流感病毒普遍易感，每年冬春季节好发，多通过飞沫传播，易在一定范围内造成广泛流行。全球每年约有 6 亿人口患流行性感冒，我国是公认的流感高发地，自 2000 年开始，WHO 将我国列为流感监测的前哨。学校是突发性流感的易发地之一，2000 年 1 月 6—11 日，四川省大竹县城西中学爆发流感，全校 548 名学生中有流感患者 75 例，发病率达 13.7%。同年 4 月 12—17 日，四川省简阳市卫生学校出现流感患者 267 例，发病率达 11.6%。由此可见，疫气的传染性是很强的。至于大风苛毒致病，传染性则更强，新型冠状病毒可通过呼吸道飞沫、密切接触、气溶胶传播。截至 2020 年 5 月 13 日，全球已有 200 多个国家和地区存在确诊病例，累计确诊病例 400 多万人。由此可见，大风苛毒致病的传染性较疫气更甚。

3.2.2 致病性

六淫致病个体发病率高，既与邪气旺盛有关，也与人体正气不足有关。“邪之所凑，其气必虚”，其发病多由于正气素虚，或因疲劳、饥饿、冒雨涉水等机体免疫功能低下所致，素体正气较强之人则不易被感染。轻症感冒一般可不药而愈，重症感冒则对老人、小儿影响较大，甚至威胁其生命。疫气致病，传染性强，起病较急，多易传变，病情严重。据史料记载，我国东汉末年爆发大疫情，导致人口锐减；隋朝时期长安发生大疫情，死伤

惨重；宋朝时期共爆发了 6 次规模较大的疫情。此后各个朝代均有疫情暴发，死伤无数。2003 年在全球范围内出现了 SARS，各类人群普遍易感，至 2003 年 6 月底疫情结束，全球共感染 8422 例，说明疫气致病的传染性很强。大风苛毒的致病性较六淫、疫气更为强烈，主要是由于其传染性更强，传播速度更快，发病患者数更多，例如此次的新型冠状病毒肺炎。

3.2.3　危害性

六淫致病症状较轻，危害性不大。疫气致病起病急，进展快，症状一般较为严重，发热多为高热，部分病例会出现肺炎或多脏器衰竭等严重并发症而导致死亡。2003 年爆发的 SARS 导致全球 916 人死亡，病死率为 11%。大风苛毒由于传染力强，感染人数多，危害性更大。在 20 世纪发生的 3 次大流感中，1918—1919 年发生的西班牙流感导致 4000 ～ 5000 万人死亡，1957—1958 年的亚洲流感导致 100 万人死亡，1968—1969 年的香港流感造成 100 ～ 300 万人死亡。此次的新型冠状病毒肺炎截至 2020 年 5 月已引起全球 400 多万人感染，超过 28 万人死亡。

3.3　讨论

六淫、疫气、大风苛毒同属中医致病三因中的“外因”范畴，在致病方面有类似之处。中医理论认为肺外合皮毛，开窍于鼻，所以外邪侵犯人体首先犯肺，此三者亦是，作用于人体一般导致的是肺部疾病，如上呼吸道感染、肺炎等。不同之处在于，六淫致病一般症状较轻，多不传变，疫气与大风苛毒致病多易传变，所致病情更为严重，大风苛毒的致病性、传染性、危害性较疫气更强。分析此三者异同的意义在于临床医生需重视三者致病对人体的不同影响，掌握较为全面的疾病临床表现及流行病学资料，及时准确地分辨出是何种因素致病，为其后的处置措施提供科学依据。若仅是单纯的六淫致病，一般的对症治疗即可，若是疫气与大风苛毒致病，因具有传染性强、致死率高、危害范围广等特点，应首先密切关注患者的临床表现，并对其家属及相关接触人员进行有效隔离；其次，需加强群众对此类“虚邪贼风”防护的认识，一为“避之有时”，“避”意为躲避其毒气，切断传播途径，做好个人防护，如疫情期间不随意外出；咳嗽或打喷嚏时用纸巾或肘部内侧掩住口鼻，并将使用过的纸巾丢弃进带盖垃圾桶；必须外出时，戴好合适的口罩等；二为“清静则肉腠闭拒”，人的精神状态与形体功能密切相关，思想清静，情志畅达，使精神内守而不散失，同时辅以“食饮有节，起居有常”的作息规律，以增强体质，有利于防病祛疾。此外，及时上报相关部门也是必不可少的预防措施之一，以防止疾病大规模传播，对社会造成严重危害。（曹玮等）

三、科研实证，引导临床遣方用药

1. 异病同治在肿瘤治疗中的应用研究

异病同治是在中医整体治疗观指导下的个体化运用，是辨病与辨证相结合的治疗原则，体现了中医辨证论治的精髓，是中医学的特色。

“异病同治”是指“不同的疾病，若促使发病的病机相同，可用同一种方法治疗”。异病同治的实质在于对证的治疗。证，是对疾病发展过程中某一阶段的病理概括，包括病因、病位、病性和邪正关系，反映了疾病发展过程中该阶段病理变化的全面情况。在疾病发生发展过程中的不同阶段，基本病机变化和相关病机变化的内容，即体内物质异常运动，必然处于不断的发展变化之中。有时在不同的疾病中，却会出现相同或相似的病理变化，即出现相同或相似的证。根据中医辨证论治的原则，证相同治疗也就相同，即“异病同治”。

中医药在肿瘤姑息治疗中正发挥着日益重要的作用。肿瘤晚期各病种之间是否存在相同的病机变化，其演变过程是否具有规律性尚无定论。国内尽管有散在研究但大多局限于单一病种，未能就其实质性内容予以揭示，如何使异病同治理论在肿瘤干预性治疗中发挥积极作用，使抽象的中医理论变得简便易行，能为广大西学中人员熟练运用，贾文魁教授通过长期临床实践及理论总结，初步形成了较为完善的治疗体系。

1.1 扶正以脾胃为先促发气血阴阳生化之源

现代医学对于肿瘤的治疗方法主要包括手术、化疗、放疗及免疫治疗。前者相当于中医学之祛邪法，祛邪必伤正，临床上患者由于手术及放化疗，正常细胞受到伤害，骨髓受到抑制，常出现恶心呕吐、胃纳减少、乏力等脾胃受损的病证。以上治疗方法对正常的机体功能来讲，均为外在邪气，会使本已虚疲的正气无力为振而又不得不勉为其难，此即中医学界所广泛认同的贯穿肿瘤发病始终的机制——正虚邪实。贾文魁教授认为，正虚普遍存在于不同病种肿瘤发生、发展与演变的全过程。气血阴阳为人体正气的具体体现，脾胃功能健全则气血阴阳生化之源不绝。《灵枢·五味》言："天地之精气，其大数常出三入一，故谷不入，半日则气衰，一日则气少矣"。若脾失健运，宗气生成不足，临床则见体倦神疲、气短乏力、声低懒言、脉沉微等全身气虚之证。李中梓在《医宗必读》中更有"饷道一绝，万众立散。胃气一败，百药难施。一有此身，必资谷气，谷入于胃，洒陈于六腑而气至，和调于五脏而血生，而人资之以为生者也"的明训。由此可见，扶正以脾胃为先对肿瘤患者正常机能的恢复具有深远意义。

1.2 异病同治不应简单等同于药物治疗而应规范为身心同治

中医非药物疗法能够调节肿瘤患者情绪，优化情感效应，改善躯体症状，增强免疫功能，调动体内积极因素，提高机体的自我调解力，是行之有效的治疗方法之一。近日，美国的一项调查发现，癌症长期生存者承受的心理压力明显大于从未被诊断有癌症者。即使在抗癌治疗结束 5 年后，这样的心理压力仍然存在。我们通过大量临床病例资料观察发现，肿瘤患者的心理压力主要表现为对治疗前景的担忧、对预期生存期和对治疗不良反应的恐惧。这种忧虑不仅存在于患者本人，恶性肿瘤患者照顾者的焦虑和抑郁状况也明显高于非恶性肿瘤患者的主要照顾者。病程较长（> 3 个月）患者及 TNM 分期为Ⅲ－Ⅳ期的患者主要照顾者更易出现焦虑及抑郁等心理障碍。基于此，贾文魁教授提出，治则研究应赋予其新的时代内涵，既往对异病同治的研究多着眼于药物对某类疾病具有相同证型的归类施治，随着现代生活把情绪致病学说擢升到新的高度，对肿瘤患者及其家属而言更是贯穿病程始终，且表现形式大相径庭。肿瘤患者家属是直接照顾者，其良好的情绪将直接影响患者，因而在患者出现以上不良情绪反应给予疏肝解郁药物治疗的同时，早期干预性“话疗”——即心理干预治疗常常能起到意想不到的效果，临床医务工作者应把心理治疗当作手中的第二把利器合理使用，让这种绿色疗法最大化地减轻患者病痛。

1.3　同中求异重视病位生理病理用药特点及趋势性用药

不同疾病即使出现了相同的证，也不能因此就采用完全相同的方法治疗，还应考虑不同疾病所在病位生理特性和病理特点的不同，例如肺癌和胃癌在出现气虚这一共有证型时，在采用相同补气益气药治疗的同时，还要分别照顾肺和胃的生理特性和病理特点进行治疗。肺为娇脏，其位最高，不耐寒热，决定了在补气益气的同时，忌投助火伤阴药物。而胃主通降，胃气以通降为顺，所以，在应用补气益气药物治疗以气虚为主的胃癌的同时，应该加一些通降胃气的药物。如此治疗方能取得更好的治疗效果。而不同疾病的发展预后不同，决定了在治疗具有相同证的不同肿瘤时，还要用治未病的眼光考虑疾病的发展趋势，采用有针对性的防止疾病发展的药物。放化疗为热毒之邪，具有渐进性、阶段性、持续性和顽固性等特点，在治疗过程中易损伤人体阴精，文献报道接受放化疗治疗后 76% 的患者出现口干、便秘等阴液缺乏症状，这时，有针对性地预先给予养阴清热类药物应为不二之法。

1.4　对规范异病同治发挥中西医协同效应的思考

异病同治作为一种行之有效的治疗方法，被广泛运用于各科疾病的诊治中。现今，肿瘤的规范化治疗被提上重要的议事日程，如何发挥中西医结合防治肿瘤的协同优势，扩大中医运用范围，规范西学中人员合理使用中医药造福于患者，使中西医结合工作稳步扎实地推进，是贾文魁教授长期思考的问题，也是异病同治治疗肿瘤立题之初的本意。扶正气以保精神、保饮食、保睡眠，是贯彻肿瘤治疗始终的原则。扶正应以脾胃为先，后天之本健运可有效缓解放化疗期间的食欲减退、乏力等不适症状，促发先天之本生髓之能，有效避免和减少骨髓抑制的发生。脾健则人体精、气、神充沛，患者才能有充足的精力耐受多疗程的治疗，不至于因严重的治疗不良反应产生厌倦情绪而影响进一步治疗及预后。有效的心理治疗更能激发患者本身的抗病能力，减轻患者经济负担，使中西医结合发挥更大的作用。（段春鹏）

2. 芪蓣葳蕤汤治疗中晚期非小细胞肺癌气阴两虚病理体质的临床研究

原发性肺癌是一种常见的恶性肿瘤，严重威胁人类健康。在我国，肺癌发病率呈逐年上升的趋势，其发病隐匿，确诊时多数患者已发展至中晚期。放疗由于其确切的疗效，已成为治疗中晚期肺癌的基本方法，并被广泛使用。中医理论认为放射线系火热之毒，照射人体后使机体损津耗液，“壮火食气”，患者多出现气阴两虚的病理体质。查阅文献资料并总结多年来诊治恶性肿瘤的经验，贾文魁教授认为中晚期肺癌气阴两虚病理体质的治疗原则为“益气养阴，补脾润肺，解毒化痰”，并在此治则指导下配制芪蓣葳蕤汤进行治疗。

2.1　治疗方法

中药组给予芪蓣葳蕤汤（山药 60 克，黄芪 30 克，生晒参 10 克，生白术 12 克，生地黄 10 克，生牡蛎 30 克，灵芝 10 克，玉竹 10 克，百合 15 克，黄精 10 克，炒牛蒡 9 克，茯苓 12 克，陈皮 9 克，山慈姑 10 克，浙贝母 10 克，炙甘草 6 克）口服。中药汤剂由我院中药房统一煎制，每日 2 次，每次约 150mL，早晚分服，3 周为 1 个周期，2 个周期为 1 个疗程。化疗组采用 GP 方案（吉西他滨 1000mg/m^2，静脉滴注第 1、8 天；顺铂 30mg/m^2，静脉滴注第 1 ～ 3 天）化疗，3 周为 1 个周期，2 个周期 1 个疗程。中药加化疗组同时给予芪蓣葳蕤汤加化疗治疗，中药同中药组，化疗方案同化疗组，3 周为 1 个周期，2 个周期为 1 个疗程。

2.2　结论

肺癌属中医“肺岩”“痰饮”“虚劳”范畴。肺癌的形成是机体内部邪正斗争、相互消长的过程，因此治疗上也应注意扶正与祛邪的有机结合。在疾病发展的不同阶段，正邪力量强弱不一，治疗原则亦应不同。中晚期患者正虚邪实，正虚为主，不耐攻伐，宜以扶正为主，在固本培元基础上适当加以解毒、化痰、散结之品。

根据中晚期恶性肿瘤患者主要表现为神疲乏力、气短懒言、便秘、自汗盗汗等气阴两虚的病理症状，贾文魁教授自拟芪蓣葳蕤汤，全面兼顾“痰、毒、虚”临床特点，一方面针对“本虚—气阴不足”施治，另一方面兼除“标实—痰毒”病理产物。芪蓣葳蕤汤由经方薯蓣丸加减而成，因脾胃为后天之本，气血营卫生化之源，方中重用山药健脾养阴，使脾胃得以健运，则气血阴阳化生有源，生晒参、白术、茯苓、黄芪、甘草益气调中，生地黄养血滋阴，玉竹、百合、黄精滋阴润肺，灵芝补气安神，止咳平喘，佐以陈皮化痰除湿，浙贝母、生牡蛎软坚散结，山慈姑、炒牛蒡解毒消肿，诸药合用，共奏益气养阴、健脾润肺、解毒散结之功。芪蓣葳蕤汤全方培补而不留瘀，祛邪而不伤正，用于恢复脏腑阴阳平衡。

临床观察结果说明，芪蓣葳蕤汤在改善中晚期非小细胞肺癌患者症状、减轻化疗毒副反应方面具有良好效果。本方虽对缩小瘤体效果欠佳，但“西医治病，中医治人”，中医是强调调节一个人的整体状况的，治疗是一个不断调节、不断和病邪做斗争的过程。因此在中晚期非小细胞肺癌患者的治疗上我们认为：“扶助正气”贯穿始终是基本保障，“化痰解毒”即邪祛则正安，动态兼顾正虚与邪实的主次关系，改善患者病理体质。（王洪艳等）

3. 加减薯蓣丸联合化疗治疗晚期非小细胞肺癌

3.1　目的

根据中医学对肺癌的认识，针对中晚期非小细胞肺癌（NSCLC）肺脾气虚、痰瘀互阻的病机特点，以益气健脾、化痰散结为法。运用经方薯蓣丸并灵活加减，从临床角度观察其联合化疗治疗中晚期 NSCLC 的临床疗效及其对病患生存质量的影响。

3.2 方法

按照随机、对照的原则将经诊断标准、纳入标准、排除标准筛选的 60 例患者分为治疗组 30 例，对照组 30 例。两组患者在年龄、性别、病理类型及临床分期等方面无明显差异，具有可比性（$P > 0.05$），两组均给予 GP（吉西他滨 + 顺铂）方案化疗，治疗组再予加减薯蓣丸免煎颗粒。药用：山药 30 克，神曲 30 克，黄芪 30 克，红景天、灵芝、人参、茯苓各 15 克，当归、川芎、白芍、炒白术、炒扁豆、麦冬各 12 克，陈皮、半夏、熟地黄、杏仁、桔梗各 10 克，阿胶、干姜、防风、桂枝、甘草、莪术各 6 克，大枣 10 克。每日 1 剂，早晚分 2 次冲服。连续观察 2 个周期后，比较两组治疗前后临床疗效、症状、生活质量评分、体重、肿瘤标志物的变化和毒副反应程度等变化。

3.3 结果

加减薯蓣丸配合化疗能改善临床症状，提高患者生存质量，稳定患者体重，减轻血液及消化系统不良反应，在稳定瘤体大小方面与对照组比较差异无统计学意义（$P > 0.05$）。加减薯蓣丸联合化疗具有改善临床症状，提高患者生存质量及减毒增效作用，是治疗中晚期非小细胞肺癌的有效方法之一。

3.4 讨论

肺癌是临床最常见的恶性肿瘤，因晚期肺癌患者正气虚损严重，免疫功能极其低下，所以单用化疗药治疗综合疗效甚微，且化疗不良反应往往令患者苦不堪言，甚至中断治疗。从现代医学模式来看癌症的治疗不仅仅是为了延长生存期而应以满意终点为出发点，到目前为止晚期肺癌还是一个不可治愈的疾病，所以生活质量也应被列为重要的预后因素。薯蓣丸乃仲景为“虚劳诸不足，风气百疾”而设。贾文魁教授认为晚期肺癌患者始终以正气不足、脏腑功能虚衰为本，而脏腑功能虚衰尤其以后天中焦脾胃虚弱为基础，土不生金为本病的关键，即以肺脾气虚为本。临床上多为虚实夹杂，正虚邪实，症状表现多样，有以咳嗽咳痰为主，有以胸痛为著，或痰血或气急胸闷。而这些表现终究是因为正虚邪气入侵所致，且这一病机始终贯穿晚期肺癌发展过程的始终。加减薯蓣丸方中重用山药健脾，使脾胃得以健运，则气血阴阳化生有源；红景天、灵芝健脾益气、清肺止咳；人参、白术、茯苓、黄芪、干姜、炒扁豆、大枣、甘草益气调中；当归、川芎、白芍、熟地黄、麦冬、阿胶养血滋阴；桂枝温通经脉、祛除痰饮；防风祛风胜湿醒脾；杏仁、桔梗理气开郁；陈皮、半夏化痰除湿；莪术破血行气，消积止痛。诸药合用，共奏补气养血、健脾益肺、化痰祛瘀之功。需要指出的是，临证中当嘱咐患者安心调养，不求急功，缓图胃气来复，方可见效。（梁晶晶）

四、“热者寒之”治则在肿瘤治疗中的应用研究

中医学在理、法、方、药上的稳定性与独特性，与中国文化的“象数思维”模式密切相关。“热者寒之”属于中医正治法，将此法则应用于肿瘤“热”象的处理具有积极的意义，临床中应用此治则，采用“甘寒”法、“苦寒”法在肿瘤早、中、晚期对症治疗，颇获良效。

1.1 “热者寒之”象数思维模式溯源

“取象比类”是我国古人研究自然界规律所普遍运用的一种朴素认知方法，又称“援物比类”。它是以“象”的相似关联性研究为基础，发掘物质本质属性的实践方法。长期以来，“取象比类”在中医药学发展过程中发挥了重大作用。治疗原则中的“热者寒之”，就是根据“水”（寒性）可以灭“火”（热性）的自然现象，通过取象类比将其作为中医治疗法则，丰富了中医学的内涵。

1.2 “热者寒之”内涵

寒热，是辨别疾病性质的两纲。一般来说，寒证表示机体阳气不足或感受寒邪所致的证候，热证表示机体阳气偏盛或感受热邪所致的证候。寒热在《内经》中论述颇多，如《素问·阴阳应象大论》明确指出“阳胜则热，阴胜则寒”，在《素问·至真要大论》中又提出了“寒者热之，热者寒之”的治则。

热证，是感受热邪，或阳盛阴衰，表现为人体机能活动亢进的证候。其临床症状为发热喜凉，口渴饮冷，面红目赤，大便燥结，舌红苔黄而干，

脉数。其病因可由外感火热之邪而致，亦可由七情郁火，或饮食积热、或房室劳倦，阴精受损，导致阴虚阳亢等引起。若阳热偏盛，则身热喜冷；火热伤阴，津液被耗，故口渴饮冷，且小便短赤；大肠津液不足，则大便燥结；阳热亢盛，迫血流加速，故脉数。《素问·至真要大论》指出证属于热的，用寒凉性药物治疗。热证有表热、里热、虚热、实热等不同。实热属于表的用"辛凉解表"法透邪，属于里的用"清法"；虚热则用"滋阴"以退热等法。

1.3 "热者寒之"治则在肿瘤治疗中的应用

发热是肿瘤患者常见症状和并发症，也是严重影响肿瘤患者生活质量的原因之一。恶性肿瘤病情缠绵日久，其发热属于"内伤发热"范畴，临床上常见阴虚发热、血虚发热、热毒蕴结证候。

1.3.1　阴虚发热

阴虚发热多见于中晚期肿瘤及放化疗后，主要由以下原因导致：癌瘤日久耗气伤阴；放化疗作为癌症治疗的必要方案属中医火热之邪，使用日久，必然耗伤阴液；过食温补的药物或食物伤阴等，致阴虚阳盛，阳盛则热，即阴虚生内热，《景岳全书·火证》云"阴虚者能发热，此以真阴亏损，水不制火也"，治宜用滋阴清热法。《丹溪心法》云"阳常有余，阴常不足"，强调以阴虚发热多见。阴虚阳胜，虚火内炽，故见发热；阴虚内热，病在阴分，故午后或夜间发热，手足心热，骨蒸潮热；虚火上炎，则颧红；虚火上扰心神，则心烦，少寐多梦；内热迫津外泄则盗汗；津伤则口干咽燥，大便干结，小便黄少；舌红而干或有裂纹，少苔或无苔，脉细数，宜选滋水清肝饮为基本方，可加生地黄、玄参、制首乌等加强滋阴作用；多梦，梦遗可选用知柏地黄丸。

1.3.2　血虚发热

血虚发热多见于中晚期肿瘤及放化疗后，主要由以下原因导致：放化疗后对骨髓抑制而出现血虚（贫血），或肿瘤慢性消耗如肿瘤引起失血等，或放化疗后胃肠道不良反应不能进食，气血生化乏源等致血虚。血属阴，阴不配阳，阳浮而热。《证治汇补·发热》云“一切吐衄便血，产后崩漏，血虚不能配阳，阳亢发热者，治宜养血”，治宜用益气补血法：脾为气血生化之源。《灵枢·决气》曰“中焦受气取汁，变化而赤，是谓血”，而女子以肝为先天，血本属阴，血虚则脏腑失于濡养，阴不配阳，故见发热，多为低热，出现心悸眠少，头晕，面色无华，月经少，毛发枯，唇甲色淡，舌淡，脉细弱。心肝血虚可见妇女月经量少或闭经，宜选《伤寒论》之薯蓣丸来健脾益气，培补后天之本。血虚甚加熟地黄、制首乌、白芍、阿胶等；脾虚失运，见纳差，去黄芪、龙眼，加神曲、陈皮、谷芽等；失眠甚者，可酌加夜交藤、酸枣仁等。

1.3.3 热毒蕴结

热毒蕴结多见于肿瘤早、中期，主要由以下原因导致：正虚邪恋，痰、瘀、毒内蕴，内热蒸腾，外邪浮于表，正邪交争而致午后高热，经久不退，口渴心烦，汗出不解，舌绛唇焦苔黄，脉滑数或弦数。虚则补之，实则泻之，以达阴阳平衡，宜选五味消毒饮加黄芪、太子参、生地黄等。瘀血内结可加活血化瘀药；湿热盛可加清热利湿药；热入营血分者，可加清营凉血之品。

总之，肿瘤发热多属“正虚邪恋”，要想清除肿瘤导致的发热症状，除了坚持“热者寒之”治则外，还必须在扶正培本的原则下阻断肿瘤的发展，将健运脾胃的治疗贯穿始终，“有一分胃气便有一分生机”。在肿瘤发热治疗上，切不可一见发热，便用发散解表及苦寒泻火之剂，否则易耗气伤阴，伤败脾胃，化燥伤阴，使病情缠绵或加重，“留得一分阴液，便多一分生机”。在临床中，我们一方面要深入探析古人先贤“象数思维”指导下的“热者寒之”内涵，另一方面要结合临床实践扩充其外延灵活应用此治则。综上我们将肿瘤热症治疗原则归结为“热者寒之，始终扶正，随证处之”。（王洪艳）

第五章 桃李天下

“春风化雨育桃李，补肾通络著华章”，贾文魁教授从医三十余个春秋，为培养中医药专业人才呕心沥血，桃李成满圃，春晖遍三晋。他对弟子的要求是爱字当先，严字立本。首先，要求学生“经典筑基”“知识和经验医学落实到笔头上”，培养诵读经典和写作的习惯，指出根基不牢，地动山摇，中医学之规律基于临床，只有反复诵读，才能慧然醒悟。其次，要求学生中西医学并重。他指出中医医生应掌握现代医学知识，走中西医结合道路，中医辨证与西医辨病同用，才能取西医之长，补中医之短，才能突出中医特色，提高临床疗效。“读古书，达古意，不洞究今时之病，则难为今时之医”。贾文魁教授虽然在学术上成就斐然，但他从不藏私，总是毫不保留地把自己宝贵的临床经验传授给学生，目前共培养硕士研究生 16 名，学术继承人 12 名，在省内各级医院已经崭露头角并担任技术骨干。如魏丹峰主任医师现任洪洞县中医院肿瘤科主任，郭志芹主任医师现任山西省中西医结合医院内分泌一科主任，他们的学术继承实例，陈述如下。

王洪艳

王洪艳，女，副主任医师，硕士研究生，山西省名老中医专家贾文魁学术经验继承人，贾文魁益肾通络学术流派传承人之一，山西中医药学会肿瘤专业委员会委员，山西省中西医结合肿瘤专业委员会委员，山西省老年医学学会老年胸部肿瘤分会第一届委员会委员，山西省医院协会放射治疗管理专业委员会委员，山西省老年学和老年健康学会营养与支持治疗专业委员会委员，山西省抗癌协会癌症康复与姑息治疗专业委员会委员，山西省老年医学学会胸部肿瘤分会经皮肿瘤微创治疗学组委员。

“叶天士师承十七人，徐灵胎读书破万卷”，在成为一名合格医生的道路上，除了内在的勤奋，导师的指导实为一条重要路径。在未拜入贾老师门下之时，在中医理论上我注重后天之本调护，多运用中医脾胃学说理论指导临床，重视“温补脾阳兼顾护胃阴”，用药多以甘凉轻灵为主，临床中对晚期肿瘤患者施以此法，或有效或无效，总体效果不甚满意。“病之所患患病多，医之所患患道少”，这种情况下我有幸拜入贾文魁老师门下，从学习方法、临证经验到科研思路他都倾囊相授，使我受益颇深，在中医治学之路上更加精进。

1. 学习方法“师古不泥古”

贾老师一直教诲“医者，不读经典，不知其意，不熟其内容，则不足以称良医”，提倡勤学经典，夯实中医之基，指出好中医必须诵读《内经》《药性赋》等经典著作，但这些经典多言尽而意穷，因此需要反复诵读，在临证中多实践，才可前后合参，管窥其奥。目前在肿瘤科室内已形成了“背经典、学经典、用经典”的氛围，在学习的过程中我也经历了从早期的被动接受到临证中的豁然顿悟。如治疗晚期肿瘤“胃气衰败”病患，我认识到不仅“饮食自倍，肠胃乃伤”，服药过之亦形成药邪即“药自倍则克伐胃气”，临床中在“顾护胃气”的方式上不喜用大方复方，形成了“用药轻灵，缓补以扶胃气”的治疗思路。除此之外，贾老师还建议我们结合现代医学的各种知识和方法，才能融汇古今，实现继承与创新。

2. 肿瘤临证中脾肾同补各有侧重

作为东垣学术余绪，处方用药时我多注重攻补兼施、刚柔相济、升降相因、润燥兼施等，务求其平，勿过偏执；临证选药多用平和之品，此法虽“平淡至极”，但“自为神奇”。癌症的基本病机多为“正虚邪恋，五脏皆损”，不知补肾则效难全面，作为益肾通络学术流派学术带头人，在肿瘤治疗上贾老师指出治疗晚期肿瘤患者脾虚为主者补脾，肾虚为主者补肾，脾肾两亏者则脾肾双补，先后天同调。为了丰富补肾法治疗肿瘤的内涵，我将贾文魁老师的学术思想进行总结，根据“肿瘤之始肾虚为根”的理念应用纯补法，“虚若受补，思祛邪之念”的理念应用通补法，“五脏互根，需肝、脾、肾同治”的理念应用兼补法指导临床取得较好疗效。

3. 科研实践，数据为王

中医学理论体系具有独特的语言体系和思维模式，该体系对疾病的解释存在着主观的想象，缺乏科学依据支撑，说服力不足。贾师始终强调“科研是临床医生的基本功”意识，指出科研氛围和科研成果也是考评医生水平高低的关键指标。我先后参与贾文魁教授主持的省部级课题 6 项，参编学术专著 5 部，发表专业论文十余篇。此外针对亚健康入睡延迟的失眠人群，贾师倡导“服气达助眠”，即采用佩戴香囊的方法，科室照此思路已申报实用新型专利一项，专利名称《一种中药缓释香囊》，专利号：202022951870。

一项事业的传承与发展需要一代又一代人的不懈探索与躬身实践，期待益肾通络学术流派在贾文魁教授带领下百舸争流、千帆共进，在中西医结合肿瘤专业内创造出更为卓著的业绩，造福患者，关爱生命。

魏丹峰

魏丹峰，女，主任医师，贾文魁益肾通络学术流派传承人之一。现任洪洞县中医院肿瘤科主任，洪洞县中医肿瘤专科学术带头人，临汾市名中医，洪洞县中医药学会肿瘤专业委员会主任委员，临汾市抗癌协会常务理事，临汾市医学会肿瘤专科联盟常务理事，临汾市医学会肿瘤专业委员会副主任委员，山西省中医药学会肿瘤专业委员会委员，山西省医师协会肿瘤消融专业委员会第一届委员会委员。

毕业后初入工作岗位便得到贾文魁教授的教诲，是我职业生涯最重要的遇见。记得那是1997年，贾文魁教授时任洪洞县中医院内科主任，也是分管医疗的副院长。贾文魁教授不仅深研中医经典名著，还拥有丰富的现代医学知识，并且在临床实践中将知识融会贯通。对于我们初入临床的年轻医生，他更是严格要求并以身施教，这对我后来的工作产生了很深的影响。贾文魁教授为人温和谦逊，对待工作却是严格要求，非常注重对年轻医生严谨工作态度的培养，发现其工作不足之处，便会悉心教导、批评指正，为医院培养出一批思想先进、业务扎实的专业技术人才。贾文魁教授对待患者从无地位高低之分，为方便当地百姓看病，他经常不辞劳苦深入患者家中。我本人有幸得到教授栽培，从一名寂寂无闻的小医生成长为具有丰富临床经验的肿瘤科医生，多年来，始终感念教授的栽培之恩。跟随教授工作多年，耳濡目染，感受颇深，其态度温和、平易近人、治学严谨、精益求精，具有良好的职业道德、扎实的中西理论基础、高超的诊疗技术和丰富的临床经验，是我终身学习及效仿的榜样。

贾文魁教授潜心医道、勤求古训、博采众长，对中医学理论见解独到，他根据中医体系中肾为“先天之本”“生命之源”及“久病入肾”“久病入络”及“补脾不如补肾”等传统理论，结合现代医学对心脑肾等主要脏器常见病变的基本认识，形成一套完善的理论及一系列行之有效的中医补肾二十四法等特色疗法，在治疗多种慢性疑难杂症如各种肿瘤、中风偏瘫、失眠不寐、风湿痹证、水肿胀满、消渴虚劳、胸痹心痛等方面均有良好效果。除了临床诊治方面的成就，教授多年来更是笔耕不辍，不断著书立说，主持编著了《肿瘤中西医治疗500问》《西医学习中医简明手册》《西学中临床处方用药手册》等多部著作，对中医知识普及、西学中人员培训，以及为年轻医生提供参考资料等方面均起到积极作用。

在肿瘤疾病治疗方面，教授认为：肿瘤疾病以体虚为本、邪实为标，既有先天之本肾脏虚衰，又兼后天之本脾气虚弱，加之肝失疏泄等脏腑功能受损，乃气血阴阳失调，致痰、致瘀、致热、致寒、致毒等病机错杂、虚实兼夹之证。临床中，余遵教授治疗肿瘤所倡导之“一扶三保、标本兼顾”“人病同治、五脏同调”“攻补结合、增效减毒”“宏观着眼、微观着手”“姑息治疗、带瘤延年”的治疗理念，以扶助正气贯穿始终，标本同治，固本祛邪，在祛邪同时注重“保胃气以资化源”“保睡眠以养精神”“保条达以畅气机”，无论是在肿瘤患者放化疗阶段减轻放化疗不良反应，还是在中晚期肿瘤患者姑息治疗阶段减轻患者痛苦、提高生活质量，或在肿瘤患者康复阶段，均取得显著疗效，且屡试屡效。临床中亦常应用教授“益肾活血通络法”治疗癌因性疲乏，发现此法能有效改善肿瘤高凝状态，对促进患者睡眠、增进食欲、改善体力、缓解焦虑等方面均有良好疗效。

余从事临床工作二十余载，2018 年正式拜师，自早期随教授侍诊到近年的经验交流，深得教授学术思想真传，擅长中西医结合治疗胃癌、肺癌、肠癌、食道癌、乳腺癌等疾病，对临床各阶段肿瘤审证求因、辨别虚实，注重整体观念，进行个体化治疗，在中医内治与外治结合、中西医结合治疗肿瘤，缓解临床症状，提高晚期癌症患者生活质量方面临床经验丰富；并擅长治疗各种消化道、呼吸道疾病。参与编写论著及发表国家级、省级论文多篇。

胡明丽

胡明丽，女，硕士研究生，主治医师，2009 年毕业于湖北中医药大学中医内科学专业，先后工作于山西省中西医结合医院胃镜室、脾胃病科、老年病科，山西省名老中医专家贾文魁学术经验继承人，贾文魁益肾通络学术流派传承人之一，山西省第四批中医优秀临床人才，中华中医药学会养生康复分会委员会青年委员，山西省药膳养生协会常务理事，中国中医药信息学会三部六病医学分会理事，山西省医师协会中西医结合医师分会青年委员会委员，中华中医药学会山西分会脾胃病专业委员会委员，山西省中西医结合消化专业委员会委员。

本人于2009年研究生毕业后来到山西省中西医结合医院工作，当时贾老师已是洪洞地区家喻户晓的名中医，他的崇高声誉不是靠新闻媒体宣传出来的，而是在二十余年治病救人的基层临床生涯中逐渐积累起来的，2007年我调入院名中医工作室工作，工作之余常常去跟诊学习，被贾老师优秀的医德医风、扎实的理论基础、丰富的临床经验深深吸引，自愿充任贾老师助手，我孜孜不倦地学习继承和整理研究贾老师的学术经验，于2017年有幸成为山西省首批名老中医专家贾文魁学术经验继承人。在近十年的跟师学习中，我于无形的潜移默化中感受老师的思维和智慧的火花，深受其学术思想的影响，并融入自己的临证思维当中，开拓了思路，活跃了思维，逐步提高了诊疗技术。我从事中医内科临床、教学、科研工作十余载，临证擅长中西医结合治疗内科消化系统疾病和某些内科疑难疾病及老年常见病、多发病、慢性病，特别是老年慢性心力衰竭、慢性支气管炎、慢性便秘、心律失常等，取得了良好临床疗效。主持省卫健委青年项目及院级课题各1项，参与国家及省市级科研课题十余项，参编论著5部，发表相关学术论文十余篇。

郭志芹

郭志芹，女，主任医师，贾文魁名老中医学术经验传承人之一，1997年毕业于山西医科大学，从事临床工作二十余年，现为山西省中西医结合医院内分泌一科主任，硕士研究生导师。山西省老年医学学会老年内分泌代谢分会青年委员会副主任委员；山西省医师协会内分泌医师分会第三届委员会委员；山西省女医师协会内分泌专业委员会委员；中国中药协会内分泌疾病药物研究专业委员会委员；山西省第九届内分泌学专业委员会肥胖学组委员；中华医学会山西省分会糖尿病专业委员会甲状腺学组成员；中华医学会山西省分会糖尿病专业委员会肥胖学组成员；白求恩精神研究会内分泌和糖尿病学分会理事；中国中西医结合学会第四届内分泌专业委员会糖尿病足病学组第一届委员。

2003 年本人所在的太原铁路中心医院改为山西省中西医结合医院，“学中医用中医，中西医结合服务患者”的理念逐步在医院形成，本人虽毕业于西医院校，但受家庭的影响，颇为热爱中医，跟随山西中医学院的老师在西学中班开始了中医知识系统学习，但毕竟是“半路出家”，很多中医经典总是不能理解透彻，融会贯通。幸好，2012 年医院组织了本院医师“拜师学艺”，我有幸成为贾文魁老师的学术继承人，进一步跟师深入学习中医药知识，并应用于医疗工作中。多年来，在贾老师的精心引导下和其学术思想的培育下，在与贾文魁名中医工作室各位同仁不断互相帮助交流中，我总结贾老师的临证经验、学术精髓，并结合自己从事的内分泌专业，在肥胖与痛风（痛痹）方面有了一定的中医药经验积累，并指导研究生王九元、牛得草、吴怡进行相关课题研究，现将要点分述如下：

1. 肺、脾、肝三脏同治痰湿型肥胖

肥胖症很早就被中医所认知，在中医古籍中已经初步对肥胖有了描述。《灵枢·阴阳二十五人》将观察到的人体形态归纳为金、木、水、火、土 5 种类型，其中，更易发生肥胖的是“土形之人”和“水形之人”，“土形之人”为全身性肥胖，“水形之人”为腹型肥胖。《灵枢·卫气失常》指出了肥胖分为膏、脂、肉 3 型，其中，“膏人”是腹部大，脂肪主要分布在腹部；“脂人”是形体肥胖，腹不大，且脂肪在全身均匀分布；“肉人”是肌肉比较肥大，这一观点到现在都是肥胖症的治疗基础。《中医临床诊疗术语　疾病部分》（GB/T 16751.1−1997）对肥胖的解释是因嗜食肥甘，喜静少动，脾失健运，痰湿脂膏积聚，以形体发胖超乎常人，并伴困倦乏力等为主要表现的形体疾病。

祖国医学认为肥胖的病因多与体质因素、饮食失衡、运动缺乏、情志失常有关。《内经》认为此病为“膏粱之疾也”，历代医家多从“肥人多气虚、阳虚”等角度论述，也有医家认为肥胖的主要病机在于痰、湿，主要病位在脾，和多个脏腑不足及功能失调有关。一般认为，肥胖症的发生进展是一个致病因素日久累积形成的缓慢过程，与气虚、湿、痰、郁相关。

贾文魁教授临证总结：三子养亲汤合越鞠丸对于痰湿型肥胖症疗效较好。三子养亲汤合越鞠丸从肺、脾、肝三脏同治，脾为生痰之源，肺为储痰之器；脾的正常运化还有赖于肝的疏泄作用。方中紫苏子降气化痰，白芥子温肺化痰，莱菔子消积化痰；茯苓、熟大黄健脾消痰、消积导滞；焦神曲、苍术、香附、川芎、栀子组成的越鞠丸奏理气解郁化痰之功。两方合用，从肺、脾、肝三脏祛湿化痰、理气消积，以达到痰湿型肥胖患者减重的目的。

三子养亲汤出自明代《韩氏医通》，由白芥子、紫苏子、莱菔子构成，具有降气行痰、止咳平喘、消食导滞的功能。根据“以消为补”的原则，其治老人痰多，故以“养亲”为名。白芥子温肺利气，化皮里膜外之痰，具有化痰逐饮、散结消肿之功；紫苏子降气行痰，使气降则痰不逆，具有降气化痰、止咳平喘、润肠通便之功；莱菔子消食导滞，使气行则痰行，具有消食除胀、降气化痰之功。三者合用使痰化、食消、气顺。现代药理学研究表明，紫苏子可以降血脂并有一定的抗癌作用，还可以促进消化液分泌，增进胃肠蠕动。莱菔子提取液有缓和而持续的降压作用，还可降低胆固醇，防止动脉硬化，另外对胃肠运动也有促进作用。本方现代常用于慢性支气管炎、支气管哮喘等寒痰夹食气滞者，但本方偏于辛燥温散，易伤正气，不易久服。

越鞠丸来源于金元医家朱丹溪所著《丹溪心法》，为治疗气郁乃致血、痰、火、湿、食诸郁轻症的常用方。气郁则升降不行，运化失常，故见胸膈痞闷、脘腹胀痛、嗳腐吞酸、恶心呕吐、饮食不消等症。气郁因血、痰、火、湿、食诸郁所致，而气郁又可导致血、痰、火、湿、食诸郁，由于六郁以气郁为先，故本方着重于行气解郁，使气机通畅，则诸郁自解。方中用香附行气解郁，以解气郁，为主药；川芎活血祛瘀，以解血郁；栀子清热泻火，以解火郁；苍术燥湿运脾，以解湿郁；神曲消食导滞，以解食郁。气郁则湿聚痰生，若气机流畅，则五郁得除，痰郁随之而解。

两方合用，则食消气顺，进而祛湿化痰，诸症自愈，提高临床疗效。

2. 人病同治、补攻结合、整体着眼、局部着手治疗痛痹

痛风（痛痹）是一种慢性疾病，严重威胁患者的生命健康，使患者饱受痛苦和折磨，影响患者生活质量，致残致死率极高。中医学辨病属于“痹证”“白虎历节”等范畴，历代医家对其多有记载和论述。中医学认为痛风是由于肾藏精、主水功能，以及脾主运化功能失常，导致湿浊内生，湿浊郁久化热，或湿浊之邪从阳化热；若遇劳倦过度、饮食不节等诱发因素，使得湿浊或湿热之邪入侵于人体肌肉、关节，致使气血痹阻、关节不利，从而形成痹证，即痛风性关节炎的急性发作；若是湿浊或湿热之邪迁延不愈，继续入侵，进一步损伤脏腑功能，尤其伤及于肾，则可导致痛风性肾病或者慢性肾衰的发生。

湿热蕴结型痛风的症状特点主要有关节红肿、疼痛，或有局部灼热、喜凉，甚至疼痛可以累及多个关节。患者临床可伴有发热、烦渴，小便量少、色黄，舌质红、苔黄或黄腻，脉弦数、滑数。临床治疗以通络止痛、利湿清热为主，多以四妙丸为主随证化裁，临床效果明显。四妙丸出自《成方便读》，组方包括薏苡仁、川牛膝、苍术、黄柏，清热利湿，主治湿热下注，两足麻木，痿软，肿痛。贾文魁教授汲取古今医家经验，结合自身临床经验对湿热蕴结型痛风有独到见解。临床常见患者关节剧痛，肿胀，患处压痛，皮肤发热、发红，根据“急则治标，缓则治本”的原则，贾文魁认为治疗应以缓解患者疼痛为先，治法以通络止痛、清热利湿为主，同时兼顾患者主症、兼症及舌脉情况，用自拟四妙四藤汤治疗湿热蕴结型痛风临床疗效显著。方中重用忍冬藤，忍冬藤性寒、甘，通痹止痛，清热

解毒，善除筋骨湿热，通利关节，止关节之疼痛，为君药。海风藤、鸡血藤、络石藤祛湿通络止痛；炒薏苡仁清热利湿以舒筋；连翘、天葵子清热解毒、散结消肿，连翘兼有清心利尿，使湿热从小便而解，六药共助君药增强清湿热、止痹痛之功，共为臣药。黄柏主入下焦，清热燥湿，善于祛下焦与膀胱之湿热；苍术益气健脾燥湿；当归补气养血、扶正祛邪，兼制清利太过而耗损气血，使邪去而气血不伤，当归兼活血止痛；生地黄、牡丹皮、赤芍清热凉血，制方中清利苦燥伤阴；川萆薢利湿去浊，祛风除痹，松节祛风湿，通络止痛，二药共助君药祛湿止痛之功；川牛膝补益肝肾，引药下行，共为佐药。甘草调和诸药，制苦寒清利太过，缓急而止痛，兼为佐使。贾文魁教授强调治疗湿热蕴结型痛风时，要“人病同治、补攻结合；整体着眼，局部着手”，故拟本方组方时既顾及局部之实，又虑及整体之虚，局部之实是指湿热蕴结，关节疼痛，故用忍冬藤等清湿热、止痹痛的药物，整体之虚是指本证多迁延难愈，可内耗气血，故用当归、川牛膝。全方相合，共奏清热利湿、通痹止痛功效，辅以活血，使湿热得除，诸症自愈。

对于贾文魁老师的经验总结，我们会继续加强临床应用，在实践中进一步验证，在科研中进一步核实。

段春鹏

段春鹏，男，副主任医师，中医内科硕士研究生，山西省中医临床优秀人才，贾文魁益肾通络学术流派传承人之一，现就职于山西省中西医结合医院。山西省中医药学会肿瘤专业委员会常务委员。

2008 年毕业后我在医院初识贾文魁老师。彼时，我院刚刚从铁路系统剥离归属地方，并更名为山西省中西医结合医院，其班底以西医技术力量为主，中医基础薄弱，加强中医力量的建设，中西医并重，协同发展，是摆在医院工作中的头等大事。

为夯实中医工作，急需既懂专业又有管理经验的专家来开展工作。贾文魁老师因优异的工作表现和扎实的中医知识，临危受命奉调入我院。贾文魁老师时任洪洞县中医院院长，带领该院各项工作多有建树。接到组织调令后他义无反顾放下既有的荣誉，投入到全新而未知的事业中。

中医出身的我对中医有着相当的热爱，故在工作和生活中和贾文魁老师多有接触，在此过程中常被其谦恭有礼的为人准则和严谨治学的工作态度所感染。老师不仅深研中医经典名著，还拥有丰富的现代医学知识，每次见到老师，他总是手不释卷，故而可以在临床实践中将知识融会贯通，做到了学术与临床齐身。

贾文魁老师来我院之前，即出版过大量的医学专著和论文。来院后，在贾文魁老师的指导下，我们成功申报了山西省卫生健康委员会的科技攻关项目，通过扎实的前期工作，该项目成果达到国际先进水平，在此基础上贾文魁老师又进一步提出了肿瘤患者治疗中的“扶保原则”等一系列在临床工作中行之有效的治疗方案，既减轻了患者的医疗负担，又提高了患者的治疗效果，取得了良好的社会口碑。

贾文魁老师为人温和谦逊，对待工作一丝不苟，特别重视培养年轻医生，为医院培养出一批思想先进、业务扎实的专业技术人才，目前均成长为各个学科领域的优秀人才。老师对待患者从无地位高低之分，为方便当地老百姓看病，他经常不辞劳苦深入患者家中。

我从事临床工作二十余载，擅长中西医结合治疗胃癌、肺癌、肠癌、食道癌、乳腺癌等疾病，对临床各阶段肿瘤审证求因、辨别虚实，注重整体观念，进行个体化治疗，在中医内治与外治结合、中西医结合治疗肿瘤，缓解临床症状，提高晚期癌症患者生活质量方面临床经验丰富；擅长治疗各种消化道、呼吸道疾病。参与编写论著多部，在国家级、省级期刊发表论文多篇。

行延霞

行延霞，女，主治医师，贾文魁益肾通络学术流派传承人之一。山西省中西医结合医院肾内二科主治医师，长期从事中西医结合肾脏病临床、教学和科研工作。山西省医学会肾病专业委员会青年委员，山西省中医药学会肾病专业委员会委员，山西省女医师协会肾脏病及血液净化专业委员会常委，山西省医师协会肾病医师分会委员。先后在国家级及省级杂志上发表学术论文十余篇，参与科研十余项，参编《社区医师中西医诊疗规范丛书—肾脏及血液疾病》《孙郁芝肾病临证经验集》《高学圣临证经验集》《高继宁肾病临证经验集》等5部医学专著。在国家级、省级期刊发表论文数十篇。参与山西省、山西省科技厅、山西省中医药管理局等多项科研项目。

2019年我拜师于贾文魁教授门下。贾老师抱着对中医的赤诚之心，努力为传播中医及国学经典文化、培养中医人才奉献着自己的力量。他和众弟子一起研讨每一位患者的病情，详细讲授每一份处方，让我们不断完善知识结构。无论风里雨里，贾老师始终坚持门诊出诊，从未懈怠。他身体力行，严于律己，用经典启发心智，用道德浸润品行，向弟子们彰显自己的态度、作出自己的表率。贾老师医者仁心，为人谦恭，每每有人赞誉贾老师的善心善行，他总是用质朴的语言回复："感恩您，愚本布衣，躬牧于草原，幸读于山西中医，成为大家或泰斗是所有中医人的夙愿，路途遥远，一直向前。中医之前途，在于后起之秀，在于胜于蓝者，于此而言，期冀传承少年能胜吾辈，成为大家或泰斗。"

面对每一位既对病情绝望又对教授满怀希望的患者，贾老师不论其贵贱贫富，长幼妇孺，怨亲善友，华夷智愚，普同一等，皆如至亲之想，一心赴救。不仅通过详细认真的望、闻、问、切，开出一味味中药，并用其沉静、智慧的目光，耐心温暖的话语，让患者宛如接受心灵的洗礼，再次燃起战胜病魔的信心。药物可以祛邪祛病，哲理可以神爽疗心。贾文魁教授将中医哲理药理融会贯通，既医形体更疗精神，可谓标本同治。贾文魁教授的虚怀若谷、虔诚大爱、高尚医德将指引着我继续前行！

梁晶晶

梁晶晶，女，主治医师，2012年毕业于山西中医药大学，现就职于山西中医药大学附属医院，擅长结合中医体质辨识采用中医药和非药物疗法调理亚健康、失眠、眩晕、慢性疲劳综合征，擅长运用穴位贴敷疗法调治阳虚怕冷及气虚易疲乏体质及反复感冒、过敏性鼻炎、哮喘及慢性关节疼痛、痛经等病。参与省级科研项目1项，在国家级期刊发表论文2篇，省级期刊发表论文1篇，参与编写《中医养生一本通》《西医学习中医简明手册》《西学中临床处方用药手册》等书籍。

在跟随贾老师学习的过程中，老师不仅在中医临床技术方面给我以指导，更是教导我何为医德。他常把孙思邈的《大医精诚》奉为座右铭，时时背诵，既以自律，兼以渡人。

在长期的门诊和临床实践中，贾老师总结出“生命在于健康，健康在于平衡”的观点，通过调整脏腑功能及调整阴阳气血治疗多种疾病。他在恶性肿瘤治疗过程中强调始终要顾护胃气，并提出扶正气贯彻始终、保胃气以资化源、保睡眠以养精神、保愉悦以畅情志之“一扶三保”相关理念；他调治失眠主张从“郁”论治，治疗虚劳主张从“心”论治，治疗消渴主张从“脾”论治等，都使我在临床工作中受益匪浅。

李永霞

李永霞，女，主治医师，现工作于太原化学工业集团有限公司职工医院。2011 年跟随贾老师学习，中医临床基础专业，2013 年硕士研究生毕业于山西中医药大学。先后参与省级科研项目 1 项，在国家级期刊发表论文 1 篇，省级期刊发表论文 2 篇，参与编写《中医养生一本通》《西医学习中医简明手册》等书籍。在肿瘤术后放化疗中医调理体质、宫外孕西医保守治疗结合中医辨证治疗、常见病的体质调理方面有一定的治疗经验和见解。

在跟随贾老师学习的过程中，老师渊博的专业知识，丰富的临床经验，严谨的治学态度，对患者亲如家人的关怀，使我在收获知识之外，又领悟了许多为人治学之道。在长期的门诊和临床实践中，我明白了肿瘤的治疗是战略问题，而非战术问题，要改变思想观念，摒弃以“瘤”为中心的治疗原则，应以“人”为本，整体治疗；懂得了肿瘤治疗的目的是提高患者生存质量，延长患者生命，人瘤共存方为明智之举；深刻体会到无论治疗何种疾病，均应遵照审证求因原则，以调和阴阳、以平为期为准则，祛邪与扶正兼顾，临床根据具体情况灵活变法。

王钏钏

王钏钏，男，垣曲县中医医院副院长，2011 年读研期间开始跟随贾老师学习，中医内科学专业（肿瘤方向），2014 年毕业于山西中医药大学。先后参与科研项目 2 项，发表《贾文魁教授治疗肺癌经验探析》《一扶三保汤加减联合 GP 方案治疗晚期非小细胞肺癌的临床观察》论文 2 篇，参与编写著作 2 部，在肿瘤和情志病治疗方面，有着一定见解。

光阴荏苒，回想初入贾师门下，自己还很青涩，遇事易急躁，面对一些有情绪障碍的疑难患者，常常被患者情绪干扰，影响了诊断治疗。而老师接诊过程中和患者交流沉稳、幽默，常常于谈笑风生间三言两语即能点醒患者内心症结所在，使我深受震撼。明白身为大医不仅要有高超的医术，还要学习社会、心理、哲学、宗教各学科的知识，这些知识随手拈来皆能为药，对患者起到治疗作用。三年研究生生涯，在老师润物细无声的人格魅力的影响下，我也飞速成长起来，使我一毕业就到基层医院肿瘤科工作，接诊重症患者有了很大的信心。

在临床实践中，贾老师尤其擅长运用中医药治疗各种肿瘤、心脑血管、精神情志等方面的疑难杂病。贾老师提出肿瘤治疗当遵循“一扶三保、留人治病”的治疗法则。我毕业后在基层医院肿瘤科工作七年来，接诊肿瘤患者 1500 余例，越来越体会到老师医学思想的精准、高深、务实。菩萨心肠、霹雳手段在老师的医生生涯中也体现得淋漓尽致。虽然已经很长时间没有跟随贾老师出诊学习了，但是他的人格魅力、书法魅力、医术魅力，无不历历在目，时时影响着我。贾老师是我的老师，他的医德医术更是我努力追求的人生目标。

尹光宇

尹光宇，男，主治医师，现就职于山西省晋中市榆次区中医院，负责肾病透析中心相关诊疗工作，于 2013 年 9 月 –2016 年 7 月跟随贾老师学习，中医内科学专业（肿瘤方向），2016 年硕士研究生毕业于山西中医药大学。

先后发表《中医疗法在中晚期非小细胞肺癌治疗中的应用》《从肝论治失眠》《观察中医干预对恶性肿瘤患者失眠的治疗效果》文章 3 篇，参与编写《中西医结合防治肿瘤 900 问》著作 1 部。

贾老师对失眠的论治有非常独到的见解，在跟师学习过程中，我逐渐体会到了贾老师将论治失眠的哲学思维主线贯穿失眠患者的治疗全过程，我个人工作中也将其用于指导实践，每每收到奇效。贾老师用言传身教、深入浅出的教学指导及大医精诚的工作作风，教会我从更高的哲学层面和医德层面思考问题。

医海无涯，漫漫求医路，有我尊敬的导师贾老师为我指明航向，在工作生活及为人处世中，使我受益终身！

张　斌

张斌，男，中共党员，主治医师，介休市中医医院老年病科主任。山西省基层卫生中医药专业委员会委员，山西省中医药学会中医内科委员会委员，山西省基层名中医邢淑萍名中医工作室继承人。2014 年跟随贾老师学习，中医内科学专业，2017 年硕士研究生毕业于山西中医药大学。参与省级科研项目 1 项，在国家级期刊发表论文 3 篇，参与编写《西医学习中医简明手册》等书籍。在中医治疗良、恶性肿瘤等方面，有着较丰富的经验与见解。

专攻肿瘤等疑难重症是贾文魁教授临证的一大特点，他对前来就诊的患者一视同仁、耐心询问、细心讲解，既给患者解除病痛，又为患者解开心结。扎实的中医理论功底、精确的辨证论治、丰富的临床经验，使贾文魁教授练就了胜人一筹的医疗技术，不知有多少患了所谓“不治之症”的患者，在他的精心治疗下恢复了健康。贾老师谦虚谨慎，从不满足自己的成就，虽已患者众多，仍手不离卷，孜孜以求。

在跟随贾老师学习的过程中，老师不仅在中医临床技术方面给我以指导，更是教导我何为医德。他认为“医乃仁术”。“为医者，应待患者如亲人，至精至诚，让饱受病痛的患者饮橘井之甘泉，啖杏林之蜜果，摆脱困境，步入坦途”。

庄子云：“吾生也有涯，而知也无涯。”中医学习无止境，中医实践无尽头，我会在贾文魁老师的教导下，将中医学以致用，活到老学到老，实践到老。

高燕珍

高燕珍，女，山西省晋中市榆次区中医院急诊医师，三部六病协会会员。于2015年7月—2018年7月跟随贾老师学习，中医内科学专业（肿瘤方向），2018年硕士研究生毕业于山西中医药大学。

发表《浅识〈伤寒论〉理法方药》《自汗病因分析——情志不畅》文章2篇，参与编写《中西医结合防治肿瘤900问》著作1部。在临床工作中对中医治疗呼吸系统疾病有较深刻的见解。

咳嗽的辨证是辨表里、辨寒热、辨虚实。辨表里：咳嗽患者的恶寒、发热、脉浮、苔不多等，为表证，其余多为里证，同时可参考发病时间及病程长短来判定。辨寒热：急性咳嗽患者口干、咽干、咯痰黄稠、大便干、小便赤、舌质红等，是热证，如若症状与这些相反，就为寒证。临床上往往也有寒热并见的情况，用药时也需要寒热并用。痰白属寒，痰黄属热，只适用于急性咳嗽，对慢性咳嗽基本不适用。对于慢性咳嗽，痰的稀稠比黄白对辨寒热更为重要，一般来说，痰稀多寒，痰稠多热。慢性咳嗽通常病程比较长，与患者正气虚馁有关，这种虚馁多是阳气不足，局部邪气长时间滞留化热。辨虚实：急性咳嗽不存在这个问题，慢性咳嗽往往虚实并见。临床通过辨虚实比例，直接影响用药。还有对虚证的定位——肺、脾、肾，阴、阳。在咳嗽的治疗上，“治咳不止于肺，而又不离于肺”“见咳休止咳”“治上焦如羽，非轻不举。”止嗽散适用于外感风寒不甚引起的咳嗽，多用于咳嗽的末期；麻黄汤适用于风寒咳嗽初期，根据夹痰、夹热、夹湿，辨证加减；桑菊饮清淡，适用于风热咳嗽；清燥救肺汤治温燥咳嗽，秋天多用；小青龙汤所治属表里皆寒，小剂量就可以起到应有的作用。麻杏石甘汤治寒包火；《伤寒论》中说用了小柴胡汤“上焦得通，津液得下，胃气因和”；二陈汤多用于小孩痰湿咳，三子养亲汤治痰湿咳嗽，多用于老人；都气丸用于肾咳，金水六君煎用于下焦有肾虚，中上焦有痰湿。李东垣治内伤脾胃致咳嗽者，用补中益气汤。

在跟随贾老师学习的过程中，老师深刻的学术见解、高尚的人格魅力、与人为善的医德精神，使我渐渐学会了用深层次的思维方式去看待遇到的问题，明白了自然界与人体紧密的内在联系，深刻体会到中医学与祖国文化的博大精深，懂得了如何去更好地为患者解除疾苦。

谢　贝

谢贝，女，医师。北京朝阳中西医结合急诊抢救医院工作，2016 年跟随贾老师学习，中医内科学专业（肿瘤方向），2019 年硕士研究生毕业于山西中医药大学。

参与科研项目 1 项，发表《天癸竭论治生殖系统肿瘤》文章 1 篇，参与编写《西医学习中医简明手册》《西学中临床处方用药手册》著作 2 部。在贾文魁老师的影响下，对三味药组治疗内科疾病有着独特的见解。

在跟随贾老师学习的过程中，老师温善近人、严谨求精的为人、治学态度，给我留下了深刻的印象。南宋《小儿卫生总微论方·医工论》言："凡为医者，性情温雅，志必谦恭，动必礼节，举止和柔。"三年跟师求学中，贾老师对待患者温暖和善，一切以患者为中心，对年老不方便行动者，老师每每到患者床边，耐心为患者诊治，给予患者的不只是救治，更是发自内心的关心和鼓励。教会我在临床工作中，对待患者要耐心、细心、善心。

刘炳男

刘炳男，男，山西仁安医院综合内科住院医师，2017 年跟随贾老师学习，中医内科学专业，2020 年毕业于山西中医药大学。参与“益肾通络学术流派传承工作室”“基于中医理论创新的外邪侵袭与肺癌发病的相关性研究”等校级课题 5 项，参与发表《从瘀论治癌因性疲乏》《天癸竭论治泌尿生殖肿瘤》等论文 7 篇，参与编写《西医学习中医简明手册》《西学中临床处方用药手册》著作 2 部。

贾文魁教授医德高尚，学识渊博，与患者交流平易近人，诊疗疾病严谨细致，处方遣药严肃认真，临床疗效效如桴鼓。老师中医理论功底深厚，临床诊疗经验丰富，对肿瘤、癌因性疲乏、脾胃病、失眠、虚劳、中风等疾病有独特的理论见解与治疗经验。

在跟随贾老师学习的过程中，老师对我们悉心指导，传道受业解惑，学生每有疑问，必耐心解答，引导学生树立正确的中医思维。跟随贾老师临证，使我看到了中医的确切疗效，坚定了中医治病的信念。通过老师的指导，我明白了临证当以患者为先，注重医患沟通，辨证当严谨细致，处方遣药需深思熟虑，治疗当以注重整体、调和阴阳、顾护脾胃、扶正祛邪等治则为主。我当前临证经验尚浅，仍需不断学习老师的理论体系与诊疗经验，加深理解，逐步提高认知水平与诊疗水平。

曹　玮

曹玮，女，医师，贾文魁益肾通络学术流派传承人之一，毕业于山西中医药大学中医临床学院，硕士研究生。2018 年跟随贾老师学习，中医内科学专业（肿瘤方向）。

先后参与“益肾通络学术流派传承工作室”“基于中医理论创新的外邪侵袭与肺癌发病的相关性研究”“山西省名中医贾文魁学术思想研究”等省、校级科研项目 7 项，在国家级期刊发表《自然地理环境与新型冠状病毒肺炎发病的相关性探讨》《试论大风苛毒与六淫暨疫气的异同及临床意义》文章 2 篇、省级期刊发表《贾文魁教授应用三味药组治疗噎膈经验》《贾文魁教授论风火（热）湿邪对肺癌发病的影响和防治对策》等文章 3 篇，参与编写《西医学习中医简明手册》《西学中临床处方用药手册》著作 2 部。

在跟随贾老师学习的过程中，我深刻地体会到贾老师的博学，他善于把自己行医多年的临床诊疗经验上升为理论，指导我们的学习，使我们开拓了思路，活跃了思维，逐步加深了对中医文化的理解。贾老师提出“一扶三保，二提四消”的肿瘤治疗原则，指出中医治疗肿瘤的宗旨是“留人治瘤”，最终希冀是“带瘤延年”，其采取扶正培本的方法调整患者的阴阳平衡，提高患者的免疫力，较好地缓解了患者的痛苦，减少了放化疗的不良反应，也使我们对中医治疗肿瘤有了更深一步的了解。临证中，贾老师擅长运用三味药组，通过益肾通络、燮理阴阳、调和气血等法治疗癌因性疲乏、失眠、中风等疾病，往往获得奇效。

从贾老师的身上，我看到了医者仁心的纯粹和谦卑，他始终坚持医者要“博极医源、精勤不倦”，每每见到他都手不释卷，这也成为激励我不断努力的动力。贾老师对每一位患者都是那么和蔼可亲，每逢患者有不明白的地方，都会耐心解答，遇到受疾病困扰心情不畅的患者，更会认真地开导对方，有患者因活动不便，老师还会专程前往其家里为其诊病开药。这些点点滴滴，都激励我努力成为像贾老师一样有温度的医生，让人文的阳光照进病房，洒向患者的心田，增加患者抗击癌魔的信心。

作为一位名中医，贾老师以其博大包容的胸怀和高瞻远瞩的视野，主张扎根中医，西为中用，中西医结合。正是这种开明包容、与时俱进、积极向上的心态，使贾老师成为医学界一棵经久不衰的常青树，在患者中拥有良好的口碑。贾老师常常教导我们“立业先立德”，作为他的学生，我不仅学到了安身立命的一技之长，更领悟到了贾老师高尚的医德和强大的人格魅力。

张静雯

张静雯，女，医师，贾文魁益肾通络学术流派传承人之一，毕业于山西中医药大学中医临床学院，硕士研究生。2018 年跟随贾老师学习，中医内科学专业（肿瘤方向）。

先后参与“基于中医理论创新的外邪侵袭与肺癌发病的相关性研究”“复方薄荷叶滴鼻液联合利巴韦林颗粒治疗病毒性感冒的临床思路和方法”“贾文魁学术经验研究”“益肾通络学术流派传承工作室”科研项目 4 项，发表《辨病与辨证治疗恶性肿瘤血液高凝状态的研究现状》《风邪与疫病关系探讨》文章 2 篇，参与编写《西学中临床处方用药手册》著作 1 部。

在跟随贾老师学习的过程中，看到老师总是能从医生的本心出发，从这份质朴的事业中感受到生活的充实和内心的慰藉，当患者带着对生命的渴求出现在他面前时，他总是耐心地跟患者交流，对患者的同情和对医案的思考常常使他陷入废寝忘食的境界，而当患者病情出现转机时，他那份胜利的喜悦化作拂面的春风也感染了我们这些小徒弟。跟老师学习时间长了会发现老师学识之渊博，他总能从诗歌、古典文学中找出灵感，加上自己独特的理解，为那些熟知的故事添上新的注解。老师的处方总是经过深思熟虑，再加上几分灵感，常常达到出神入化的地步。在跟随老师学习的过程中，使我渐渐懂得了作为一名医生，不仅要有精湛的医术，更要有好的医德医风，他常常鼓励我们这些后辈，让我们对医学这条艰辛的道路充满了信心。

赵星伍

赵星伍，男，现就读于山西中医药大学研究生院中西医结合临床专业（肿瘤方向），2020 年 9 月开始跟随贾老师学习，本科专业中西医结合内科，

2019年毕业于山西中医药大学。

参与“益肾通络学术流派传承工作室”等科研项目，在对中医治疗虚劳、不寐等方面，粗略领略到老师“益肾通络”的见解。

在跟随贾老师学习的过程中，发现老师知识渊博，不仅拥有过硬的专业知识，对于医学历史、中国古代历史更有深刻的研究；老师对我们慈爱严格，耐心教导我们医学知识和治病的本领；老师对待患者温柔和善，与患者相处融洽；老师更有与时俱进的品质，经常阅读最新的文献资料。跟随贾老师学习，使我对中医在肿瘤放化疗术后的治疗调理方法和中医治疗失眠不寐的治疗技术有了进一步的认识，明白了要当好一个医生应当拥有丰富的专业知识和优秀的职业态度，懂得了医学是一个需要不断学习、学无止境的学科，深刻体会到自己要成为一个合格医生还有很漫长的路要走。

赵　珂

赵珂，女，现于山西省中西医结合医院进行规范化培训，2020年9月跟随贾老师学习，中西医结合内科学专业，2020年7月毕业于山西中医药大学。

参与“益肾通络学术流派传承工作室”等科研项目，在对中医药治疗肿瘤方面，有着深刻的见解。

通过半年的跟师学习，无论是在医德医风上，还是在临床专业上，我都从老师身上学习到很多。作为医者，老师兢兢业业，勤勤恳恳，从未无故缺勤任何一次门诊，在诊病过程中，老师对待患者态度和蔼，耐心问诊，认真倾听，每诊必录，悉心回答，让我深刻体会到作为医生对于患者的责任、使命和深情，老师给我们年轻学生做了很好的榜样；作为师者，老师教导我们要多读书，勤思考，经常给我们分享一些专业知识，对于专业问题，老师更是循循善诱，耐心解答，在临床带教过程中总是和我们交流自己的见解和体会，特别是在治疗肿瘤方面，向我们深入阐述其经验总结和治疗思路。在跟师过程中，我有意识地将老师提出的“一扶三保，二提四消”“阴阳平衡”等肿瘤治疗原则与临床实践对接，从而加深了自己的理解，使我的理论基础和临床水平不断提升，对于今后的学习也充满了兴趣和信心。我深知自己与一名真正的医生还有很多差距，我也将继续向老师学习。